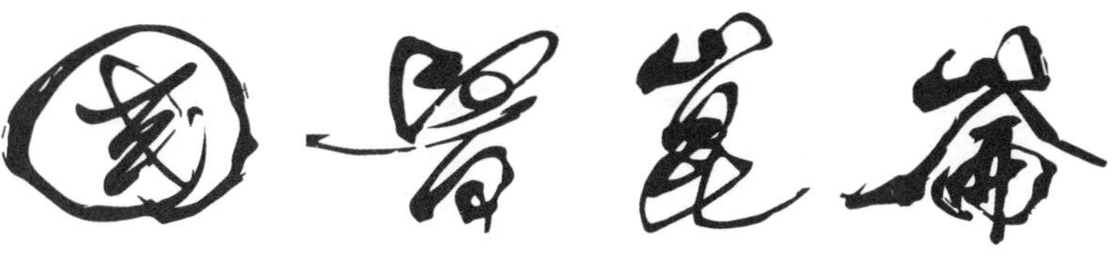

中医人体生命哲学观

李时昌　著

人民东方出版传媒
東方出版社

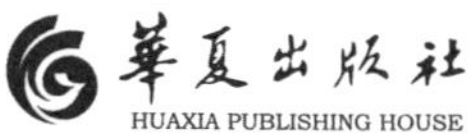

目　录

序一　中医要从学理上找回自我、重塑自我 ………1
序二……………………………………………………7
序三……………………………………………………9
序四 …………………………………………………12
自序 …………………………………………………15
导读 …………………………………………………18

第一章　导　论 ……………………………………1

第一节　寻根溯源天道使然　/ 3
第二节　走出哲学、科学迷茫　/ 4
第三节　跨越通天大道　/ 6

第二章　中医人体生命哲学论…………………………9

第一节　中医人体生命哲学的产生和发展　/ 11
一、人类医事活动源于自然　/ 11
二、哲医交融与唯物辩证　/ 12
三、数千年的实践理论平台　/ 16
四、一脉相承发展创新　/ 21

第二节　中医学的哲学品格　/ 31

一、中医早期的学说形态　/ 31

二、一个多世纪的中医学属性定位争议　/ 32

三、中医学的属性定位　/ 33

第三节　创建现代人体生命哲学　/ 40

一、中医的哲学模式　/ 41

二、中医有真正的哲学品格　/ 47

第四节　走真正的中医哲学路　/ 58

一、非常中医执着非常医道　/ 58

二、深化唯物辩证思路　/ 59

三、中医现代之路在我们脚下　/ 60

第三章　中医整体系统论 ………………………… 63

第一节　天地万物整体观　/ 65

一、人与天地相应　/ 66

二、人与天地相参　/ 69

第二节　多维系统整体观　/ 70

一、天地二维系统整体观　/ 71

二、天地人三维系统整体观　/ 72

第三节　多层次人体系统整体观　/ 76

一、道和气是人体生命的高层次存在　/ 76

二、“形神一体”是对人体生命的二维多层理解　/ 77

三、“形气神”学说是人体生命的多维多层次描述　/ 78

第四节　整体系统论在临床实践中的应用　/ 80

一、用于认识人体的生理病理　/ 80

二、用于中医临床诊断 / 96
三、用于临床疾病防治 / 101

第四章 中医运动变化论 …………………………… 105

第一节 天地互动万物始生 / 107
一、天动地动人亦动 / 108
二、天地互动人相应 / 112
三、运动变化的三大基础理论 / 120
第二节 人体生命的生理运动变化 / 132
一、人体气、精、神的运动变化规律 / 132
二、人体血的生化规律 / 140
三、人体津液的生化输布和排泄 / 147
第三节 人体生命的病理变化 / 157
一、人体病变的基本概念 / 158
二、人体病变的规律 / 160
第四节 运动变化论的临床应用 / 166
一、辨证施治的内涵 / 167
二、运动变化是仲景学说思想的内核 / 168
三、运动变化论在温病学中的应用 / 176

第五章 中医天地事物多维论 ………………………… 183

第一节 古今“维”字的含义与概念 / 185
第二节 《黄帝内经》的多维观 / 187
一、阴阳的四种维度 / 189
二、阴阳二维论在临床配方中的应用 / 191
三、五行学说的多维关系 / 197
四、五行多维论的临床应用 / 203

五、张仲景辨证施治的五个相维层面 / 217

第六章　中医取法自然论 ………………………… 237

第一节　取法自然论的源头 / 240

一、《道德经》论道法自然 / 241

二、《易经》论天地法象 / 241

三、《黄帝内经》的源流与哲学地位 / 243

第二节　《黄帝内经》与道家、儒家的“取法自然”交融 / 245

一、从“阴阳”观看道家与中医的学说渊源 / 245

二、从“道”“象”变动观看中医同儒家的交流和发展 / 248

三、取法自然的三大基本理论 / 251

第三节　取法自然是中医学的方法论和实践论 / 260

一、取法自然构建中医基础理论 / 261

二、取法自然在中医临床实践中的应用 / 270

第七章　中医人体正气中心论 ………………………… 291

第一节　气的物质概念与本质 / 294

一、历代贤哲对气的认识 / 295

二、气病学研究在中医学发展中的重要意义 / 300

第二节　气的生理病理分类 / 326

一、认识生理类气系统 / 327

二、认识病理类气系统 / 334

第三节 人体正气中心论的理论基础 / 336
一、正气与邪气的唯物辩证关系 / 337
二、正气与邪气的自组织、他组织关系 / 340
三、《黄帝内经》的“人体正气中心论”思想 / 346
第四节 人体正气中心论的学说意义 / 353
一、古代复杂性科学的活化石 / 354
二、开拓以扶正为主的防治思想 / 355
第五节 人体正气中心论的临床应用 / 357
一、人体五脏病机方城图图解 / 357
二、五脏病机模型表述 / 360
三、五脏病机图的临证应用 / 362

后 记 …… 370
参考文献 …… 373

序一　中医要从学理上找回自我、重塑自我

一百多年来中医的衰落表现在紧密联系的两个层面：在实践上被挤到医疗保健事业的边缘，在学术理论上被认为是不科学的，甚至还被认为是伪科学。中医要复兴，需要从这两方面扭转乾坤，既要找回自我，也要重塑自我。就学术理论而言，用本书作者李时昌先生的话来说，中医人应当“将自身学说中如真理一般的思想理论基础诉诸天下”。这本著作反映了作者从学术理论上复兴中医的探索，总结了他本人几十年来的思考，给出一个把中医思想理论基础诉诸天下的初步框架。对于书中所涉及的医学专业知识，我一窍不通，无从评价。若放在人类文明转型演化的大背景下，从哲学思想上看，我又受到诸多启发，想对作者的学术创见谈点想法。

作为一种学术理论的中医学，包含哲学思想和具体科技知识两大层面。中医学的复兴离不开哲学思想的复兴，中医必须从哲学上找回自我，重塑自我。本书认为以《黄帝内经》为代表的中医哲理是中国古代“第三大唯物辩证哲学体系”，与《易经》《道德经》并列，确是一个独创性新观点。承认这一点意味着，中医要从哲学上找回自我，

就得充分肯定《黄帝内经》等中医经典的哲学思想，在真正吃透它们的基础上，深刻把握其精神实质，恢复它们对中医实践的指导作用。当然，古代人类只认识到朴素的唯物辩证法，还不可能提出辩证唯物主义。所谓中医从哲学上重塑自我，就是以从哲学上找回自我为基础，自觉运用马克思主义哲学深入解读《黄帝内经》等经典，总结一百多年来的经验教训，以建设信息生态文明的实践为导向，把中医的哲学思想提升到辩证唯物主义的高度。这也就是中医现代化在哲学上的表现。

钱学森认为哲学分两个层次：哲学总论是殿堂，居于体系的最高层次；哲学分论是沟通总论与不同科学技术门类的桥梁，层次次之。照此提法，《黄帝内经》的哲学思想属于桥梁层次，《易经》《道德经》属于殿堂层次，《黄帝内经》等经典是沟通中医学与后两经的桥梁，属于医学哲学。逻辑上说，这应该是所谓科学哲学的一个分支。然而，如果企图借助现在的科学哲学来实现中医哲学的现代化，那就大错特错了。所谓科学哲学是西方学界为还原论科学（简单性科学）量身定做的，西方学界把这种科学当成科学体系唯一可能的历史形态，一切不符合还原论的概念、原理、方法都被当成不科学的，甚至是反科学的。这种学术观点传入中国，被它的传播者视为绝对真理，几十年来顶礼膜拜，却没有增补中国人的独创性成果。这并不奇怪，因为还原论科学与中国文化（包括中医文化）的哲学思想格格不入。新世纪以来否定中医的论调来自科学哲学界，原因正在于此。他们认为中医是“伪科学”，公开要求“中医退出国家医疗体制”。中医要从哲学上找回自我、重塑自我，必须明确抵制这种“科学哲学”，自觉求助于马克思主义哲学。而中医从哲学上找回自我、重塑自我，也将推动真正的辩证唯物主义的科学哲学问世。

尽管极富哲学思想，但是中医毕竟是一种直接服务于防病保健、治病救人的知识体系，故称为中医学。中医学的实践基础不是人体解剖和实验室实验，而是防病保健、治病救人的现场实践。以这种极为丰富的现场实践经验为基础，《黄帝内经》等经典著作的作者们从哲学高度对人体、人生、社会、天地、时空做整体的、有机联系的考察，凭借中国传统文化高超的悟性思维去把握健病关系（健康与疾病关系的缩写），形成颇具特色的医学思想，有一整套独特的医理、药理、治则、治法、方剂，明显不同于遵奉机械唯物论和还原论方法的西医学。这是一种产生于古代的科学技术，称为自然哲学或前科学似乎不准确。《黄帝内经》等经典首先是医学著作，而非哲学著作。所谓中医找回自我，本意是从医学学理上找回自我，从哲学上找回自我是为此目的服务的。

作为非哲学的中医学找回自我的自信心来自何处？它如何找回自我？人类文明演进到今天，世人越来越看得清楚，中医学的自信心首先来自中华文明的永恒魅力。与世界上各种各样的前工业文明相比较，中国农耕文明的独绝之处便历历在目：倡导天人合一、顺天应人、阴阳平衡、谋道不谋食，等等。在某种程度上说，这是一种建立在低生产力水平上的信息生态文明，它的文化特质突出地反映在中医学的经典著作中。粗略地说，现代西医是物质医学，基于物质运动、能量转换来认识人体健病关系，确定治病方式、方法。中医则是同时看重物质和信息的“物信医学”[*]，虽然没有明确提出信息概念，重视非物质因素的信息观念却相当明显，集中体现于“形与神俱”的人体健康观。中医学的基本概念、原理、方法渗透着浓厚的信息观念，用物理、化学知识难以把握，把物质运动与信息运动结合起来观察人体健病关系则易于理解。一百多年来，在工业文明的强大压力下，国人试图按照还原论科学实现中医现代化，结果是现代化未实现，中医却渐渐迷失了自己的本性。中医要在医学上找回自我，就是要恢复这种“物信医学”的本来面目。

作为一种医学知识体系的中医，不仅要找回自我，还要重塑自我。古代中医服务于生存活动在农耕文明中的社会大众，《黄帝内经》等经典表明，古代中医人有极高的文化素养，对农耕文明的方方面面都有过人的理解，并把它成功地用于防病保健、治病救人，形成独特的知识体系。现代的中医服务于各行各业从事信息生态文明建设、享受信息生态文明的社会大众。这是两种有巨大差距的文明形态，人们在生活习惯、思维方式、心理特征等方面都有显著差别，简单照搬古代中医学显然行不通。新文明正在赋予人体、人生、社会、天地、时空以诸多新内涵，健病关系会出现许多新特点，信息化必然带来新的疾病类型，一些原有的疾病也可能发生变化。例如，痴迷手机、电脑的人很可能患上一些医家从未见过的怪病。如果中医人的生活方式、知识储备、思维方式还停留在农耕文明时代，就无法适应信息生态文明的需要，必然会被历史淘

---

* 物信并提作为一个新概念，是北京大学罗先汉教授的首创，参见《物信论：多层次物质信息系统及其哲学探索》一文，《北京大学学报》2005年第3期。

汰。中医学必须与时俱进，在建设信息生态文明的实践中重塑自我。

历史总是辩证地向前发展的。就在中医跌入低谷的同时，取代工业文明的新文明——信息生态文明，矫正简单性科学之弊病的新形态科学——复杂性科学，也在自组织地孕育成长着，真可谓“天佑中医”。对于中医重塑自我，新文明的兴起提供了必需的历史大环境，表现在经济、政治、文化的方方面面；复杂性科学的诞生正在提供必要的知识手段，中医学要借助复杂性科学来重塑自我，实现现代化。中医人要站在信息生态文明建设的前列，把复杂性科学的基本思想、方法、知识引入中医学，以把握信息生态文明下的防病保健、治病救人的客观规律。简而言之，就是“以新知发皇古义，依古义融会新知”，创建信息生态文明时代的新的中医学。

令人欣慰的是，从20世纪90年代以来，中医学界越来越自觉地沿此方向努力。邓铁涛、陆广莘等国医大师起了表率作用，做出了他们的贡献。《国医昆仑》则是一项最新成果。作者是中医名家，有几十年从医经验，又认真研读钱学森晚年有关中医学和复杂性科学的论述，试图把复杂性科学的已有成果引入中医学研究。本书为中医学构筑了一个由五大部分组成的理论体系，即中医整体系统论、中医运动变化论、中医天地事物多维论、中医取法自然论和中医人体正气中心论，不妨简称为新中医学的五论体系。如果接受钱学森的科技体系学说，把哲学作为体系的最高层次，即加上“中医人体生命哲学论”这个总论，则应称为新中医学的六论体系。

无论是文明转型演化，还是科学转型演化，都是大尺度的历史过程，曲折复杂，总的说来，目前还处于早期阶段。作为这种转型演化的一部分，中医复兴必然经历曲折复杂的过程，不可能一蹴而就，中医人必须有打持久战的精神准备。就《国医昆仑》而言，无论其体系框架，还是具体论述，都只是一家之言，学界有不同看法是可以预见的。中医复兴同样要在学术争鸣中实现。可贵的是作者提出一个独特的理论方案供学界讨论，值得肯定。愿更多的中医人坚持这一方向，总结自身经验，提出新的理论观点，参与学术争鸣。我们相信，在信息生态文明逐渐走向成熟的历史过程中，经过几代人的持续奋斗和积累，中医复兴一定能够实现。

苗东升

2018 年 6 月 26 日于北京

序　二

巍巍中华，累遭灾难，仍敢傲视群雄，经数千年而不衰；国粹中医，几经贬议，尚能昂首挺胸，历百代而永承，此何也？究其源，追其根，理其脉，寻其本，实乃华夏文明之精髓，浸至其宗。上，穷尽天理，下，扎根民间，既合天地气运之数，又泽庶民生生养息之根，并惠及东洋列岛，南域诸国，如此根深蒂固之伟木，岂是区区蚍蜉之力所能撼动的。

天佑中华有中医，然中医学之博大精深，实非常人之智能究其奥秘，能得其枝叶皮毛者，往往尽其毕生之力。而吾师兄时昌先生，天资聪慧，幼承家学，勤奋努力，从无懈怠之时。攻读于灯下，验证于临床，勤思善学，博采众方，常思他人未穷之理，并以中医为主线，旁征博引，贯通古今，阐发其微，遂将数十年之思考，数年之笔耕，呕心沥血，著成《国医昆仑》一书。

《国医昆仑》名为中医专著，实乃研究中华传统文化之大作，其不仅有中医药之精辟论述，更兼及古典哲学，儒、释、道等诸子百家之论，将中医文化之根、之本、之源、之脉，一一阐述其详。引经据典，条分缕析，言之有理，执之有据，更有其个人之慧眼独见，且文字优美，通俗易懂，对懂医者、习医者、爱医者、中华传统文化的拥戴者，均能启迪思维，开拓视野，辨明是非，鼓其气、勉其志、助其学、解其惑，为弘扬中医伟业，再铸新功。并对攻伐中医之伪专家、伪学者、伪科学、伪道者及不学无术者，均夺其冠，剥其服，驳其伪，斥其谬，使其丑恶之嘴脸，曝于光天化日之下。让中华文化之瑰宝闪烁出更加夺目之光，造福于万民大众，固我华夏繁荣昌盛之根本。

昆仑者，天下伟岸之象，世上博大之征。时昌先生，实乃国医之昆仑者矣。

拙文草微，开卷有益，读者自明。

此为序。

宋贵能

戊戌年季春于江阳知之堂

序　三

愚有幸较早拜读时昌兄所著《国医昆仑》一书，虽只初读，但书中随处可见时昌关于中医、中医学及其理论、临床的独特见解和发挥，颇觉震撼，眼界大开，启发不少，受益良多。

当今社会中有股阴风肆虐，打着“中医现代化”“中西医结合”的旗号，行消灭中医之实，中医正处于“存亡之秋”。国家中医药法迎难颁布，在国法层面上对挽救中医、复兴中医提供了有力支撑、有力保护。但挽救中医、复兴中医的根本还是要靠我们中医人自己。如何挽救，如何复兴？当下昏昏者众，觉悟者少。《国医昆仑》问世，驱雾见天。

时昌以其海量的知识、五十余年的中医临床实践及深邃的智慧，站在哲学高度从中医的源头探索，剖析各时代中医流派，并旁征博引古今中外众多大家的至理名言，于书中提出：“中医学的认识论，即是中医学的世界观、宇宙观、哲学观、实践观。”其所形成的认知理论是指导中医的思想理论基础。这一独特见解有力地驳斥了诸多否定中医的奇谈怪论，为挽救中医、复兴中医提供了思想武器。

本书在对《易经》《道德经》及《黄帝内经》的研究中突破了关于《易经》《道德经》是中国古代两大唯物辩

证哲学体系的定论，提出“中医是以岐黄为代表的，以《黄帝内经》为经典的中国古代第三大唯物辩证哲学体系”，为其“中医是人体生命哲学、唯物辩证哲学与医疗实践完美结合的一门人体生命哲理医学”论断提供了有力支撑。这是时昌坚持继承创新的成果，为学习中医、传承中医指出了方向、路径——就是用唯物辩证哲学这把钥匙来打开中医宝库的各扇大门。

本书强调“理论与实践必须结合”，强调理论指导临床，临床验证理论，理论是实践的升华，实践是理论的不竭源泉，是检验理论的唯一标准。书中第三章“中医整体系统论”专用一节阐述作者关于整体系统论在临床实践中的应用。作者经验丰富，体会深刻，堪称理论与实践结合的典范。

本书亮点甚多，理论独特，观点新颖，理念前沿。出于各种原因，作序者在此只能略举一二。如书中“中医整体系统论”“中医运动变化论”“中医天地事物多维论”“中医取法自然论”“中医人体正气中心论”是中医学的思想理论基础。首创的“五脏病机图”模型，更方便医者临床辨证施治等。理论观点均阐述甚详，言之有理，持之有据，字句精辟。

读者如有兴趣深入研读，必有登“昆仑”高峰放眼四海，循“昆仑”之脉探百川之源，入“昆仑”宝库获阵阵异常惊喜之感。

本书来之不易。

时昌四十余年来，虽在毛泽东思想的启迪下有所感悟，明确了主攻方向，但迈向目标却只是开始，道路漫长，艰难崎岖。不知多少个白天临床治病勤思考，夜里读书笔耕到黎明，梦里与古圣人对话寻答案，有迷惑、有惊喜。虽才高能探其至理，但不付出极大辛苦，岂能有今朝《国医昆仑》问世！

本书体现的时昌精神、时昌情怀，是挽救中医、复兴中医不可缺少的重要资源。其中医思想、中医思维、中医方法为复兴中医提供了很好的借鉴。

刚出土的金子，虽带着泥沙，却遮不住金子的光芒，更降低不了金子的价值。

让时间洗礼，让历史作证！

悟一（杨启元）作序于江城春晓楼

2018 年 5 月 23 日

序　四

我与李时昌老师已是多年的医界老朋友了，李老先生在四川泸州成功创办过多所中医医疗机构，行医至今五十多年，在泸州乃至川南地区，是一位享有很高声誉的民间中医医师。他坚持用中医治病，坚信中医能治大病，经他治疗的多种内科疾病均达到满意疗效。他独创的一些经验方，在临床医疗实践中得到验证和肯定。五十多年来，坚持在自办的诊所和医院接诊病员，每天来自省内外就诊者多达百余人次。

诊治之余，他阅读大量古代医学经典、现代医学著作，并时时关注当今人们对中医的评价及中医的发展。在中医遇到冲击时极力呐喊，捍卫民族医学，传承和发展中医。专著《非常中医》用翔实的理论依据和临床实践资料证明了中医的科学性、实用性、有效性；强调中医在诊疗实践中必须践行“天人合一”等哲学观。

2017 年《中华人民共和国中医药法》正式实施，泸州民间中医界朋友欢聚一堂，当说到国家对中医的保护与促进时，几位古稀老中医不禁潸然泪下，喜极而泣。他们那种“为了自己热爱的中医和自己的病人，一切付出都是值得的”情愫，撞击着我的心扉。我是西学中的同行，也感同身受，为他们能终身热爱中医事业，坚信中医能走向全世界而感动。

阅读整本《国医昆仑》文稿，能感受到李时昌老先生思路敏捷，精读广博，勤于临床，尤善创新。他清晰地了解中医学的发展历程，更知道中医学未来发展之路还任重而道远，故不遗余力，勤耕不辍。

为了论证中医学的唯物辩证哲学观，人体生命哲学属性、人体复杂性科学特质，李老师广引博采了《黄帝内经》《伤寒论》等多家中医学说名著，以及现代的哲学、人体复杂系统科学研究等众多书典的论述、论点，深入浅出，字字句句言之有理；临床案例，章章节节举证有据。阅读《国医昆仑》，深感其熟谙经典，勤于临床，走的是发皇古义、创立新说的正确治学之路。

中医是古代医家总结了数千年实践经验，一脉相承，不断升华，构成这样丰富多彩、理论与实践相结合的人体生命医学。古代中医经典文字深奥难以理解，两千多年来无数医家对其进行了注释，以现代人的思维要读懂亦非常困难。作者根据自己五十多年的行医经验，结合自身的理解，通过《国医昆仑》一书讲述出来，使读者阅读后就会有比较明晰的认识和比较全面的理解，更能认同“中医是人体生命哲理医学”的观念。希望今后不再出现“中医是伪科学”“中医不科学”“中医是经验医学”这样的悖论，不再上演“废止中医药”之类的闹剧。

《国医昆仑》是李老师四十多年前就想撰写的一部书稿。三年前的一个春节，当我听到李老师的七论“中医人体生命哲学观”时就十分赞同，并鼓励他早日完成全书的写作，还曾预言本书很有可能会受到业内学者的极大重视。当三年后的今天，阅读本书初稿后，思之良久，感觉李老师不负中医、不负众望。

陈隆晖草书于泸州市忠山宿舍楼

2018年6月16日

自　序

一次又一次冲动，一次又一次踌躇，“写不写这本书?”——这一思绪，一直困扰了我四十余年……

还记否？在20世纪那个“史无前例”的历史年代，有两句家喻户晓、耳熟能详的毛主席语录：“领导我们事业的核心力量是中国共产党”，“指导我们思想的理论基础是马克思列宁主义”。

那时我也曾想：指导中医思想的理论基础又是什么呢？之后，我阅读，茫茫然于《黄帝内经》《难经》之中；行动，消失于轰轰烈烈之后。

“拨乱反正”后的八十年代，指导中医学思想的理论基础曾经成为中医学界探讨的重要课题。其时，有阴阳学说论、阴阳五行学说论、气化论、藏象学说论、辨证施治论等等，见仁见智，莫衷一是，没有比较成熟统一的见解。其中，中国中医科学院方药中老师在《谈中医学中的整体观》一文中特别强调：“在这个问题上如果含糊不清，不但会影响我们正确对待祖国医学这一份宝贵而丰富的医学遗产，也会直接影响到我们对祖国医学的继承、整理、发扬和提高。”并提出“整体观是中医学中的理论思想基础”以及“中医学的指导思想——整体恒动观”。至此，这一论点基本得到中医学界的认同。但是，在中医学教材中，整体观念、恒动观念还是以中医学理论体系的特点入编，并没有提升为中医学的思想理论基础。

岁月匆匆，“拨乱反正”、改革开放后的三十余年中，中西两医一路碰撞，在中医现代化、中医科学化、西医学习中医、中西医结合等改造过程中，中医失去了自我，由主流医学蜕变为替补医学，中医的科学性、实效性、前瞻性、普适性以及中医的一切独特优势都被“还原论”们剥得精光。更有甚者，2006年一些自诩为捍卫科学的人再次将中医药学推到被废除的边缘。虽然最后以失败收场，但是，中医学人还是没有将自身学说理论中如真理一般的思想理论基础公诸天下。

光阴荏苒，2010年以来，世界迎来了现代科学技术革命、政治多极化、经济全球化、文化多元化的新形势。钱学森博士在二十世纪七十至八十年代倡导建立的系统科学、人体科学、思维科学受到世界的高度重视，“人体复杂系统科学探索”激发了国内多学科学者的主动性和积极性。中医学的自然哲学观、天人合一的整体观、多元系统观、运动变化观、多维层次观等独立于现代医学以外的真理性认知，不但得到科学界的赞同，同时还被寄予厚望于“要改造现在的科学技术，要引起科学革命”。

近年，在钱学森中国复杂性科学研究的学者群中，中国人民大学苗东升教授在《复杂性管窥》一书中颇有见地：“中医复兴的首要任务是按照其独特的医学理念、认识论、方法论、教育方式等逐步恢复其本来面目，恢复中医的元气。恢复了元气的中医才能正确解决它如何科学化和现代化的问题。”请注意，苗东升教授这里所指的中医独特的医学观念、认识论、方法论，我认为就是中医的思想理论基础。苗东升教授又说："中医学作为一种极具特色的文化，其重要载体是真正掌握中医要义的中医工作者，特别是作为其核心的'上医'。""若从科学发展的角度看，能够给复杂性科学提供支持的绝不是西化了的中医，只能是'原汁原味'的中医，即真正继承了轩岐之学的中医。"我想：苗教授所指的"上医""'原汁原味'的中医""继承了轩岐之学的中医"，才是传承创新发扬光大中医的核心力量。写到这里，苗东升教授热情相邀："中医和复杂性科学应当携手并进，共创未来。"

2015 年是中华民族圆梦的开端之年，亦是中医喜讯频传的一年：一是中国药学家屠呦呦荣获 2015 年诺贝尔生理学或医学奖，再次让世界见识了来自东方的光明，来自中国"伟大宝库"济世活人的无限潜质；二是中国《中医药法》(草案) 已正式提交全国人民代表大会审议，它将是中医药学传承发展的坚强后盾、发扬光大的强大动力。祖国医药学即将迎来两千年后又一个春天，再圆振兴中医之梦。

正逢天佑中医的振奋岁月，我又一次思绪万千、心潮涌动。我也想圆一个四十年来未圆之梦：追寻祖国医学那最高境界的"指导中医思想的理论基础"，追寻祖国医学那百川汇海的源头，追寻祖国医学那高山之巅如真理般的至理。那么，这本书我们就叫它《国医昆仑》吧。

2016 年 1 月 3 日成于泸州刺园路爱医书屋

导 读

为了便于阅读和理解，特备导读供您参考。

1.“越是传统的就越有生命力——献给生命无限的祖国医学”，此为《中华人民共和国中医药法》正式立法所做的献词。

2. 提出中医的学说属性及学科定位：“中医是人体生命哲学、唯物辩证哲学与医疗实践完美结合的一门人体生命哲理医学。”

3. 突破了冯友兰先生关于《易经》《道德经》是中国古代两大唯物辩证哲学体系的定论，提出中国古代有三大唯物辩证哲学体系；提出“中医是以岐黄为代表的，以《黄帝内经》为经典的，中国古代第三大唯物辩证哲学体系”。

4. 提出“中医整体系统论”“中医运动变化论”“中医天地事物多维论”“中医自然取法论”“中医人体正气中心论”是中医学的思想理论基础。

5. 为中医临床辨证首创“五脏病机图”模型，有利于病机分析，有利于临床辨证施治。

6. 提出中医扶正学说的思想提纲——“人体无虚不受邪，临床无病不用补”。

7. 提出“中医是无伤害医学”“仁医内涵是大爱中医”。

8. 提出“治未病、治大病、无伤害、无禁区”是中医学说的特点和优势。

9. 本书是中医学理论与实践、医学唯物辩证法与人体生命复杂系统科学互参写作的产物，揭示了中医“哲医一体”的学说内涵。

以上完全是本书的新提法、新论点，本书随处都有关于中医学理论、中医学临床的独特见解和发挥，是笔者半个多世纪读经典做临床的成果。

读者可结合中医经典、唯物辩证哲学、复杂系统科学、医学辩证方法一起学习理解，那样大家将会有更深刻的见解和发挥。让我们一起将中医学的理论发掘得更真实、更深刻，让古老的中医学焕发青春，为健康中国做出更大贡献。

李时昌

2018 年 5 月 6 日

第一章 导论

有人问：临床医生有没有必要花精力去研究传统理论？这是一个有关理论与实践的关系问题。回答是肯定的：理论与实践必须相结合，无理论指导的实践，是盲目的实践；无实践检验的理论，是空头理论，中医学更当如此。何况，新世纪、新挑战提出了新的课题，传统医学和理论呼唤传承创新。本篇将对中医的传统理论、传统思想、传统认识做一次新的提高、新的解读、新的探索，让其更有利于破解新难题、迎接新挑战、创建新学科。

第一节　寻根溯源天道使然

从东晋中医药学家葛洪名著《肘后备急方》(原名《肘后救卒方》)中获取灵感，以中药青蒿为原材料，成功提取出抗疟疾新药青蒿素的中国药学家屠呦呦，荣获2015年诺贝尔生理学或医学奖，让世界再一次瞩目。古老中医药“伟大宝库”的巨大潜质，再一次验证了美国科学史专家乔治·萨顿“不要忘记我们的灵感多次来自东方”“光明从东方来”的警示与赞誉。

2015年所颁发的诺贝尔生理学或医学奖，给世界传递了一个新信息：获奖的“伊维菌素”和“青蒿素”都是对特定病种有显著疗效的药物，而不是某种基础理论成就，这表明世界科学界更加关注医学科学对社会民生的贡献。就青蒿素而言，这项成就构成了彻底治愈疟疾医学手段的核心，每年可以拯救超过十万人的生命，这恰恰体现了中医学“济世活人”、将学术宗旨与社会民生紧密联系在一起的核心价值观。

2007年8月，美国食品药品管理局发布的一份指导性文件认为，中医学是一门有着完整理论和实践体系的独立科学体系。确实如此，正因为中医学具有完整的理论体系、丰富的临床实践、深厚的文化内涵、浩瀚的医学典籍和显著的临床疗效，才能独别于世界其他传统医学而能在两千年后放射光芒，给世界传递光明、给世界带来希望，成为世界传统医学的杰出代表。

21世纪以来，由于还原论的局限性，越来越不能应对复杂系统的问题，人类社会受到众多复杂病因的袭扰，现代医学带给民生的福祉受到极大挑战，国际学术科学研究呼唤着新的本体论、认识论、方法论。

国内科学界面对复杂性科学探索的国际浪潮，对中医学几千年秉持人体复杂系统探索成就的肯定，更是寄厚望于中医学者，希望共创共建钱学森博士所倡导的21世纪的主流科学——人体复杂系统科学。

中医学研究探索了几千年人体复杂系统的生理、病理以及与宇宙社会的关系，但是，还是有待将学科自身的本体论、认识论、方法论阐述清楚，才能传承创新、发扬光大。

第二节　走出哲学、科学迷茫

爱因斯坦指出："科学要是没有认识论——只要这真是可以设想的——就是原始的混乱的东西。"（转引自《人体复杂系统科学探索》第116页）所以认识论至关重要，不可或缺。中医学的认识论，即中医学的世界观、宇宙观、哲学观、实践观，是指导中医学的理论基础，是中医学说的知识源头。

思想论是更高、更宽、更广、更宏观的一类认识论。之前众多贤达在中医学的理论基础上未达成一致认识的根本原因在于大家都没有将思想理论和学说理论区分开。虽然它们都属于认识论的范畴，但是有必要将两者区分开来认识。受方药中老师的启示，我总结出两者的区别：一是思想理论的结构认识高于学说理论；二是思想理论的结构认识，不但可以用于指导中医基础理论的构建，还可以用于其他学科基础理论的构建；三是学说理论只局限于本学科的基础理论，不适用于其他学科。如中医学教科书中的经络理论、气血津液论、藏象论、精气神理论、卫气营血理论等都无法应用于其他学科。那么，中医学的思想理论究竟是什么呢？它既包括了中医学的认识论，又包括了中医学的方法论；既包含了学术理论，又包含了科学认知，其实质和核心是中医哲学。

钱学森在《论人体科学》中指出：“中医理论是经典意义的自然哲学，是事实和臆想以及猜测的混合。既然是自然哲学，我们就可以用马克思主义哲学这科学的哲学去整理它，使它成为真正的哲学。”这是钱学森在深入研究了《黄帝内经》等中医经典文献后得出的结论。它既是对中医性质的定位，又是对中医学说发展前景的肯定。

一般来说，凡是从经验中概括出来的独立于现代科学之外的都可以被称为自然哲学，且凡是自然哲学都包括一些猜测和臆想。那么，哲学（自然哲学）与医学又有什么关系呢？从古至今，在世界科学发展史上，哲学和医学的关系都是相互包容、紧密相关的。自然科学及其他科学都是在相应的哲学观主导下产生并发展的，可以把它们大致概括为“理论与实践”的关系：哲学好比医学的理论基础，医学好比哲学的实践成果。东西方学术界都认为：医学寓于哲学之中。早在公元前 3 世纪，古希腊“医学之父”希波克拉底就说过：“应当……把智慧（哲学）运用于医学，而把医学运用于智慧（哲学）之中。”（转引自彼德罗夫《医学史》第 66 页）后来，爱因斯坦也指出：“如果把哲学理解为在最普遍和最广泛的形式中对知识的追求，那么，哲学就可以被认为是全部科学研究之母。”（转引自《人体复杂系统科学探索》第 311 页）1984 年 5 月 16 日，钱学森在写给李印生的信中说：“我们知道中医包含着科学真理，非常高贵的科学真理。”钱学森还说：“实际上，恰恰是我们祖国医学所总结出来的东西跟今天最先进的科学能够对上号。……如果把西方的科学同中医所总结的理论以及临床实践结合起来，那将是不得了的。”（《钱学森学术思想》第 463 页）至此，我们再没有理由迷茫于哲学和科学之中，没有理由再纠缠于中医是不是科学、科不科学这一类论辩了。

第三节　跨越通天大道

美国科学史专家乔治·萨顿（1884—1956）在其论著《科学史导论》中说：“实际上科学的种子，包括实验科学和数学，科学的全部形式的种子是来自东方的。”“不要忘记东西方之间曾经有过协调，不要忘记我们的灵感多次来自东方。”

东方人重“道”、西方人重“器”，这是东西方文化的差异。几千年前，在古人类还没有显微镜、解剖刀等众多工具之前，要寻找保障人类身心健康、治疗疾病最有效的手段和方法，最直接的就是依赖人的智慧，用哲学眼光去看宇宙社会、用哲学理念去思考问题、用哲学方法去亲历实践，锲而不舍地寻求宇宙间存在的亘古规律和哲学法则。

古之圣贤崇尚取法宇宙，观察天、地、人、物的特性，理清万物间的关系转化与运动变化规律，获取理性思维，系统归纳、类比推理而形成东方的传统哲学观，《易经》说：“古者包牺氏之王天下也，仰则观象于天，俯则观法于地，观鸟兽之文与地之宜，近取诸身，远取诸物，……以通神明之德，以类万物之情。”这即是“道法自然”。《易经》同时指出：“形而上者谓之道，形而下者谓之器”。所谓“形而上者”是指在有形之上的无形者。我们可以理解为：道是中国古代的一个哲学概念，泛指天地间万事万物的规律和法则。

中华文明上下传承五千年，其主流是儒家学说和道家学说，中医学则是在吸取了两家之长的基础上产生的。中医文化的经典——《黄帝内经》，问世于公元前5世纪至公元前3世纪，它总结了数千年的医学哲理精华，运用了观天察地、取物类人的辩证思维法则，结合实践而形成。《黄帝内经·素问·序》告诉我们：黄帝与岐伯“上穷天纪，下极地理，远取诸物，近取诸身，更相问难，垂法以福万世”。《黄帝内经》成书之时，中医就剥离了巫医巫术类猜测、臆想及迷信糟粕，一路吐故纳新、演绎完善，历经两千年升华到现在，成为有“经典意义”的自然哲学。

正因为它的经典意义，才使它成为世界传统医学的杰出代表，并在21世纪把光明、灵感和希望带给世界人民。

《道德经》说：“道可道，非常道。”中医追寻天道，即存在于宇宙间的一切哲学至理，也就是钱学森所说的“非常高贵的科学真理”。“自中西文明发生碰撞以来，百余年的中国现代文化建设即无可避免地担负起双重使命。梳理和探究西方文明的根源及脉络，已成为我们理解并提升自身要义的借镜；整理和传承中国文明的传统，更是我们实现并弘扬自身价值的根本”。中医学的哲学理论是能与现代科学前沿契合的源头理论，是应当努力发掘的伟大宝藏，是建立原创性思想的平台。此时此刻，中医学人要启、存、转、归，不离正道，将研习指导中医思想的理论基础排上重要日程，把中医打造成真正的中医哲学。

第二章 中医人体生命哲学论

钱学森称："凡不是自然科学的，从经验概括起来的理论，都可以称为自然哲学。"那么，从自然哲学范畴来认识中国古代三大哲学体系：《易经》是中国古代宇宙哲学，《道德经》是中国古代人文哲学，《黄帝内经》是中国古代人体生命哲学。钱学森还指出："科学来源于人的实践，是人的实践的总结。"在这三大哲学体系中，中医不但善于吸纳中国古代各家哲学体系中最精华的部分来充实构建自身的哲学理论体系，还善于不断地将医学实践总结提升为哲学理论，并用于指导医学实践，去接受实践的检验。日复一日、年复一年，经过数千年的往复循环、净化升华，中医学涌现出了很多创新的哲学理念，搭建了更宽广的理论实践平台，囊括了"非常高贵的科学真理"，最终成为"可能导致一场21世纪的新的科学革命"的中医人体生命哲学。

第一节　中医人体生命哲学的产生和发展

一、人类医事活动源于自然

苏联生物学家巴甫洛夫说："有了人类，就有医疗活动。"可以说，人类在"从猿到人"的过程中，由于自身机体的自组织功能作用，必然会发生一系列维护自己的生存活动：人体本能—条件反射—经验积累—理论思维。久而久之，它们逐渐成为人类早期的一种意识形态和推理思维系统化、理论化的概括和总结，进而发展为人类的世界观、认识论和方法论，以及自然哲学。

人类在生存斗争过程中，自觉或不自觉地修复一切原因所引发的自身机体伤害，这就是一种最原始的医疗活动。在华夏大地上，早在一万年前左右的新石器时代，我们的祖先就能用“砭石”治伤，施行最古老的、原始的外科手术。距今五六千年前则有“神农尝百草”，用植物止血、止痛、治疗疾病。从复杂人体科学的角度看，这些早期的医事活动都是人体自组织功能涌现的自然反映，以及人体条件反射和经验总结，一切都起源于自然。但是，长时期的本能反应、长时期的条件反射、长时期的脑心一体活动就能获得丰富的实践经验积累，使原始的医事活动进步发展成为自然哲学。

二、哲医交融与唯物辩证

1. 哲医共生可以互导互补

从古至今，哲学和医学密切相关、水乳交融。众多的哲学家往往援引医学成就用于论证自己的学说，而医学家也自然地应用某一学说来指导自己的医疗实践和科学研究。尤其是在古代，哲学是一个庞大的科学体系，医学当然寓于其中。“形而上者谓之道，形而下者谓之器。”当时，由于没有现代的各种科学工具，古代医学家们自觉或不自觉地运用某些哲学观点来指导自己的医疗实践活动；同时，又运用哲理分析、归纳实践经验，然后再进行总结推论，将其提升为医学基础理论。关于哲学和医学相互交融的认知，古今中外的学者都认同这一观点——因为它是一个必然王国。

西方医学的渊源出自古希腊医学，而古希腊医学又脱胎于古希腊哲学。如古希腊的毕达哥拉斯、恩培多克勒、柏拉图、亚里士多德等众多哲学家，同时也是医生。被西方称为古希腊“医圣”的希波克拉底更认为：医学家同时应为哲学家。在中国古代，祖国医学和古代哲学在理论上同样互相吸收、互相推动、互导互补，关系十分密切，促使中国古代哲学从形成到发展、从内容到形式、从关系到方法、从理论到实践都烙印上了区别于西方哲学和西方传统医学的许多东方民族特点。

中华民族早在原始社会的燧人氏时代，就能用熟食预防腹部疾病；到了伏羲氏时代，则能“以石刺病”；再到神农氏时代，就已“尝百草”“和药济人”，开始了有意识的用药治病的医疗实践活动。

到了春秋战国时期，中医学兼容并蓄了儒家和道家的哲学理论和精神理论精髓，将哲学真知用于指导自身的思想理论，完成了医学理念与哲学理念的有机统一。理论与实践的紧密结合，促使《黄帝内经》这一中医学经典面世，奠定了中医学的哲学基础，让中医学可以完成从必然王国到自由王国的飞跃。

2. 中医学的基本思维法则

恩格斯指出：“不管自然科学家采取什么样的态度，他们还是得受哲学的支配。问题在于：他们是愿意受某种坏的时髦哲学的支配，还是愿意受一种建立在通晓思维的历史和成就的基础上的理论思维的支配。”（《自然辩证法》第 187 页）春秋战国时期，这个百家争鸣、百花齐放，各种文化思潮都达到了一定的高度。在这种客观环境的影响下，中医学睿智地吸取了《道德经》《易经》《庄子》《韩非子》等著作中朴素唯物的哲学思想，崇尚物质、提倡实践、否定天命、拒绝鬼神，全面地总结了之前的医学成就，著成了中医第一部奠基性巨著——《黄帝内经》。中医学从此走上一条正确的、研究人体复杂体系医学科学的康庄大道。

苏联著名植物学家米丘林在其《米丘林全集》中说：“自然科学按其实质来说是唯物的，唯物主义和它的基础存在于自然界。自然科学家天然地倾向于辩证法。”《黄帝内经》之所以能完成医理与哲理的统一、理论与实践的结合，成为中医人体生命哲学的奠基之作，最根本的原因就在于它于两千年前就选择了唯物辩证这一自然思维法则，并以此作为它的基本思维法则。

唯物辩证不是一句时髦的口号，更不是什么“政治工具”。它是一种正确的、科学的理论思维。恩格斯说：“一个民族想要站在科学的高峰，就一刻也不能脱离理论思维。”(《自然辩证法》第29页）中医文化是华夏文化的代表和重要组成部分，《黄帝内经》正是把握了唯物辩证这一科学的思维方法，才能一直指导中医学基础理论和各科理论的发展，客观地反映和总结出宇宙间人与自然、人与社会、精神对人体生理病理的影响，揭示出发病、治疗、预防的规律，制定出有效的、普适的应对措施，为人类的健康不断做出新贡献。

中医学唯物辩证的观点是人类对自然界总体看法中的一种，属于古代朴素的自然观。但是，它相比中世纪的宗教自然观、近代形而上的自然观，更贴近现代意义的辩证唯物主义自然观。它可以揭示宇宙间真实存在的规律，能为新创的人体复杂系统科学提供宝贵的经验。它从直观的宇宙间存在的物质出发，去寻找这些物质间的相互关系和运动规律，再用真知哲理去推论思考问题，让我们能更快地探索出自然界物质的发生发展与人体生命的内在联系和规律，提出更多揭示自然事物、人体生命的真知灼见。

中医学的整体观念系统论、运动观念变化论、宇宙多元多维论、取法自然论等思想理论，与在这些理论基础上发展创建的阴阳学说、五行学说、气化学说、藏象学说、辨证论治学说、治未病学说等学说，无一不是从“上穷天际，下极地理，远取诸物，近取诸身”而来。这些都是看得见、摸得着、感知得到的唯物辨证思维的产物。唯物辩证是东方古代哲学家、医学家认知真理的切入点，他们深知天地间的奥秘必然存在于天地间，只要搞清楚现有事物真实存在的状况和规律，便能推导出它们内在的变化和相关联系，进而掌控并利用其为人类生存服务。所以唯物辩证的思维法则是中医的“医道”。

《非常中医》认为中医学是真正科学的人体生命医学。《黄帝内经》对有生命的人的界定是“形与神俱”“形神一体”。将“形与神同在”作为人有生命的特征，把人这个有生命的活体作为研究对象。正因为它不把人当机器、不把人当生物（动物），所以说中医学是真正意义上的人体生命医学。中医学审视人类，既看重人类赖以生存的环境，更看重人体自身生命活动的状态。因为中医学认为构建人体最重要的不是人的躯体、内脏器官和四肢百骸，而是人在生命过程中所体现出的生命指征——形而上的功能物质概念。其实“形而上”的精神元素是人体医学的又一大表证，也是中医学理论不构建在解剖学基础上的真正原因。《黄帝内经》中的形、气、神理论认为，人体中形是气的基础，气是神的基础；形之表述在气，气之表述在神。这三者是一个整体，同生同灭、和谐统一。从现代观念来看，形、气、神与人体、物质、信息、意识及相互关系比较一致。从中医研究有生命的人体这一角度来看，中医学理论完全是构建在唯物辩证基础上的人体生命哲学。

三、数千年的实践理论平台

辩证唯物论认为，理论源于实践，实践检验理论。实践认识高于理论认识，真理是通过实践获得的，又必须通过实践去证实和发展。没有理论指导的实践，是盲目的实践，很容易失败；没有实践检验的理论，是空头理论，没有实际意义。

1. 遥遥中医实践路

中医学是在两千多年前形成并上升为具有较完整的理论体系的医学。它历时久远，一脉相承，经过了不断演绎、补充、升华、完善的过程，最终形成如今的人体医学哲学。

中医学认为，逻辑推理和实验证明只能给我们提供一种可能性，而不能通过它们获取人体生理病理的全部事实真相。所以，中医学对生命和疾病规律的认识采用了亲身体验、临证观察、经验印证、反复实践、总结理论这样一个从实践中获取经验，把经验提升为医学理论的过程。之后，又将理论运用到临证中去认识、验证，以不断完善。

《实践论》说：“马克思主义者认为人类的生产活动是最基本的实践活动，是决定其他一切活动的东西。人的认识，主要地依赖于物质的生产活动，逐渐地了解自然的现象、自然的性质、自然的规律、人和自然的关系……一切这些知识，离开生产活动是不能得到的。”回顾新石器时代的祖先们，用尖锐工具拔除刺入肌肤的异物，这就是原始的“清创”实践；用植物叶类敷压出血的伤口，这就是早期的止血止痛实践；用“砭石”切开身体的异常肿块，放血，排脓，这就是古时的外科手术实践。至于服用各种熟食、汤羹来缓解身体的不适，这理所当然地就成为古老的内科治疗实践。凡此种种，经过近万年的原始医事活动，人类必然会积累丰富的医疗经验。《实践论》说：“真正亲知的是天下实践着的人……一切真知都是从直接经验发源的……离开实践的认识是不可能的。”

循证医学不主张凭经验认证，基本上是否定经验医学的。其实循证医学是不能完全替代经验医学的。近万年来人类亲身感受所获取的经验必然受到人类的重视、采信和应用，这也是中医发生发展的必然过程。

一切真知都发源于实践过程中所取得的经验。《非常中医》说：“经验是不灭的人类工作法源泉，是人类成功实践记忆的总结，是人类独有的高于条件反射的思维结晶，是人类生存、进化、繁衍发达的依靠和保障。人类的一切生存活动都不可能离开实践经验，医学理当如此，中医学更是如此。”

据古籍记载，人类早期为认识药物的效性与毒性有“神农尝百草，一日而遇七十毒”的事迹，生动描述了中医药学家神农氏口尝身试，亲身体验中药毒性、效性的实践过程，并以此来获得第一手最真实、最珍贵的资料。验证了古代的认知经验，再结合秦代以前的中药学成就，将之提升为中药学理论、配伍规律，并于公元 1—2 世纪，著成我国现存最早的中药学专著——《神农本草经》，奠定了祖国药物学基础。

《神农本草经》之后，中医学家们锲而不舍地对已知和未知的中药药源、药种进行了无以计数的考察、辨识和对照，研究增补，将中药种类从《神农本草经》所收载的365种增至1977年《中药大辞典》所载的5767种以上。这些中药的研究开发全部遵循实地考察、望形辨色、嗅气尝味、口服身试，无一不是通过医家们用生命实践验辨之后才记载入册的。中药的性能疗效是通过长时间的人体生命实践体验而获得的，而那些用小白鼠做试验短时间在实验室研发的结论绝对无法与之同日而语。要知道，小白鼠不能代替人，实验室数据不能替代人对疗效的感受，治疗效果还是要病人说了算。

中医药的实践过程是一个长期的、非常严谨的、反复验证的过程。以李时珍撰写《本草纲目》为例：他查阅了八百余种上万卷医书典籍；他长途跋涉四方采访，“远穷僻壤之产，险探麓岳之华”，跨越湖南、广东、广西、江西、江苏、安徽等地，几乎探寻了小半个中国；他历时近三十年，献出了自己的半世人生；他遍访名宿，搜求田间，考证谬误，辨析真伪，其细致之举令人肃敬。比如对白花蛇、穿山甲的考察都是亲临险地、亲眼观察、亲手捕捉、亲自剖察，尽皆躬亲。如此心血实践的结晶连世界著名生物学家达尔文都赞誉是“中国古代的百科全书”，哪里是有些人用实验室的一些“科学”数据就否定得了的？实践才是检验真理的唯一标准。

在一次聚会中，一位西医专家说，他认可中医学的很多独特优势和疗效；但是，觉得中医“济世活人”的提法有点过，有那么大的功德吗？其实，提“救死扶伤”就可以了。就这一看法，我想谈自己的一些体会。

中国古代知识分子的崇高境界是“为天地立心，为生民立命，为往圣继绝学，为万世开太平”。这一目标所表现的宏伟气势，是将学问宗旨与社会发展、人类福祉的大目标密切联系起来，为中医学的发展打造一个恒久的实践平台。回顾历史，很多中医学家都是抱着“立心立命”这一宗旨学习中医，怀着“上以疗君亲之疾，下以救贫贱之厄，中以保身长全，以养其生”的宏愿而行医，以不“竞逐荣势，企踵权豪，孜孜汲汲，惟名利是务”的准则做人。所以，在中医业绩史上才有仁布天下血溅咸阳的扁鹊，义薄千秋血沃许昌的华佗，德布人间虽死犹生的李杲；才有挂冠隐遁著《伤寒论》的张仲景，屡拒帝请写《千金要方》的孙思邈，放弃太医院院判高位而编《本草纲目》的李时珍；才有重操守节不侍完颜的张从正，解甲从医悬壶济世的张介宾，节义双全甘居清贫的傅青主等等。这些威武不屈、富贵不淫、仁德仁医、节义双全的中医脊梁，将自己与亲人、人类的生命都作为济世活人的实践大平台，对中医学进行了去粗取精、去伪存真的熔炼。我们可以这样说：中医的“科研”在于临床，中医的真知出自实践。

2. 巍巍医学论理山

中医学由于有亘古久远的时空、宽泛广大的地域、睿智质朴的群体共同构建的实践平台，才让自己能上下数千年，纵横几百家，历时久远一脉相承地不断吐纳、不断演绎、不断补充、不断升华、不断完善成为中华民族长期和疾病做斗争具有丰富经验的，早在两千年前即已上升为有较完整理论体系的传统医学。它的实践理论积累、学说论著汗牛充栋，堆积如山，像一道伟岸的书籍长城，更像一座巍巍的理论昆仑，指导着祖国医学更加健康地传承创新发扬光大。

中医的理论文字记载，由于历时久远，已大量散佚。除却散载于各经、史、子、集、小说、笔记、道藏佛书中的记载以外，就其理论专著典籍而言，至清朝末年为止，已经有书目记载的，按最保守计算也超过 6000 种。到 1978 年，全国图书馆会议统计的中医药专著总数已超出 10000 种之多，居世界第一。想一想，这么巨大的一份学说文化财富，以其年代的久远，时间与空间的连续不断，理论的广博完整，实践的丰富多彩而言，都是其他任何一个民族不曾拥有的。

再有，中药宝库也是极其丰富的。它也同中医论著一样历史悠久，品种繁多，考证翔实，典载明确。从公元 1—2 世纪时起，药物学已经有专著《神农本草经》问世，载药 365 种。继后经历代中医药学家不断扩充到 1746 种。1578 年，伟大的中医药学家李时珍又撰成《本草纲目》一书，载药已达 2608 种之多。延至 1977 年，《中药大辞典》已收载临床医用中药 5767 味。请看一看，这又是一个多么巨大的药物群体，一个多么珍贵的自然药物宝库啊！世界上任何一个民族、任何一个国家的自然药物库都不能与我们的绿色药品宝库同日而语。

还有，中医药的方剂文献，最早的是 1973 年从长沙马王堆 3 号墓中出土的《五十二病方》，它是我国目前发现的最古老的临床方剂著作。东汉末年经“方书之祖”张仲景的勤求博采，创方剂 374 首。晋代方剂学发展也很快，葛洪著的《肘后备急方》也是简捷便用。获 2015 年诺贝尔生理学或医学奖的中国药学家屠呦呦，在发现青蒿素的时候就是从《肘后备急方》中获得基本方法和灵感，进而取得成功。唐代孙思邈大胆开拓创新立意，著《千金方》计 30 卷 232 门类，收载方剂 5300 首。宋代《太平圣惠方》载方 16834 首，《圣济总录》载方近 20000 首。明代《普济方》广搜博载已达 61739 首。一直到近年出版的《中医方剂大辞典》已达 96592 首。中医学在不断发展，临床在不断实践，方剂的开拓创新如雨后春笋，在抗御现代疫病方面又有更多的创新。仅以 2000 年江苏科技出版社出版的《抗癌中药大全》计算，抗癌中药已达 700 味，抗癌方剂高达 2800 余首。中医方剂是中医学的精华，是临床实践与中医理论结合的结晶。后世医方不下百万之巨，真可谓举世罕见，这是多么厚重的一份宝贵资料和学说遗产。

再看医案，它是每一个临床医生每一天都在记录书写的，是中医临床治疗过程中的实录，其量无可计数。其中有成功、有教训，字字句句做到真实可鉴；有零散、有集成，条条款款都是实践总结；有出版、有收藏，篇篇册册都在交流传承。医案犹如恒河沉沙，颗颗粒粒恒久不灭。它是人类汗与泪的结晶，是实践与理论结合的功臣，是中医一道独特的风景，是华夏文明论理的昆仑。

四、一脉相承发展创新

中医是中国古代文明的杰出代表，堪称世界上保存最为完好的一份古代医学文化遗产。它的形成和发展带有典型的中华传统特色：承袭性、系统性、连续性、实践性等。

1. 避开拐点不入歧途

早在原始社会时期，古人类处于蒙昧之中，敬畏自然，鬼魅意识统治着人类的思想，驱灾保命、求告巫术成为当时社会的一种“医学”需求。但是，古代中医哲人，远在两千多年前就能拒绝魑魅魍魉，批判巫医巫术，遵循自然规律，直观理性思考，重视实践总结，让中医学沿着朴素唯物的健康大道发展。

《黄帝内经》问世，明确提出“拘于鬼神者，不足以言至德”，以示反对巫医巫术。之后，公元前 4 世纪至公元 3 世纪，扁鹊承上启下，坚持反对巫医，宣告“信巫不信医”是“六不治”之一。他由于反神权反巫术，最后因遭人“忌恨”被害死在秦国。显然古代中国有很多“中医脊梁”为了捍卫中医而献出了宝贵生命。但是，两千多年来，中医学人世代相传信医拒巫，才避免了在中华大地上出现西方那种“僧侣神权医学”时代，才有传承至今、独具哲学特色的人体生命医学。这是中医在传承发展道路上避开的第一个拐点。

《易经》指出“形而上者谓之道，形而下者谓之器”。东方人重“道”，西方人重“器”，这是东西方人类的文明特色。中医学是中国文明文化的结晶，所以当然将自身的学说基础构建在“道”上。《黄帝内经》不重解剖，是因为有自己民族的“医道”可以走，就没有依靠解剖刀、显微镜之类的“器”了。其实“解剖”一词就出自《黄帝内经》。书中对解剖这一词语和人体脏腑的部位、大小、形态等都做了详细的记载。《灵枢·经水篇》说：“若夫八尺之士，皮肉在此，外可度量切循而得之，其死可解剖而视之。其脏之坚脆，腑之大小，谷之多少，脉之长短，血之清浊，气之多少……皆有大数。”这就说明，《黄帝内经》之前的学者们不但知道解剖，而且还做了很多解剖实例。虽然《黄帝内经》里所展示的那些古朴的解剖学研究和获取的知识成果相较《人体之构造》里的解剖知识略显粗糙，但是从历史年代来讲，《黄帝内经》比其早了一千五百多年。两者不可同日而语,《黄帝内经》已是当时世界解剖学的辉煌。

《黄帝内经》之后，汉代已有解剖实例。当时，汉朝在处决一名叫王孙庆的叛党头目时，对其进行了活体解剖研究。在王犯的血脉中放入细小竹丝，仔细观察其流动，结果发现人体的血脉（血管）和医典中的经络不相吻合。通过这类活体实验，说明经络和血管不是人体中同一种实体。经络是不能用解剖刀来证实其存在的。另外还有穴位、气、血、津液、精、神、魂、魄、意、志等身体内的物质及其精神活动等概念都不能用解剖获得。

中医的解剖学是为中医理论和实践服务的，所以，肯定不同于现代医学的解剖。汉代以后，宋代不仅进行了相当多的尸体解剖，而且还根据尸体实物描绘出系统的图谱。到了清代，著名医学家王清任对人体死尸做了大量的观察研究，在前人的基础上，对解剖学上的许多问题做了新的补充。这些解剖实践都不是用于构建中医理论，而是用于对照验证有别于尸体的形而上学的物质概念。另一方面，这些解剖知识成为刑侦验尸方面的必修功课。由此可以看出，在《黄帝内经》之前，中医学就放弃了医用人体解剖，避免了中医学进入还原论理论框架的歧途；避免了那些在人体结构中无法用现代解剖来发现的对人体超前认识的东西被湮没；避免了世界所公认的副作用极小的神奇的非药物疗法——针灸疗法被扼杀；避免了人体生命医学哲学的传承障碍。

有学者批评“中医不知科学，既不解人身之构造……”。用“解剖人体”来衡量一门医学是否科学，这是现代医学还原论学者们的标准。而中医恰恰是不用“解剖人体”，才构筑了复杂系统科学的基础。这也正是中医学避免误入歧途的第二个拐点。

2. 百年“路考”踯躅前行

中医学是中华民族赖以生存的本土医学，数千年来为中华儿女的繁衍昌盛做出了卓越贡献。但是，自从西学东渐以来，中医与西医就不断发生碰撞冲击。本来作为医学本身，各自都有其学理，都可按照病者的实际需要，考虑自身的不足和缺陷，从容发展自己的道路，渐进开拓生存空间。

西学东渐最早始自 16 世纪末，意大利人利玛窦（1552—1610）、瑞士人邓玉函（1576—1630）等天主教传教士（医师）来华，中医开始遇上西医。当时也算相安无事。可是，从 1894 年甲午战争中国败给日本之后，外来的经济、文化、宗教、医药刺激了民族虚无主义，催生了尊西崇洋者们对中华传统文化不遗余力的斗争和批判。由于中医学是中华传统文化的重要组成部分，因此，首当其冲遭到无情打击乃至取缔。1929 年，余云岫为了保护西医在华发展，提出“废止旧医以扫除医事卫生之障碍案”，欲以行政权力将中医消灭在自己的土地上。虽然遭到国民的强烈抗议而失败，但是多年来谬误流传扭曲了人们对中医文化内涵的认同，同时极大影响了中医学的传承发展。

一个多世纪以来，中医药不断被地侵蚀，生存空间不断萎缩，如中医药专业人员大幅度减少，中医医院只有西医医院的十分之一等都是明证。面对现实，摆在国人和中医学人面前的中医的传承发展，已经不是中医学界的一个纯学术课题，也不仅是中医往何处去的发展策略问题，而是传统中医文化的存亡问题。慎思明辨，这是对中医一脉相承，发展创新的一次“路考”。

中医与西医都不是纯粹的“自然学科”，它们都各自背负有学说以外的包袱。比如，“西医守则当中，历来便有一条：不容许与主流之外的医疗系统联系沟通”(《当中医遇上西医》)。这足以体现西医的保守性和排他性。西方开拓东方市场，都是从战争开始到政治、经济、教育、宗教等全面入侵，最终到全面占领。因为他们知道：“在任何社会，一种医疗方法体系的强弱不仅是系于它本身的客观疗效，同样重要的是社会政治群体的理念，是否容纳这种医疗方法体系背后的世界观。”所以，中医被西医打压、排挤直至想消灭都不足为奇了。

1912 年 7 月，北洋政府举行教育会议，参照日本学制，制定《中华民国教育新法令》，将中医教育排除在外，这是从学术传承上对中医进行限制。

1925 年，北洋政府教育当局以中医“不合教育原理，未便照办”为由，不将中医纳入教育系统，进一步限制中医药的发展。

1929 年，国民政府卫生部成立，召开第一届中央卫生委员会会议。当时，没有让一个中医人员参加会议。在会上余云岫提出“废止旧医以扫除医事卫生之障碍案”：“旧医一日不除，民众思想一日不变，新医事业一日不能向上，卫生行政一日不能进展。”“用行政手段，仿照日本当时取缔汉方医办法，将中医拼绝消灭。”

1933 年，南京国民政府拟订“国医条例（草案）”

时，汪精卫极力反对中医，主张“凡属中医不许执业，全国中药店，限令歇业”。

1951年，当时卫生部（现已更名为“国家卫生健康委员会”）有人违背毛主席“中国医药学是一个伟大的宝库，应当努力发掘，加以提高”的重要批示和“中西并重”“长期并存，共同发展”的国家医药卫生政策，以中医是“封建医”为借口，把中医看成封建社会的“上层建筑”，认为它应该随封建社会的消灭而被消灭，排斥中医。

2006年2月，中南大学张功耀教授利用网络发表“告别中医中药”的万言征询书，提出“废止中医药”，一时间攻击中医药和国家中医政策甚嚣尘上，造成极其恶劣的社会影响。

尽管如此，广大人民对医疗服务的客观需求和理智选择必然推动中医学的深入研究和传承。面对动荡的年代、变革的社会，中医自身也背负着沉重的压力和责任。比如传统文化的表率，逆境生存的抗争，民生病疾的救治，中医哲理的实践，自身学说的传承发展与创新等。这些重负都让中医跋涉艰难。

尽管中医的传承任重而道远，但是近代中医学还是披荆斩棘、炼狱重生。

1913年，北洋政府将中医排除出教育课程引发了全国十九个省市的中医救亡请愿团要求中西医平等。1929年国民政府中央卫生委员会的“废医”提案，激起了全国中医界的团结奔走抗议，触发了继1913年之后又一次大规模请愿运动，医学论争已经演变成了政治斗争。最终，废医活动终遭失败。

中华人民共和国成立以后，由于中医的传承发展一直受到中国共产党和国家的大力支持，学说地位得到确立，“中西并重”和中西医“长期并存，共同发展”成为共和国医药卫生的基本政策。1954 年毛泽东主席就对当时卫生部门轻视排斥和妄图消灭中医的一揽子做法提出严厉批评，强化了医卫政策，保护了中医。2006 年 2 月，由张功耀导演的“促使中医五年内退出医疗体制”的闹剧，同样因国家政府的严正表态和对中医的支持，以及中医界的反驳、人民群众的反对，再一次以失败收场。

在大环境的冲击下，中医学界有谋改良的、谋汇通的，有兴医报、立医会的，但守宗传承还是主流。其中，唐宗海、朱沛文、恽铁樵、张锡纯是当时中西汇通派的代表。改良中医的代表先锋是陆渊雷，他主张中医科学化。这一观点自 20 世纪 30 年代一直延绵至今，影响深远。尽管恽铁樵有中西汇通之志，但是，他还是以中医的学说观点批判余云岫攻击中医学的核心论点，积极护卫中医理论。张锡纯虽以中西汇通立行，但是仍然以中医理论为认同核心，更潜心临床、坚守实践、不脱窠臼。总之，当时主流中医学界对“中医科学化”的提法充满疑虑，认为此路不通，是以美好的愿望、甜蜜的语言温水煮青蛙，变相消灭中医。

近半个世纪来，很多人惦记着中医事业发展，一会儿中医科学化，一会儿中医现代化，一会儿中医学西医，一会儿西医学中医……这些是不是中医的出路？半个多世纪以来，我始终相信毛泽东主席的两句话，“中国医药学是一个伟大的宝库，应当努力发掘，加以提高”“真正亲知的是天下实践着的人，……一切真知都是从直接经验发源的”。慧眼看当今，不管是高层还是基层，不管是体制内还是体制外，不管是学者还是草根，真正懂得民生的领导干部、真正理解中医理论的学者、“原汁原味”在临床上实践着的中医学人，都清楚地知道：不管用什么形式和什么说法，中医的传承发展都必须构建在“中医学的源头活水”上。《走在现代化的歧路上》一文说：“无论何种现代化，都不应该是失去了传统精华的现代化。”邓铁涛教授说：“温习、钻研、挖掘中医的经典和文化精髓，才是正确的中医现代化的方向。”只有这样，中医才能传承创新、发扬光大，才能成为“21 世纪医学的发展方向”，才能为复杂性科学提供支持，创立新的科学技术体系的“中医的未来化”。——这也是我要写作本书的原因和初衷。

3. 守住源头活水，中医生命无限

在人类医学发展史上，不同的民族有不同特色的医学文明。但是，它们也有相同之处。那就是在其发生发展过程中，都是一个由低级到高级、由片面到完整、由非理性到理性的发展过程。中医学更是如此。

越是传统的，就越有生命力。这句话不仅仅是用以褒奖中医学的，它像一个画家为中医写生——既形似，又神似。中医的传统理论精华，就是中医那眼源头活水。几千年前它从“昆仑”之巅而来，汇流百川，沃野万里，福荫华夏，浩瀚入海。不管有多少惊涛骇浪、艰难险阻，它的实践潜质照样在 21 世纪发出光芒，它的理论层次照样“与现代科学前沿契合”。钱学森说：“实际上，恰恰是我们祖国医学所总结出来的东西跟今天最先进的科学能够对上号……这些现代科学的前沿恰恰跟中医几千年总结出来的规律是合拍的。”（《论人体科学与现代科技》）读了钱学森的著作，我们深切地体会到，钱老的话可以让那些批评中医不科学、不现代、不发展、不创新的学者汗颜。事实上，不管有什么更多原因，但起码是他们没有读懂中医，徒有一知半解就举棒打人罢了。

《非常中医》说："中医学自创建起两千多年来，在自己的学说道路上从未停止过前进的步伐。历代中医药学家们，始终都是在《黄帝内经》的理论指导下临床实践，并不断地总结认识、提高认识。他们通过临床积累了如昆仑般宏伟的医案实例，验证、充实和丰富了基础理论体系，并使之日臻完善。这些浩瀚的文字医案，既是中医不断发展过程中所积累的理论和经验结晶，更是中医学说沿着自己的道路发展前进的见证。譬如《黄帝八十一难经》、《黄帝内经·太素》以及王冰等在注释《素问》时，都是从各个不同角度去阐发《黄帝内经》的理论原理，从不脱其窠臼。尤其是东汉医圣张仲景，更是在《黄帝内经》理论的指导下，结合自己的临证经验，创造性地发展了辨证施治规律，著成了"以六经论伤寒，脏腑论杂病"的《伤寒论》，奠定了基础理论临床应用的基础，为后世临床医家所师法。两宋以后，各家学说争鸣竞立，医案实例愈积愈多，又由各派医家整理提升为理论，再用以指导临床的治疗实践。其中如北宋儿科名医钱乙，在其儿科著作中总结临床治疗，竭力申说五行生克之理；宋末时期医家刘完素，极力提倡穷究阴阳变化之道，并一再强调阐发病机变化时处处都应贯彻《素问》五运六气之理。之后的各大医家如张元素、张从正、李杲、朱震亨等相继而起，都是以《黄帝内经》阴阳五行学说理论体系为指导原则各阐所长、各彰其学，提出了很多新的独到的医学见解，创建了各自的新说，确立了新的学说门派。明清以后，温病学承前启后发展创新更加突出，在极大地丰富了对热性病治疗法则的同时，也大大地推动提高了中医学的理论系统化。正如明代医家李中梓在《医宗必读·四大家论》中说：“仲景著伤寒方论，定三百九十七法，一百一十二方，所以补《黄帝内经》之未备而成一家言者也；守真氏出，就温热立言，补仲景之未备而成一家言者也；东垣起而详辨于内伤之中，又补张、刘之未备而成一家言者也；及丹溪出，发明阴虚发热，亦名内伤，补东垣之未备而成一家言者也。”可以说，没有一个新的医学流派的创建，不是在《黄帝内经》基础理论体系内的继承创新；没有一个医家的学术思想渊源是与《黄帝内经》理论决裂而能传承的。它们与《黄帝内经》的关系是相互渗透、相互促进、继承与发展的关系。如果将历代具有代表性的学说有机地结合起来，就可以看清楚发展前进的历程：如透过东汉张仲景的《伤寒论》，到金元刘河间的“热病论”，再到明末吴又可的《温疫论》，延至清代叶天士的《温热论》，即可见其外感热病学说一脉相传发展完善的进程；透过易水学派、温补学派，以及王泰林治肝、王清任辨瘀、唐宗海论血等有关学术派别，则可见中医脏腑内伤学说发展之梗概。总之，透过中医漫长的几千年发展历史，它那浩瀚的经典文籍，如山的临床医案，均可雄辩地证明中医理论体系的传承、创新、发展、提高的前进历程。中医理论体系，如一棵参天大树，枝繁叶茂。

新纪元、新时代，中医学将沿着自己的道路发展创新更多的理论，践行更多的临床，创造更多的奇迹，解决更多的现代医疗难题，为前沿科学提供更多的借鉴；将完善中医人体生命哲学的构建，与复杂系统科学共同进化，为中华民族伟大复兴出力，圆中医千古之梦。正如钱学森所说："中医的理论和实践，我们真正理解了、总结了以后，要改造现在的科学技术，要引起科学革命。"(《论人体科学》)

第二节　中医学的哲学品格

中医学数千年来为中华民族的繁衍昌盛做出了不可磨灭的巨大贡献，是民生健康的坚强后盾。几千年如此循循有序，几千年后还把"光明带给世界"。那么，中医是什么？它的学说定位是什么？一个多世纪以来，众说纷纭，争论不休。是不是"恐怕老中医自己也说不清楚，中医书上也说不清楚"？我看不是的……让我们谈谈中医学的形态、属性、品格。

一、中医早期的学说形态

中华民族是一个睿智勤劳的民族，她的睿智表现在：从远古时代起，就能将人类的视野和思维方法锁定在宇宙间的物质存在之上，以及它们的相互联系、相互变化的关系之中。她的勤劳表现在一切生活、生产斗争的过程都能通过反复实践、总结来吸取经验，提升理论。有勤劳智慧作为民族生存的基础，所以，中华民族的远古祖先们就开始逐步形成了有理论、有系统的思维方法——哲学理论。从创立文字起，中国的古代哲学派系就开始形成。从伏羲时代至周文王时代，再延至先秦至汉代。中国古代历史上基本确立了以《易经》为代表的宇宙观哲学体系，以《道德经》为代表的人文哲学体系和以《黄帝内经》为代表的人体生命哲学体系。这些哲学理论都被长时间地运用到中国古代的国家社会、生产生活、战事医疗中，对中国乃至世界的社会科技发展都产生了巨大影响。中医学不但用哲学眼光看世界、看人生，甚至还将自身的学术模式构建在哲学体系之内。《黄帝内经》是中国人体生命哲学的经典奠基之作。由于它具有较为完整的朴素唯物的哲学理论体系，指导中医学术思想的发展，才能历经两千余年，一脉相承、不断演绎、不断补充、不断完善，构成今天这样丰富多彩的祖国人体生命哲理医学。

二、一个多世纪的中医学属性定位争议

中医是什么？学科？学问？这些问题，一个世纪以前或许没有人思考过。但是正如前面所述：甲午战争以后，中国吃了败仗，一些人将一切罪过都归结为国家落后；而把国家落后的原因，又归到文化落后头上。于是，消灭旧文化就成为当时“海归派”学者学成回国后最新潮的“义举”——打倒一切传统文化。中医学是祖国传统文化的杰出代表，所以，一盆污水便泼得中医遍体透身。

中医是什么？一个世纪以来，这个问题确实考量着知识界的智慧。新文化运动以来，褒贬之声风起云涌：有骗子论、迷信论，有手艺论、技法论，有玄学论、方术论，有学问论、经验论等等。凡是有话语权的名人都出来品评一番。总之一句话：中医既不是科学，又不科学！有了这个结论，中医的生存发展当然就岌岌可危了。

平心而论，一个多世纪的争议和评论，有带情绪色彩的，有一知半解的，有反复考量的。比如，杨振宁博士

说："中药是中国人的祖先几千年智慧的结晶，中华文明重要的科学遗产之一，这已被全世界所公认。"又说："我们要抛弃中医的理论，因为其中掺杂有几近迷信的成分，而代之以近代科学化的方法。"（《哲眼看中医》第 202 页）杨振宁博士的话让我一头雾水。如果用这种说法来评价中医药学家李时珍，他怎么可以既是中药科学家，又是一个迷信论者呢？又比如，1985 年 7 月 1 日的《中医药信息报》曾报道称钱学森说："中医不是现代科学，是经验。……中医上的东西是知识，但不是科学。也可以用恩格斯的话说，中医是经典意义上的自然哲学，而不是现代科学。"这些大科学家，他们不懂中医，但是十分关注中医药的发展，这非常难能可贵。在数千年的医疗业绩面前，他们无法否定中医的确切疗效；但是，他们用自己还原论的科学知识既读不懂中医，又无法将中医说清楚。所以他们认为："中医治病确实有疗效，但是中医治病是怎么回事，恐怕老中医自己也说不清楚，中医书上也说不清楚，无非是阴阳二气啦，木、火、土、金、水啦，这些不是现代科学的道理……"

写到这里，我独自思忖：中医真难为这些老科学家。他们说得对与不对，其实已无可厚非，重要的是他们在关注中医，关心中医，希望中医传承发展。

三、中医学的属性定位

钱学森院士晚年十分关注中医的发展。他作为一位理工科学家以古稀之龄，能系统学习钻研《黄帝内经》和中医古代经典著作已是不易，更何况能从中获得巨大收益和灵感，对于破解中医学的千古奥理、中医学与人体科学的关系，对有关中医学的学说定位及未来科学——人体复杂系统科学的创建，提出了很多宝贵精辟的建议、建言及设想论证，并连续发表、出版人体复杂系统科学的文章与书籍；对中医的哲理性、科学性、前瞻性、普适性和借鉴性都做了理性分析与高度评价。他对中医文化的那份深情厚谊、高瞻远瞩，令人敬佩。

毛泽东在《实践论》中说："真正亲知的是天下实践着的人……一切真知都是从直接经验发源的。"作为中医人，我反复学习了很多知名科学家对中医学所做出的学说定位，最终我还是认为：最严谨、中肯又极具科学远见的，还是钱学森院士对中医学所做的科学论证和学说定位。

1. 中医是自然哲学

钱学森院士在深入地研究了《黄帝内经》及众多中医经典文献之后，最终认定中医是具有科学价值的自然哲学。1983年钱学森指出："中医不是现代科学意义上的科学，而是自然哲学。"他认为，"凡不是自然科学的，从经验概括起来的理论，都可以称为自然哲学"。为什么包含着科学真理而又不是自然科学呢？因为自然科学一方面是研究一种对象的学问，另一方面又和全部自然科学有机结合成一个整体。如与现代科学的物理学、化学、天文学、地理学、海洋学、水力学、生物学、气象学等，都相互关联为一整体。而中医学的理论是从反复实践中获取经验，又将经验反复运用到实践中接受检验后，提取真知而形成的理论，它在数千年以前就逐步形成了，当然不属于现代科学体系。加之，中医是从人体的生理病理与宇宙自然、人类社会之间的利害关系出发，找出人体发病、治疗、治法规律来为人类健康服务；是用哲眼看世界、看生命，用哲理践行获真知的医学。虽然它从宏观、唯物、运变的世界观去看人与自然、健康与疾病的关系，但是，没有同其他自然学科相互关联为一整体，当然也就不属于自然科学体系。

还原论是现代医学的基础理论，是“包括本体论、认识论、方法论和实践论等多个层面和层次的认识主张，是一套系统的哲学观”(《人体复杂系统科学探索》第86页)。就还原论对人体的认识而言，它首先是从解剖学开始的，认为人体由器官和组织组成；其次从细胞生物学深入，认为器官组织又由细胞组成；最后再细到分子生物学，认为肌体细胞由生物大分子组成。20世纪50年代又微化到遗传物质分子结构——DNA双螺旋结构的生命遗传物质的公共化学结构。由此我们可以看出，仅仅一个人体结构就要涉及多门自然学科，更不用说药物合成所涉及的，工具器械所涉及的，医用材料所涉及的学科等等。显然，现代医学与很多自然科学都相互关联在一起，没有这些自然科学手段的协同共建，就没有现在的现代医学。从这个角度再认识“中医不属于现代科学体系，而是独立于现代科学之外，因此是自然哲学”的界定就当然清楚了。

2. 经典意义的自然哲学

前面讲了，西方的还原论方法是将人体一级一级分解下去，从人体各组织系统一直分解到细胞核、染色体、分子生物学，是一种研究方向和法则。钱学森认为它是“必要的，但也是不够的”。这就是近年来世界科学界在反思的“还原论的局限性”。他认为“我们还要用整体的观点来理解人体巨系统所自然形成的多层次结构，每一层次的不同功能、层次之间的关系等等”（《论人体科学》）。钱学森认为对人体这一极其复杂的巨系统，应当从宏观角度、把人和宇宙环境结合起来研究，不单是从微观研究人体。中医的整体观念系统理论实际上构建了一个物质的、多层次的整体观。这一哲学观能够具体指导人们去发现研究人体不同层次的关系，能指导科学发展，是很有意义的。“人与天地相应论”是中医关于人与自然的统一观，开启了钱学森宇观人天观、微观人天观、宏观人天观三个层次的人天观。他看到了中医对自然与人的整体理解是中国（医）哲学的核心部分，“绝不是没有根据的。相反，它们包括了中国几千年人民实践的总结，是有实践依据的”。

中医阴阳学说的概念，是秉承东方哲学一元论而构建的。它认为，任何事物（系统）都存在两面性，即形与体、虚与实、暗与亮、静与动等相互对立，但又是不断相互转化中的两个方面，缺一不可。它将一元的阴阳两个方面用系统量子物理特性来解读：“即任何系统都是量子真空的宏观激发，而任何宏观激发，相对于量子的微观本质而言，都具有多维度多层次的复杂结构。”（《人体复杂系统科学探索》第107页）这是《黄帝内经》“人生有形，不离阴阳”“夫言人之阴阳，则外为阳，内为阴；言人身之阴阳，则背为阳，腹为阴；言人身之脏腑中阴阳，则脏者为阴，腑者为阳”的现代解读和认证，并以此创建“一元二面”多维多层次的人体复杂系统观。中医学中的精神、意识、气的存在都可以用人体复杂系统科学中生命现象的量子力学来解释——“生命是一个量子现象”。

如上所述，中医学中的整体观——阴阳学说、精气神学说等哲学观，对于钱学森来说，不但是经典意义的哲学观，而且可以用量子力学来解释论证，同时还开启他创建人体复杂系统科学的思路。爱因斯坦说："如果把哲学理解为在最普遍和最广泛的形式中对知识的追求，那么显然，哲学就可以被认为是全部科学研究之母。"（《爱因斯坦文集·第一卷》）钱学森说："中医理论是系统的，从整体出发的。中医理论考虑到整个系统而且不限于人，人和环境这些因素它都考虑进去了。所谓'天人感应'就是考虑了更大的系统中间的关系，人和自然界的整个系统，以至于现在提出的生物钟，就是天文的日月星辰的运转对人是有影响的，这种思想现在看起来确实是很重要的，对我们进一步研究人体科学是很有启发的。中医理论的长处是整体观、系统观、多层次观。我们要开展人体科学恰恰是这个问题，即多层次观。"（《论人体科学》）

在中医的理论学说中，有很多有利于创建现代复杂人体科学层面的哲学观表述，它们都是经典意义的自然哲学观总结。

3. 具有科学价值的自然哲学

钱学森老年提出创建复杂系统科学、思维科学和人体科学的构想，或许出于以下三个方面的原因：一是世界性的还原论思维受到了严峻的挑战。一个多世纪以来，"尽管医学已经取得了巨大的成就，但人们现在对医学失望和怀疑的气氛更浓。20 世纪 60 年代乐观主义的摇旗呐喊已消失殆尽，青霉素发明产生的激动、心脏移植带来的喜悦、1978 年第一例试管婴儿出生的欢呼已不复存在。相反的是，人们对遗传工程和生物技术发展可能出现后果的恐惧日益增长。'反应停'事件的灾难，医源性疾病的增加，癌症、精神分裂症、多发性硬化、阿尔茨海默病及其他退行性疾病研究进展缓慢，都加重了人们对现代医学的怀疑”(《人体复杂系统科学探索》第 93 页)。现代“医学正在经历一次严重的危机”。二是中医学在争议中经历了一个多世纪的艰难传承之后，2003 年中医药挽救了大量严重急性呼吸综合征（SARS）患者的生命，使非典遇上了克星。“中医药治疗非典型肺炎效果非常神奇”，受到世界卫生组织专家的肯定和称赞，受到世界人民的广泛关注，受到中国人民和政府的高度重视。三是经历近半个多世纪以来中医现代化的争议和实践，中医还是一直走在现代化的歧路上。“中医向何处去?”成为国家、社会、学界长期未能破解的难题。

在这样的大环境下，年逾古稀的钱学森学习钻研了《黄帝内经》和中医的大量经典，受到中医经论的启示，对中医提出了很多真知灼见，满腔热情地支持中医的发展创新。用现代科学最前沿的理论来解读中医理论，否定了那些认为中医不是现代意义的自然科学就不科学的悖论。他指出:“我们知道中医包含着科学真理，非常高贵的科学真理。”他认为，中医尚处于自然哲学层次，但是它与现代科学前沿是契合的。钱学森说:“实际上，恰恰是我们祖国医学所总结出来的东西跟今天最先进的科学能够对上号。例如系统科学，是 50 年代发展起来的，比利时的普里高津、西德的哈肯都对它做出了贡献。系统科学是西方科学的前沿，它和中医的理论非常相符。西方血液流变学和中医理论也相符，它认为整个血液流动是受大脑控制的……这些现代科学的前沿，恰恰跟中医几千年总结出来的规律是合拍的。如果把西方的科学同中医所总结的理论以及临床实

践结合起来，那将是不得了的。”(《论人体科学》)

“气”是中医传统文化中应用最为广泛的概念，在中医学中被视为构成人体生命存在的一种基础物质，在近代受到了很多学者的广泛批评和否定。陈独秀说：“其想象之最神奇者，莫如‘气’之一说……试遍索宇宙间，诚不知此‘气’之为何物也！”然而，人体系统科学对意识的研究为“气”给出了确切的解读——“气就是对人的生命个体的宏观量子态的一种形象化的描述……宏观量子场，即气场，同样具有物质性。就像引力场一样，它是与生命体，尤其是人体息息相关的物质场，这一物质场的存在性反映在生命的每一个过程中：水谷之气存在于消化吸收过程中，肾气存在于思维过程中，经脉之气存在于血液输运过程中，等等。”“气的运动状态比较类似于宏观的流体运动，可能具有涡旋与波动两类不同形态的运动……气是中国传统文化贡献给人类的一个与人体相关的重要的科学概念。”(《人体复杂系统科学探索》第 227 页）同时作者认为，“人体内气场就是古人对生物化学场的一种高层次的唯象表述，是从不同知识系统出发对人体内部复杂相互作用给出的描述。”(《人体复杂系统科学探索》第 227 页）由此可以说明：排除文化歧视与学说偏见，从不同知识系统去解读中医学的很多哲学观、物理观，可以发现它们不但经典而且是超前两千年的科学经典。

中医的哲学观不但与现代前沿科学契合，同时，对进一步研究人体科学也很有启发。中医的自然哲学观，由于它具有经典意义的基础理论，包含了真理一样的科学价值，如果我们真正懂了、了解了，就会发现新的哲学观，引发一场医学革命乃至科学革命，所以，“我们就可以用马克思主义哲学这部科学的哲学去整理它，使它成为真正的哲学”(《论人体科学》第65页)。

第三节　创建现代人体生命哲学

在世界科学发展史上，自然科学和诸多学科都是在其相应的哲学观主导下产生发展的。所以，爱因斯坦说:“哲学就可以被认为是全部科学之母。”现代医学产生于西方还原论哲学观，而还原论哲学观是一套研究微观事物系统的哲学观。现今它对人体生命的研究已经越来越暴露出它的局限性及对复杂系统科学发展的牵绊。《黄帝内经》在吸取古代宇宙哲学观、人文哲学观精华的基础上构建了古代人体生命哲学观。它代表了东方传统的朴素的人天观特点，包含了对人体内部各要素及人与环境复杂作用关系的整体论认识，被认为是研究宏观事物系统的哲学观。从古至今，它为中医人体生命研究的发展、为国人开发人体潜能的实践提供了重要指导。然而，它在概念结构和表达方式上都与西方哲学观和自然科学不合拍。所以，就中医的现代化和科学化而言，相互沟通已成为核心难题。

尽管中医包含着非常高贵的科学真理，但人们还是认为它没有真理，认为它是封建糟粕。要解决这个问题，钱学森建言:“把中医理论、中医医理用现代语言及马克思主义哲学，辩证唯物主义来阐述清楚，写出一套现代的中医书籍，使它成为真正的哲学。”另外，面对多学科迅速将人体研究向细化推进带来越来越多的质疑情况，一个宏观的、系统的、综合集成的人体系统研究，其哲学观的创建就显得更加必需、更加紧迫。当然，中医学还不是钱学森最终希望的“创造的新医学”。但是，它是自然哲学中唯一在两千年前就已经系统形成，而又经过实践检验的人体生命哲学。所以，中医人应当在此基础上去粗取精、去伪存真，将中医学打造成现代化的真正的人体生命哲学。

一、中医的哲学模式

医学模式是对医学实践方式的一种意识形态探讨，是对医学行为过程的总认识，是一种回顾性结论，属于哲学范畴。医学模式不是由某一个人事先设定的，而是由医学群体在医疗实践过程中逐渐形成，而又能对医学实践的不断深入起指导作用。医学模式一旦形成，医学工作者的工作实践其实都有意识或无意识地恪守这一模式。

医学模式来源于实践，但不是恒定不变的，而是受时代的变迁影响而发生改变。

1. 世界医学模式回顾

早在原始社会时期，人类思想蒙昧，当时社会的医学模式是以求告巫术为主的“巫医模式”。

公元 3 世纪时，西方医学是以《希波克拉底全集》为基础的一种宏观的哲学观与原生态治疗方法相结合的方法，属于“朴素的整体医学模式”。这一模式在西方临床上有着极高的权威，直到 18 世纪后消亡。

朴素的整体医学模式之后，西方人类社会出现了僧侣操控医事、神力治疗疾病的阶段，这就成为当时的“僧侣神权医学模式”，这一模式至 15 世纪以后逐渐消亡。

15 世纪中叶以后，从《人体之构造》发表，到 19 世纪下半叶，随着显微镜的发明和应用，大规模工业化生产的化学合成用于临床治疗，西方世界进入了近代“生物医学模式”。

由于社会的不断发展进步和对人体疾病的深入研究，人们逐渐发现并认可自然因素、社会因素、心理因素等多种因素与疾病的发生发展有着密切关联，认为单纯的自然生物学已不全面。西方学者对健康和疾病的含义、医学应当是什么样的模式又有了新的认识和解读。

1946 年，世界卫生组织提出健康的新定义：“健康是身体、精神和社会生活诸方面圆满适宜的一种状态，而不是没有疾病和虚弱。”

20 世纪 70 年代以来，系统科学兴起，人们开始反思生物医学模式的合理性。随即，布鲁姆提出环境医学模式，拉隆达和德威尔提出综合健康医学模式，美国精神病学教授恩格尔提出生物—心理—社会医学模式。这正是医学模式开始将人的个体健康与外界大环境的影响联系起来，逐步迈向用复杂概念去研究问题。近年来，胡德提出“系统生物学”思路，试图建立生物体的多层次系统模型。但是这一系统生物学走的仍然是从部分到整体、从下向上的认识道路。这些认识研究有待深入发展完善。

近年，人体复杂系统研究学者认为：“最原始的复杂系统模型从哪里来呢？应该从对复杂系统的本质特征的认识中来。对系统本质特征的严密论述，就上升到了哲学本体论。因此复杂系统研究的突破，在最根本的层次上取决于哲学本体论的突破。”（《人体复杂系统科学探索》第 95 页）因此，我们中医人认为：中医学的“人体生命哲学”

模式“就是学界迫切寻找的最原始的复杂系统模型”。

2. 中医哲学模式思考

在人类医学发展史上，不同民族有不同特色的医学文明。但是，它们也有相同之处。以医学模式而言，虽然各自医学发展的道路都不同，但是，都有一个由低级到高级，由片面到完整，由非理性到理性的发展完善过程。

探讨中国医学模式的学者不多。20 世纪末，《面向 21 世纪医学的创新与发展》上有一篇《中医的医学模式与临床》的文章，该文认为中医的医学模式是“宇宙—社会—心理—生物医学模式”。之后又有人认为就中医的一脉相承发展创新而言，应当是“传统医学模式”或“人文医学模式”等等。那么，中医学准确的医学模式应该是什么呢？怎样界定呢？之前探讨医学模式都是从主导学说的世界观、践行学说宗旨的手段和方法两大方面来思考的。我想，走到今天，对医学模式的界定要求应该更高、更全面、更务实，也就是应当从学说的主导思想、基础理论、学科定位、实践手段来进行综合考量界定。

中国古代没有医学模式这一称谓，《黄帝内经》中将医疗内容和范围总称为“医道”，其义近似医学模式。《素问·著至教论》就有了“医之道”和“医道论篇，可传后世，可以为宝”的论述。同时要求知医道者必须“上知天文，下知地理，中知人事，可以长久，以教众庶，亦不疑殆”。这就明确要求中医人要将宇天变化、自然环境、社会心理与人体生存整体结合、相互参辨、综合考虑，明确构建了一套宏观的整体系统的天人合一的哲学观。所以，现代人体复杂系统科学认为“宏观的人天观来自包括中医学在内的东方传统生命科学技术及自然哲学”。《易经》说“一阴一阳之谓道”,《道德经》说“万物负阴而抱阳”,《黄帝内经》说“阴阳者，天地之道也”。“阴阳”是古代三大哲学体系都有一致认知的一个哲学命题，是万物构成的起源，是事物相反相成运动变化的两个方面，是古代哲学范畴对万事万物归纳、分类、表征存在的高度概括，简单而真实，代表一种宇宙真理性认知。

中医学认为阴阳阐述了宇宙间事物生存规律的至理，将其作为一种基础理论贯穿应用于中医学体系的各个方面，用以阐述人体的组织结构、生理功能、病理变化、临床诊断、治法治则、药物定性等各个方面。它既是中医的认识论，又是中医的实践论。

《易经》说:“形而上者谓之道。”这里的“形”是指有形之上，即无形，绝不是指形而上学的形。

西方的“形而上学”是一种自然观的定位。它们存在“自然界绝对不变这样一个见解”(恩格斯《自然辩证法》第10页)。而中医古代哲学“形而上”也是一种自然观，用以表述医道和无形物质，体现中医的多维与多层次的哲学世界观。所以,《非常中医》认为，除了人的生命形体外,“形而上”的精神元素是人体生命医学的一大表征。比如,《灵枢·天年》说:“血气已和，营卫已通，五脏已成，神气舍心，魂魄毕具，乃成为人……五脏皆虚，神气皆去，形骸独居而终矣。”这就是中医“形气神”对人体生命的形象描述和对形而上“气”和“神”的认识。人体生命中，形是气的基础，气是神的基础；形之表述在气，气之表述在神。三种物质，一个整体，三个层次，同生同灭，动变而生，和谐统一。现代学者认为，形、气、神与现代观念的人体物质、信息、意识及相互关系做比较，二者之间存在着惊人的一致性。

人体复杂系统科学认为："道既是一种结构（物质），又是一套规则，一些原理，它主宰着万事万物的运动规律。具体的物质都是这一抽象内核的外在表现，因此，道孕育了生命。"（《人体复杂系统探索》第315页）

中医的医学模式是"医道"，医道是中医自然哲学生命观的一个经典哲学模式。中医的本体论、思想论、认识论、实践论都在人体生命哲学观的框架中创建、践行。所以我们认为，中医学的医学模式是具有典型意义的"哲学医学模式"。

3. 中医不必易道更辙

东方文明重道，西方文明重器，这是东西方文明的不同。在医学模式的演变过程中，这种不同也体现分明。

中医学的哲学医学模式在两千年前就构建完成了。时至今日，它还是中国传统文化中保存最完好的一个组成部分和领地，是中国古代哲学（科学）的样板和活化石，是中华民族引以自豪的文明要素，是破解中国古代科学之谜的钥匙，是世界上传承不息的一份古代医学文化遗产。中医模式构建两千多年来，它一脉相承、披荆斩棘，在自己的学说道路上从未停止过前进的步伐。历代中医学家们都始终坚持在《黄帝内经》的理论指导下临床，并不间断地进行实践、总结、提高、发展、创新，在历史的长河中迎风浪，闯险滩，为中华民族的繁衍做出贡献。

简单回顾中医走过的道路就可以看出，中医的医道是一条可以遵循传承发展的道路。

发热，无论哪种类型、病因、时段，及至现代都是医学上不容易解决的一种病症，给人类生命带来了极大威胁和挑战。中医学从两千年前就迎难而上。东汉末年，热病肆虐、危害生命，张仲景秉承《黄帝内经》要义，著《伤寒论》阐释热病治法、治则、治方。之后，金元刘河间倡“热病论”，发挥热病治疗。再到明末吴又可著《温疫论》，对温疟发热又有新义，延至清代叶天士的《温热论》对热疫的发病规律和治疗又有创新创意，并且实效有用。及至 2003 年，世界突发严重急性呼吸综合征（SARS）疫情，中医在有着全新概念的热病面前也迎难而上，应用中医治疗热病的理论、法则、方药，迅速、安全、有效地大战“非典”，抗击肆虐的病魔，受到世界赞誉。当然，在中华民族战胜各类疫病的过程中，中医不断地秉承学理、发展创新，涌现出众多的学说流派，分别在不同年代、对不同疫病的治疗取得显效、特效，为中华民族的生生不息做出巨大贡献。

历史和实践告诉我们，没有任何一个新的中医学流派的创建，不是在《黄帝内经》的理论体系内继承创新的；没有任何一个医家的学术思想渊源与《黄帝内经》理论决裂而能传承下去。中医人的医疗实践长期检验着《黄帝内经》的医学理论,《黄帝内经》的理论又引导着世世代代的中医人通过实践去创新。它们，就是医学理论与医学实践的关系，是中医体系传承、发展、提高、创新的前进历程。

近年来，人体复杂系统科学方兴未艾，很多哲理思考和实践模型都为新学的诞生提供了经验。中医的传统生命力证明了一句哲言：越是传统的就越有生命力。那么，中医“医道”还用得着易道更辙吗？

二、中医有真正的哲学品格

中医有数千年的哲学传统，有系统传承的古哲学流派，有古老而经典的哲学名著，但是，却没有哲学这个称谓。中国古代称哲学为“子学”，两汉叫“经学”、魏晋叫“玄学”、宋明叫“理学”、明清叫“实学”。在中国哲学史上，一般都称“玄学”。希腊文中哲学由“爱”和“智”组成，汉语中“哲”字有智慧、知识、聪明的含义，现代哲学的准确表述是理论化、系统化的世界观。

前文提过，钱学森对中医的自然哲学定性是一个大概念、大框架定位，是从中医“不是自然科学的，从经验概括起来的理论”与“独立于现代科学之外”的，包含“非常高贵的科学真理”这三种学说考量来定位的。其实，我们还可以从“真正意义的哲学”这个层面去认识中医学。

1. 有理论化、系统化的世界观

中医学说理论中，随处都能体现它理论的、有系统的，对自然宇宙、人类社会、人体生理病理，以及它们之间的物质基础、运动变化、相互影响的总结和论证。

世界观是人类对整个宇宙世界的总结性观点。前面讲过，中医学的世界观一开始就是将目光投注在宇宙社会的物质世界上，从生活、生产的实践中去总结提炼真知。一般来说，人们将稳定的公共认识称为真理。两千多年来，中医学中的理论描述，不但是理论化、系统化的世界观，而且已经成为指导中医有效践行的指导思想。二十多个世纪之后，还能得到现代复杂系统科学界的肯定和借鉴，这就是中医的真理性理论。

中医学的整体观、系统论，是中医对宇宙世界的一种宏观的、开放的世界观及哲学性总结。它认为，人类与自然构成一个整体，在赖以生存的同时相互影响。比如：突发的自然灾情可以致人病死伤亡，恶劣的人为破坏也可造成生态失衡。同时它还认为，人体自身也是一个不可分割的小宇宙。它的皮肤腠理、脏腑经络、四肢百骸、五官九窍等都联结成为一个有机的整体，荣衰相连，生灭一体。当然，中医的整体观念不是笼统的，它主要包括三大理论框架：一是“天人一体论”，二是“天人相应论”，三是“天人相参论”。这就正好符合现代人体复杂系统科学论的“人天观哲学理论”。

如果说中医的整体哲学观是哲学一元论的话，那么，它的系统论则是中医的二元论、多元论哲学观。虽然是来自两千年前的中医哲学理论，但是，它正契合了现代复杂人体研究的认识论和方法论。所以，钱学森说：“人的复杂程度远远超过从前科学研究的对象。……针对人，你就办不到，因为把人一分解，那就不是人了。所以，就得整体地研究它。”(《论人体科学与现代科技》第 72 页)

谈到系统化，中医更是能用诸多基础理论来证明它的哲理系统化世界观。阴阳学说理论，就是中医在整体一元论的基础上，将自然界中恒久存在的、万事万物都具备的两大不同属性——阴、阳，归纳划分为两大系统，并从中找出事物阴阳的存在性、阴阳的可分性、阴阳的对立制约性、阴阳的相互消长性、阴阳的互根互用性、阴阳的相互转化性等等。由于阴阳学说阐述了宇宙间事物的生存规律和至理，所以，中医将之运用于人体，解释组织结构、论证生理功能、推论发病机理、提挈诊断纲领、制定治疗法则、归纳中药性能等等。总之，阴阳是二元论哲学观。它贯穿到中医人体生命哲学的每个系统中，并指导临床实践，卓有成效。所以《素问·阴阳应象大论》说："阴阳者，天地之道也，万物之纲纪，变化之父母，生杀之本始，神明之府也，治病必求于本。"

总之，中医的系统化理论学说还有很多。如五行学说理论，它以人体五脏为中心，将宇宙间的物质归纳分类，对应人体分成五大系统。用多个层次来解释人体生理病理，用于指导临床实践等等，都是中医系统化哲学理论框架的典范。

事实上，中医学从思想理论到方法论、实践论都具有准确的理论化、系统化世界观表述。从这个层面讲，它具有真正的哲学品格。

2. 中医理论的自然、社会、思维认识功能

中医经典《黄帝内经》本来就是古人"上穷天纪，下极地理，远取诸物，近取诸身，更相问难"之作。所以，它的研究对象就是自然界及其发展规律、人类社会的发展规律和人类的思维规律三个方面。同时，它将这些概括总结出来的规律，用于指导人体生命医学。这些公共认识和总结真知，最终被中医学人用作指导中医学思想的理论基础和主导中医临床实践的方法论和实践论。

中医学在研究人体生命的同时，密切结合自然界的变化规律与人体生理病理的关系。《黄帝内经》认为，自然界有六种引发人体疾病的原因，并将之归纳为六气。六气之本自有常性，一旦位易，六气分化，就成为人体致病的外因。所以，《素问·至真要大论》说："夫百病之生也，皆生于风寒暑湿燥火，以之化之变也。"所以，中医学必

须研究自然界的发展变化规律，并将其用于临床诊断治疗服务。

中医学的病因学认为，导致人体发病原因是复杂的，除了大自然的异常变化之外，人体自身体质强弱也是一个重要因素。所以，《素问·刺法论》说："正气存内，邪不可干。"《素问·评热病论》说："邪之所凑，其气必虚。"中医既然重视内因，认为它是人体发病的主要因素，所以就非常注重研究影响人体生命的方方面面。比如：社会环境、生活习惯、情欲思维等。中医发现很多社会方面的问题、心理思维方面的问题，很多外部空间因素都可以影响人类生活生存质量而使人体质变得羸弱，病变由此发生。所以要求中医学人必须"上知天文，下知地理，中知人事，可以长久，以教众庶"(《素问·著至教论》)。提出中医治病"必知天地阴阳，四时经纪，五脏六腑，雌雄表里，刺灸砭石，毒药所主，从容人事，以明经道，贵贱贫富，各异品理，问年少长，勇怯之理，审于分部，知病本始，八正九候，诊必副矣"(《素问·疏五过论》)。

中医学的整体观、系统论世界观，被现代科学家们表述为现代人体复杂系统科学的人天观概念。钱学森认为："人天观是讲人和环境、人和宇宙这样一个超级巨系统的。"宏观的人天观中，不但包含人与自然环境的关系，而且还包含人与社会群体的关系以及中国传统自然观的思维核心道德。中医的医道就是研究宇宙自然的基本存在、自然规律及其与人的关系规律等等。所以钱学森指出，宏观的人天观来自包括中医学在内的东方传统生命科学技术以及自然哲学。

统观中医学理论，其宏观的开放度之大，包容知识度之广，解剖人体层次维度之宽，从人体医学角度去审视，是前所未有的。它不但将自然知识、社会知识、思维知识做出了概括和总结，而且还将之提升为中医的思想论和方法论。

3. 中医高度统一的世界观和方法论

世界观（思想论）与方法论（实践论）的关系，事实上就是理论与实践的关系。中医学从实践去观察宇宙世界和人，将结论进行分析、概括、总结后，又提升为理论化、系统化的宏观人天观理论。中医最突出的特点就是，它不但在理论上将两者高度地统一，而且还将理论作为处理人体生理、病理、治疗、养生全过程中的方法论。它不像现代医学，虽然以还原论作为科学的基础理论，但是，还要依赖与现代科学的物理、化学、生物学、电子学、机械学等学科相互结合、关联，提供支撑。中医学是自创自用的哲学，独立于现代科学之外，自成体系。它的世界观和方法论高度统一、高度一致。这就是我认为中医学是世界唯一的真正的人体生命哲学的主要依据。

世界观与方法论的统一，就是理论与实践的统一。只有两者有机地统一，才能使抽象的哲学理论指导践行者们的思想和行动；才能将宏观的宇宙社会变化规律与人体复杂系统的生理、病理变化规律结合在一起，去进行分析、比较、归纳、总结和推理，才能寻求有效可行的处理方法去解决问题。

就中医的整体观理论而言，人们生活在宇宙自然界和人类社会中，自然界有风雨雷电，社会上有治乱兴衰，人生中有生老病死。天、地、人的变化，都可以用一个哲学框架去归纳它、掌握它、运用它。于是在整体论世界观基础上产生了“天人一体”“天人相应”“天人相参”三大理论。在这三大理论指导下，产生了阴阳学说、五行学说、藏象学说、精气神学说等基础理论，并用于指导中医学的临床实践。中医能一脉相承两千余年，不断发展、不断创新，这跟中医的思想论与实践论高度统一结合在一起用于临床实践是密不可分的。

中医阴阳、五行学说是中医学在整体系统论、运动变化论、事物多元论、取法自然论的世界观指导下创建的中医基础理论。它们不但能体现中医学对自然知识、社会知识、意识思维的概括总结与理论化、系统化认识，而且还能证明中医学的人体生命世界观与方法论有高度的统一性、一致性，本质地体现中医学就是人体生命哲学。前文已将阴阳学说做了粗略论述，这里仅就五行学说的基本内容结合哲学要义做扼要阐述。

宇宙、社会、人类是一个宏观的、开放的、复杂的大系统，它们之间的相互联系、变化规律很难阐述清楚和掌控。古人通过长期的实践和观察，采用自然界常见的五种物质——木、火、土、金、水为代表，并以它们的运动变化特点，相互孳生、相互制约的关系，以及它们的属性来阐述天、地、人之间的复杂关系和运动变化规律。取类比象、执简驭繁，将人体生理病理、功能活动的相互关系，以及人体与外界环境的复杂关系全部构建成一个整体的系统的关系网络框架，作为中医人体生命哲学的方法论。五行学说的基本概念是物质，五行学说的内涵是运动变化。它既是认识论，又是方法论，充满了我国古代唯物辩证哲学观。

东西方学界认知事物都是用形式逻辑推理和归纳之

法。不同的是，西方是在实验的基础上进行抽象、归纳和推理，而东方是在直感的基础上进行类比、归纳和推理。从这个角度看，实验研究事物，相对要单纯一些，微观一些；直觉感知事物相对要复杂得多，宏观得多。五行学说中的物质“五材”，实际上已经超越了五种物质本身，成为天地间一切物质现象，物性归类后五个大系统的代名词。所以，五行中的“行”，既有运动又有系统的双重含义。在形成了五个宏观的、有关联的分类系统后，能更加简约明晰地研究它们之间的运动变化规律，进一步研究和说明人体的生理功能及病理变化，用于指导中医学的临床诊断和治疗实践。《非常中医》说：“五行学说一统自然。”

第一，它用取类比象法，实践了天人合一观和系统理论，将人体和自然做了系统的归纳，同时又用五行生克制化的规律阐明人体脏腑形体间的相互关系，进而用以综合症状，分析病理，指导临床辨证施治。

第二，五行学说是一种系统分类学。它是把宇宙间自然界、人体生理病理现象用五行的属性进行系统归纳分类的学说。五行归类首先是从观察自然现象开始，由对自然的感性认识，相应地联系到人体以及其他一切方面，将其归纳成五个大系统进行研究。所以它所包含的内容尽管极其广泛复杂，但还是十分明晰且条理清楚，完成了它一统自然的宗旨，实现的是整体观系统化的哲学理论形态化表述。

五行学说的归纳分类是以木、火、土、金、水五材为中心，从纵横两个大系统展开。根据周围事物的不同属性、功能以及表现形态等，视其与五行特性的哪一行相类同，就将它归纳到这一行之中，这样就组成连锁关系，当提及任何一行时，也就必然牵涉到有联系的某一环节，借以阐释人体生命的生理病理关系。

五行以天、地、人、事物为纵向系统分类。它以五行为中心，将自然界的方位、时令、五气、生化过程、时间、五色、五味、五音与人体的脏腑、五官、形体、情志、五声、变动等纵贯为五个系列。以木为例，木的纵向就包括东、春、风、生、平旦、青、酸、角、肝、胆、目、筋、怒、呼等相关事物属性。其他四行以此类推，共同构成五个纵向的系统。

五行横向系统是以五行所属脏腑为中心，以五大纵向系统的横向关联与变化为联系，构成一个横向系统。比如以五脏为例：肝属木、心属火、脾属土、肺属金、肾属水，这是一个横向的五脏系列。任何一个纵向事物都可以延伸出五类横向事物属性。中医学不但要研究纵向上的天、地、人系统的复杂联系变化，同时还要研究横向的五脏间各系统的复杂关系与规律。

五行中的横向关系还用相生、相克、相乘、相侮、相制、相化来表述它们之间的生理、病理关系。相生、相克都是表示正常的生理现象，并且，相生中寓相克，相克中寓相生。五行中，每一行都有我生与生我、我克与克我的生克关系，这是五行中的生克规律。不过，如果相克有异常变化，就出现五行中的相乘相侮，这是异常生理现象。如某行的相克关系发生太过或不及时，乘侮相侵的病理变化就产生了。五行还有制化规律，它将相生与相克联系起来进行表述，制化中，既曰相生，又曰相克，是正常现象中必须具备的两个运动条件。即：木克土、土生金、金克木；火克金、金生水、水克火；土克水、水生木、木克土；金克木、木生火、火克金；水克火、火生土、土克水。这样，将两克一生关系与三行联系起来，就能更系统、细致地说明宇宙间、事物间、人体间的相互联系及其复杂变化关系了。

人体复杂系统科学认为，人体是一个复杂系统，不可能用线性图像表述得清楚，只能用非线性的图像才能表述清楚。比如，相生中寓相克（如图 1 所示）；相克中寓相生（如图 2 所示）；相乘与相侮（如图 3 所示）；五行制化（如图 4 所示）。它们中有五边形、五角星形、三角形图像并且相互交织。如此纵横交结，虽然复杂但很系统化，结成可分又可合的连锁性网络结构，组成一张能表述人体生理病理的、可以纲举目张的网络图像。

《复杂性管窥》说："五行学说是中医的重要理论基础，五行相生相克关系属于强非线性、本质非线性，甚至应该说比非线性更深邃复杂，现代科学无法描述它。""五行学说是中国文化描述宇宙系统的唯象模型，刻画宇宙的运行结构，而非框架结构；是动态结构，而非静态结构。"五行的动态结构是从一元到二元，再到三元，直到五元循环。所以，苗东升教授说："现代科学还不能解决三体问题，更遑论五体问题。五行学说富有辩证思维的智慧，也可能对复杂性科学提供特殊的启示作用。"

第三，五行学说也是能体现中医人体生命哲学既是世界观又是方法论的一套基础理论。五行学说应用于生理就是在于说明人体脏腑组织之间，以及人体与外在环境之间相互联系的统一性。《灵枢·本脏》说："视其外应，以知其内脏，则知所病矣。"五行在"人与天地相应"的世界

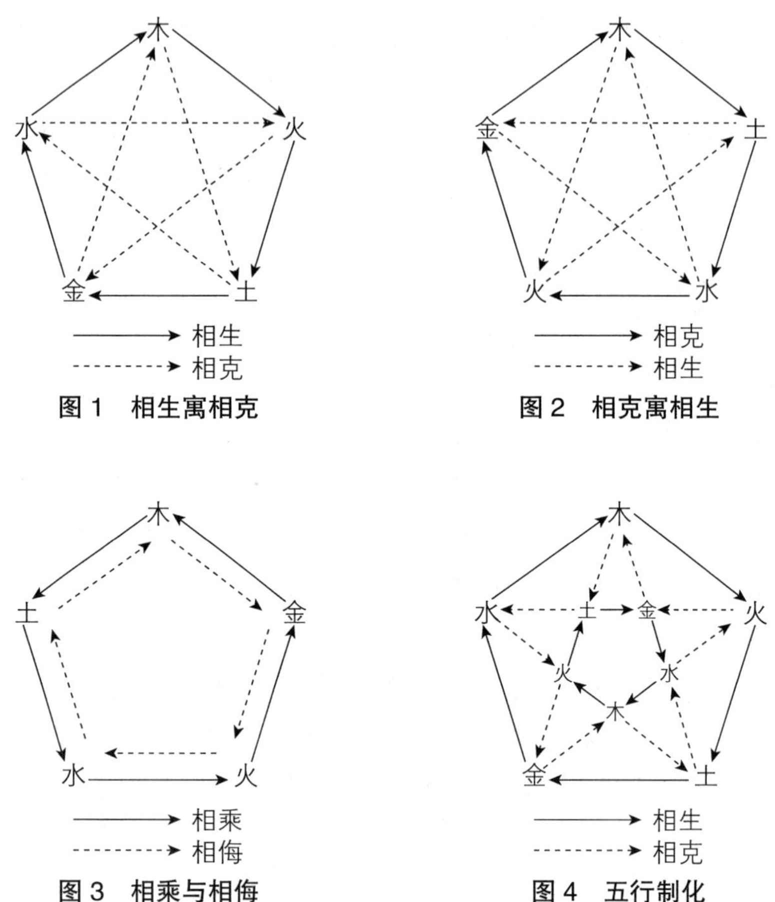

图 1　相生寓相克

图 2　相克寓相生

图 3　相乘与相侮

图 4　五行制化

观指导下，揭示和阐述了人体内外关联规律，为中医四诊提供了更系统地认识人的认识论和方法论。所以说五行可以综合四诊，推断病情。

第四，五行学说解决了“天人合一”的认识论和方法论，可以指导辨证立法。由于人与自然不可分割，人体也是一个完整的统一体，人体脏腑器官在生理上有相互协调功能，在病变时也必然相互影响而产生各种不同的传变。那么，有时症状类同，病因不同，原发病的所属内脏也有不同，于是治疗的方法就应当症同而法异；同时，有症状不同，而病因与发病的所属内脏相同，于是治疗的方法就是症异而法同。因此在中医临床上产生了处理共性与个性相结合的辨证法则——“同病异治”与“异病同治”。另外，还根据五行的相生相克关系确立治疗原则，如培土生金、滋水涵木、扶土抑木、壮水制火、佐金平木、补火生土等等。

第五，应用五行学说可以说明疾病的转变和预后。中医认为，疾病的演变，可以一脏与多脏同时受病，可以本脏受病传到他脏受病，还可以他脏有病传至本脏同病。所以，就有肝病传脾（木乘土），脾病传肝（土侮木），肝脾同病（木郁土虚）；肝病传心（母病传子），肝病传肺（木侮金）、肝病传肾（子病及母）等病邪转变。同时，也可以根据疾病的传变顺逆不同、病变的性质去治未病和预后吉凶。

综前所述，阴阳、五行学说，都是以脏腑、经络等作为客观依据的，并且以自然现象的变化规律去分析研究、归纳、解释人体生理活动和病理变化，同时将创建的这些基础理论用于中医临床实践的方方面面。所以说，它们既是中医人体生命哲学的世界观又是方法论。

“总之，哲学是理论化、系统化的世界观，是自然知识、社会知识和思维知识的概括和总结，是世界观和方法论的历史的具体的统一。”（《哲学》第 5 页）综前所述，中医学是真正具备了这三大哲学品格而又践行于人体生命的医疗实践之中，所以，它是当之无愧的人体生命哲学。

第四节　走真正的中医哲学路

一、非常中医执着非常医道

用钱学森的话讲，祖国医学理论是“非常重要的知识，是我国的珍宝，它的实际用处是很大的”（《论系统工程》第300页）。“我们知道中医包含着科学真理，非常高贵的科学真理。”既然钱老都能在其著作中多次用“非常”来赞誉、肯定祖国医学理论，我认为用“非常中医”来称祖国医学应该是实至名归了。

钱学森认为，“中医的理论和实践，我们真正理解了、总结了以后，要改造现在的科学技术，要引起科学革命”。这是钱老学习中医理论后的由衷之言。当然，钱老对中医的肯定是多方面的。这里他所褒扬的是中国几千年来的学说认识论和方法论，是中医现在和今后要执着的路，那就是中医所坚持的理论与实践紧密结合的学说道路——非常医道。

中医的医道，被实践检验了数千年而恒久不衰不灭，故谓之：“道，可道，非常道。”所谓“越是传统的就越有生命力”，是就中医的道而言。那么，道为什么如真理一般能包容宇宙而传承下来呢？人体复杂系统科学学者用宇宙波函数来描述它，就更能赢得广泛的公众认可了。“生命是大量粒子在量子真空场产生的复杂相互作用，通过数亿年的演化过程不断聚集、优化调整而克服了宇宙大爆炸的惯性聚合成为越来越精微的物质形态，这一形态最抽象的内核可以被称为道。道既是一种结构（物质），又是一套规则、一些原理，它主宰着万事万物的运动规律。具体的

物质都是这一抽象内核的外在表现，因此，道孕育了生命。”（《人体复杂系统科学探索》第 315 页）

中国医道的内涵、结构、规则、原理包括：对自然界物质结构的存在和运动变化规律的认可，对宇宙真理的揭示和人体生命哲学的构建，对唯物辨证思维的守诚和理论与实践结合的践行，对人类生命的维护和健康的预言，对科学革命的引发和人体新的生命观的探索。这是一条必须执着的非常医道，现在要走，一万年以后一样要走。

二、深化唯物辩证思路

唯物辩证法，是科学的逻辑思维方法；是人们进行正确思考，实现由感性认识到理性认识，由理性认识向实践总结的飞跃；是理论与实践相结合的思想纽带；是把握真理的科学思维方法。

中医学的理论体系，虽然是在公元前 5 世纪至公元前 3 世纪由《黄帝内经》构建的，但是，它却是在借鉴、总结了之前数千年古圣贤们的实践和思想理论的基础上确立的。所以，在中医学的思想理论和基础理论中，如前所述，随处都可以洞悉它的归纳和演绎、分析和综合、抽象到具体等唯物辩证的思维方法。因此，中医学才能把握很多宇宙、自然、社会和人体生命方面的真理，才能数千年乾坤顺运、一脉相承，引导中医学实践、传承、发展和创新。

唯物辩证法既是中医学的认识论又是方法论，是创建中医基础理论和指导临床实践的法宝，是中医的朴素唯物主义和自发的辩证法思想，是弥足珍贵、不可或缺的中医人体生命观的指导法则。中医学的人体生命观念，通过整体系统性、运动变化性、宏观开放性、多元多层性诸方面的表述，已经很契合或引导现代医学对人体生命的渐进性认识；但是，中医运用唯物辩证法，从微观的层次层面去“解剖”人体生命是不够的；运用唯物辩证思路，从微观的定性、定量方面去构建新的中医理论也是不够的。现今，现代社会对人体生命健康的需求，以及从打造真正的中医人体生命哲学的需求，都要求中医必须深化唯物辩证思路，从宏观、微观、多层次、非线性的多方面多角度去创建更多更新的中医基础理论，为现代人类需求服务。我想，这也是一种中医现代化模式吧。

三、中医现代之路在我们脚下

“敢问路在何方？路在我们脚下。”

新纪元、新时代、新形势，必然要求人类医学有新趋势、新特点、新发展。19 世纪末至 20 世纪初，西医发展已进入现代医学的阶段。现代医学在受到严峻挑战后，一方面向微观深度发展，另一方面又朝着宏观的方向前进。“总之，当代医学科学的发展，日益显示出医学固有的辩证性质，即整体的、层次的、动态的性质，要求医学工作者在医学实践（医学科研、医学教育和医疗实践）中，更自觉地运用辩证唯物主义的世界观和方法论来指导，以期获得更大的成绩。”(《医学辩证法》第 39 页)

中医学自 20 世纪 30 年代初，延至现代的“中医科学化”问题尚未解决，又遭遇了中医现代化问题。这些道路问题在将近一个世纪的斗转星移后，社会学界还是认为“中医走在现代化的歧路上”。其实，包含每一样学问，“没有恒定不变的认知结构，真理也具有相对性”。每一种学科都应当与时俱进，坚持真理，淘汰谬论，适应时代，发展创新。中医学也是如此，数千年发展传承的弯路相对还较少。大约从明朝万历年开始，意大利人利玛窦的《西国纪法》一书传入中国之后，华夏大地开始并用两套医学。这时的中医学人，一方面保持自己的独立传统，另一方面又努力接纳西医知识，形成中西汇通派。其中汪昂、赵学敏、王清任、唐宗海、朱沛文、恽铁樵、张锡纯等医家在海纳百川、包容异学方面做了实践尝试。中华人民共和国成立后，中医也做了如西学中、中学西、中西结合、中医科学化、中医现代化等等应时的努力。但是，中医还在踯躅，探寻路在何方。

当前在中国，发展医学科学可以走多条道路：走现代医学发展的道路，走中西医发展的道路，走中医学发展的道路。关于中医发展道路的选择，钱学森博士说："我很同意把中西医结合与中医现代化区别开。前者用目前西医中医各自的所长，综合对病人施治；后者才是医学大提高、大发展。就是目前的西医也最后要走上这条路。说透了，医学的前途在于中医现代化，而不在什么其他途径。人体科学一定要有系统观，而这就是中医的观点。所以，医学的方向是中医，不是西医，西医也要走到中医的道路上来。"（《论人体科学与现代科技》第 163 页）毛泽东早在 20 世纪 50 年代就说："真理的标准是实践，中医尽管有些道理说得不明白，欠妥当，但行之有效，这就是真理。重视中医，学习中医，对中医加以研究并发扬光大，这就是我们祖国对人类贡献中的伟大事业之一。"（《医学辩证法》第 87 页）至此，我们应当心明眼亮，坚定不移地走中医学发展的道路——路在我们脚下。

那么，现在我们应当做些什么呢？

1. 坚持唯物辩证思路，坚持理论与实践相结合的道路，打造真正的中医人体生命哲学。

2. 坚持中医人体生命哲学观，创建更多更新的中医基础理论，有效指导临床医学实践。

3. 坚持中医学理论与实践相结合框架网络模式，解决现代医学不能解决的大病重症。

4. 坚持按中医学的特有规律教学传承、临床实践、发展创新，为人体复杂系统科学的创建、为中华民族的伟大复兴贡献中医的力量。——这就是中医现代化之路，也是未来化之路。

第三章　中医整体系统论

整体系统论是中医学的理论化、系统化世界观，也是中医学在自觉的唯物论和辩证法思想主导下对自然社会与人体生命存在的整体结构和相互联系的认识论和方法论，是体现世界物质的统一性原理在中医学理论和实践中的哲学表征，是指导中医学的思想理论基础。

整体系统论，是整体和系统两种观念的统一结合理论。中医学认为，自然界是一个有序而完整的、相互联系的、不可分割的整体。同时，人体自身又是一个统一的有机整体。这个整体则是由构成人体的各个系统组织组成。在整体的各系统之间，结构上不可分割，功能上相互联系、相互协调、相互为用，并且相互影响产生变化，共同维持着自然环境和人体生命的内外有序的统一性和运动变化的生存性。总之，整体是有序的、系统的整体，系统是统一的、整体的系统。所以，整体与系统不能分割，应当统一论证表述为——整体系统论。

第一节　天地万物整体观

中医学认为自然界是一个由物质构成的整体。这个整体既包括天和地，还包括天覆地载、六合之内的悉备万物。所以，《素问·阴阳应象大论》说："天地者，万物之上下也。"明确具体地表述了自然界、天地万物的物质统一性原理和物质结构性原理。

中医学是研究人体生命的医学哲学。所以，它不但关注整个宏观的宇宙自然界的整体系统性，同时还注重人体生命与自然界的相互依存、相互影响的关系。所以，《素问·宝命全形论》说:“天覆地载，万物悉备，莫贵于人，人以天地之气生，四时之法成。”这就明确揭示出人是天地万物中最为重要的一个种类，并突出了中医研究大自然是为中医学研究人体生命服务的。这种从整体观念去研究人的学说思想，具有数千年的真理性和前瞻性，给予了现代人体复杂系统科学研究以启迪和引导。所以说:“宏观的人天观来自包括中医学在内的东方传统生命科学技术以及自然哲学。”

人们将稳定的公共认识称为真理，而认识真理的标准是与实践的一致性。中医学的整体系统论就是一种真理性认知。一方面它是“上穷天纪，下极地理，远取诸物，近取诸身”，积数千年对物质世界的感知结构；另一方面又是在长期的生活、生产实践进程中形成的公共意识总结。因此，整体系统论的整体性可以从“人与天地相应”和“人与天地相参”来进行印证。

一、人与天地相应

“人与天地相应”出自《灵枢·雅客》，它是对人与自然密切关联的一种表述和论证。中医认为，人是自然界的一部分，人的生命存在与演化全过程都与自然环境有着极其密切的联系。自然环境及其变化必然对人体产生相应的影响，而这种反应既可以表现为人体的生理适应性，又可以表现为人体病理的变应性。中医学一方面认为自然环境是一个统一整体；另一方面认为，人又是这个统一体中的一个物质系统。这么一个大系统与小系统之间具有特定的对应性和相似性。因此，基于自然环境的结构和变化，人也自然具备相应的结构和变化，中医学就正好用这种对应性来印证人和自然的整体性和统一性。

关于适应性影响，在《黄帝内经》中用了大量的实践内容与事例来予以印证：对四时变化、季节气候、晨昏昼夜、风雨寒热、地方区域等等对人体生理病理的影响都做了翔实的记载和阐述，俯拾皆是。更何况，1977 年以来，美国精神病学内科教授恩格尔提出生物—心理—社会医学模式以后，现代医学界关于宇宙自然、社会环境、生活方式和卫生服务等因素对人体生理病理的影响已经不再有争议。所以，这一内容在这里就不再详述了。

关于对应问题，《灵枢 · 邪客》从天到地、从上到下、从表到里、从形到意，用了二十六个对应比较，反复阐明自然物质与人体机理的对应事实，用以证明："此人与天地相应者也。"由于文中有些对应十分牵强，故被有些学者批评为主观唯心、形而上学的观点。但是我认为，两千多年前的先贤为了反复阐明人与天地是一个不可分割的整体，论证人身无时无刻不受大自然的作用和影响，阐明人与自然相类相像、相联相系、相同相比、相应相用的可行性和合理性，确实用了一些现代人认为不可理喻的比拟。但是，若从"人与天地相应"的角度去理解，我以为大可不必求全责备。列宁说过："判断历史的功绩，不是根据历史活动家没有提供现代所要求的东西，而是根据他们比他们的前辈提供了新的东西。"

《人体复杂系统科学探索》对中医学"人与天地相应"的内涵就给予了高层次的理解："在中国传统哲学和医学认识中，始终是将人体这个小宇宙置于自然这个大宇宙之中，并且以自然大宇宙中系统变化的种种现象、规律来影射身体这个小宇宙内部的事物变化和规律。"它将

《黄帝内经》关于人与环境相互依赖的关系归纳成以下六个方面。

第一，人是在环境的能量、信息的支持下才得以孕育。《黄帝内经》指出：“天之在我者德也，地之在我者气也，德流气薄而生者也。”（《灵枢·本神》）“人生于地，悬命于天，天地合气，命之曰人。”（《素问·宝命全形论》）由此提出，人乃天地间一气耳，形成对人类个体在宇宙自然中定位的一个原理性认识。

第二，人与自然环境全时间全方位的联通。《黄帝内经·生气通天论》指出：“夫自古通天者生之本，本于阴阳。……九窍、五脏、十二节，皆通乎天气。”文中指出的生气通天即天人相应之意，明确了人体五脏六腑、四肢百骸与自然界的密切关系。

第三，维持人体生存的物质、能量都来自周围的环境，即“根于外者，命曰气立，气止则化绝”（《素问·五常政大论》）。这里的气指的是环境中物质、能量的总称。

第四，人体疾病产生的外因是环境中的不利因素及病邪之气，如六淫（风寒暑湿燥火）之气、疠气、恶气、毒气等。

第五，可以通过环境中的药物来调节人体内部的平衡，例如食药之气，寒、热、温、凉四气等。

第六，可以通过主动的心身调节来适应环境从而达到健康长寿的效果。如《素问·上古天真论》指出：“真人者，提挈天地，把握阴阳，呼吸精气，独立守神，肌肉若一，故能寿敝天地，无有终时，此其道生。”又云：“圣人者，处天地之和，从八风之理，……形体不敝，精神不散，亦可以百数。”

二、人与天地相参

《灵枢·岁露论》说："人与天地相参也，与日月相应也。故月满则海水西盛，人血气积，肌肉充，皮肤致，毛发坚，腠理郄，烟垢著。当是之时，虽遇贼风，其入浅不深。至其月郭空，则海水东盛，人气血虚，其卫气去，形独居，肌肉减，皮肤纵，腠理开，毛发残，膲理薄，烟垢落。当是之时，遇贼风则其入深，其病人也，卒暴。"本段经文，在短短一句话中，同时用了"相应"与"相参"两词。之后又用了大自然的月满月空、海水流变引起人体气血肌体发生变化，来解答人体生理病理变化和病变预期，用具体而形象的语言既表述了人体可以有与天地相应的规律，又揭示了人体与天地还可有相参的内在联系。因此，我们有必要对《黄帝内经》中的"相应"和"相参"加深理解。

所谓相参，有相互参考、相互参照、相互参透、相互参验等含义。相应和相参做比较，相应的含义更多的是表现在对表面上的、形象上的、对应性的物质规律的理解和对应；而相参则含有从表面上的到深层的、从形象的到推理的、从对应的到比较的物质规律的探究和考证之意。所以，相应是以实践践行为主，而相参是以实践总结为主。比如，用"人与日月相应"，就是以日月的变化对应理解人体生命的变化，而从中找出认识这些规律和适应这些规律的法则。如用"人与天地相参"就可更深入地参照研究日月本身的变化规律、抽象推理而形成阴阳学说。再用阴阳学说的理论去解释人体的生理病理变化，指导临床诊断、辨证施治、处方用药等临床实践。

事实上，"人与天地相参"的意义不仅仅在于说明人与自然的整体统一性，而且还体现了中医学取法自然的思维方法——取类比象法则。人与天地相参就是提出研究人体生命的方法可以或必须参照天地间的相关规律及现象来完成。比如五行学说的建立，首先是提取古代人类赖以生存的基础物质水、火、木、金、土五种材料，即“五材”做类比对象。如《左传》说：“天生五材，民并用之，废一不可。”而《尚书》又揭示出五材与人类的关系：“水火者，百姓之所饮食也；金木者，百姓所兴作也；土者，万物之所滋生，是为人用。”《尚书·洪范》进一步说明了五者的属性：“一曰水，二曰火，三曰木，四曰金，五曰土。水曰润下，火曰炎上，木曰曲直，金曰从革，土爰稼穑。”中医学根据实践与这些理性认识，用人与天地相参的认识论，对五材的特性加以归类参照，于是在五材的基础上，进一步引申类比为自然界的一切事物的属性都可用这五类基本物质的属性来表述，所以，参照五材运动，类比其他事物与人体生命规律，创建了中医的基础理论——五行学说。

中医学说对人体生命学有两大贡献：一是统一万物的高层次物质“气”，二是梳理万物的高层次规律“道”。总之，万物的整体统一性是气的作用，万物的系统多样性是道的思考。

第二节　多维系统整体观

辩证唯物主义哲学观认为，物质世界中各种事物和现象都是物质及其存在形式的不同表现，它体现了物质世界的多样性，同时，又认为物质世界中的物质在多样性中又有其统一性。世界上千差万别的物质形态都是物质自身演化发展形成的，整个世界都是无数多样物质相互联系、转化和发展构成的统一体。所以，在统一性中包含多样性，多样性又构成统一性。

中医学理论虽然来自数千年的传统，但是古智者们一开始就选择了用唯物辩证哲学观来构建自己的学科理论。所以它始终将人体这个小宇宙置于自然这个大宇宙之中，并且用自然大宇宙中系统的种种变化、现象、规律来比象（相应、相参）人体这个小宇宙内部的事物变化规律。从这个角度而论，我们可以将其理解为：这是中医构建人体生命哲学的基础。

一、天地二维系统整体观

中医学“上穷天纪，下极地理”，将唯物辩证目光投注在观察宇宙间的天和地两大系统之上，认为天和地是由物质构成的不同性质的对立统一、相反相成、制约消长、互根互用、相互转化的两大系统，并以天、地系统所具备的特性和规律“相参”创建了中医基础理论——阴阳学说；用阴阳学说说明人体的组织结构、人体的生理功能、人体的病理变化；用于疾病的临床诊断、判断疾病的机转和预后等等。总之，阴阳学说是中医学重要的方法论和实践论之一。

通过阴阳学说理论，中医学较为全面地描述了宇宙的一元（整体）、两面（系统）的物质结构，全面阐述天地两大系统的互动共承、万物起始的联系和规律。如《素问·阴阳应象大论》说：“积阳为天，积阴为地。”“清阳为天，浊阴为地。”“阳为气，阴为味。”这些论述准确地阐明了天地两系统的物质性。又说：“阳化气，阴成形。”“地气上为云，天气下为雨；雨出地气，云出天气。”“清阳上天，浊阴归地，是故天地之动静，神明为之纲纪，故能以生长收藏，终而复始。”这几段论述更形象地阐述了天地一体、天地互动的规律。《素问·阴阳应象大论》中的“阴阳者，天地之道也，万物之纲纪，变化之父母”“天有精，地有形，天有八纪，地有五里，故能为万物之父母”及《素问·阴阳离合论》中的“天覆地载，万物方生”这些论述表达了天地两系统是自然界万物类聚、起始本原中最重要、最根本的两大系统。

二、天地人三维系统整体观

《道德经》对自然事物的演变给出了一个具体的表述，对宇宙事物进化的形成做了总的概括。具体是：“道生一，一生二，二生三，三生万物。”中医学不但认同这一结构性表述，而且将其用于人体生命哲学的结构模式：正是宇宙中天、地、人三大系统的整体构建。

中医学认为，人与天地不仅仅是“相生”、“相应”、“相通”和“相参”的关系，而且这三大系统又是一个紧密联系的统一体。作为研究人体生命的哲学，中医非常重视对人的研究。除了对宇宙宏观复杂大系统的研究外，更重视对人体本身进行复杂系统、复杂层次的微观研究。

1. 天地人骨肉相生相联

《素问·宝命全形论》说：“天覆地载，万物悉备，莫贵于人。人以天地之气生，四时之法成。”“人生于地，悬命于天，天地合气，命之曰人。……人能应四时者，天地为之父母。”这两段经文清晰地阐述了由于天的温凉寒暑和地的生长收藏才创造了人类，表明天地人三大系统是一个紧密相联的整体。《素问·六节藏象论》阐述了天地与人的生命关系：“天食人以五气，地食人以五味。五气入鼻，藏于心肺，上使五色修明，音声能彰。五味入口，藏于肠胃，味有所藏，以养五气，气和而生，津液相成，神乃自生。”《素问·阴阳应象大论》说：“阳化气，阴成形”，“味归形，形归气，气归精，精归化。精食气，形食味，化生精，气生形”。《素问·至真要大论》说：“天地之大纪，人神之通应也。”总之，以上五段经文，阐明了天地人的起始一体结构和三大系统相生、相通、相应、相联的关系，以及代表天地人的物质，气、味、精在系统中的三维生化规律。三系一体，条理分明。

2. 天地之气对人体的影响

中医认为，人受天气而生，本地气而长，天地人其气皆相通达。故《素问·生气通天论》说：“天地之间，六合之内，其气九州九窍、五脏、十二节，皆通乎天气。”设想，既然三气皆通，必然相互影响。人秉正常的天地之正气，人体生命活动和体质就正常而健康；如果受天地之邪气侵扰，则人体生命活动就会受影响而罹患疾病。故《素问·生气通天论》说：“苍天之气，清净则志意治，顺之则阳气固，虽有贼邪，弗能害之。”“失之则内闭九窍，外壅肌肉，卫气散解，此谓自伤，气之削也。”《素问·至真要大论》也说：“夫百病之始生也，皆生于风寒暑湿燥火，以之化之变也。”《素问·阴阳应象大论》则说：“天气通于肺，地气通于嗌，风气通于肝，雷气通于心，谷气通于脾，雨气通于肾。”天地人互通互生，互养互和。但“天之邪气，感则害人五脏；水谷之寒热，感则害于六腑；地之湿气，感则害皮肉筋脉”。这说明，天地之正气可以惠泽人类，邪气又可损害人类。这些利害影响，是通过时间与空间、正常与反常共聚共生形成的。

3. 天地四时对人体的影响

天覆地载，万物互动，四时法成，形成了自然界一日的晨昏昼夜与四季的春夏秋冬，对人体的生理病理有很大的影响。关于昼夜对人体的生理影响，《素问·生气通天论》说：“阳气者，一日而主外，平旦人气生，日中而阳气隆，日西而阳气已虚，气门乃闭。是故暮而收拒，无扰筋骨，无见雾露，反此三时，形乃困薄。”关于昼夜对人体的病理影响，《灵枢·顺气一日分为四时》说：“朝则人气始生，病气衰，故旦慧；日中人气长，长则胜邪，故安；夕则人气始衰，邪气始生，故加；夜半人气入藏，邪气独居于身，故甚也。”关于四时对人体生理病理的影响在《黄帝内经》中论述很多。中医认为，“四时之气，更伤五脏”。“春伤于风，邪气留连，乃为洞泄。夏伤于暑，秋为痎疟。秋伤于湿，上逆而咳，发为痿厥。冬伤于寒，春必温病。”（《素问·生气通天论》）

再者，天气的风雨寒热、阴晴晦明对人体的生理病理也有很大的影响。《素问·离合真邪论》说：“天地温和，则经水安静；天寒地冻，则经水凝泣；天暑地热，则经水沸溢；卒风暴起，则经水波涌而陇起。”《素问·八正神明论》说：“是故天温日明，则人血淖液而卫气浮，故血易泻，气易行；天寒日阴，则人血凝泣而卫气沉。”

4. 地方区域对人体的影响

地方区域对人体生理病理的影响也是很大的。中医学认为，不同的地区有不同的气候环境，因而人们为了生存必然要顺应或改造自然，也会产生不同的生活习惯。而所有的相异与不同都会对人类有一定的影响。

细读《黄帝内经》，令人由衷赞佩两千年前的中医先贤，他们对华夏大地的区域、人居、民食、体质、禀赋、病变、治法等的不同与各异，都做了详尽的研究和严谨的表述，有力地证明了自然界中万物的一统性、多维性、系统性、变异性以及人类因受自然界地域方位影响而必然产生的生理影响和病理改变。强调中医治病的法则要密切结合大自然宏观开放的致病因素与人体内微观整体的多维相代关系，才能制定出正确的治法。这些认识，虽然从现代的角度看已成必然，并受到现代人体复杂系统科学研究的肯定，但是两千年前能这样去看问题，是非常难能可贵的。因此，我不吝篇幅将《素问·异法方宜论》中关于地域方位与人体的关系和影响的论述全引于后以供赏读："故东方之域，天地之所始生也，鱼盐之地，海滨傍水。其民食鱼而嗜咸，皆安其处，美其食。鱼者使人热中，盐者胜血，故其民皆黑色疏理，其病皆为痈疡，其治宜砭石。故砭石者，亦从东方来。西方者，金玉之域，沙石之处，天地之所收引也，其民陵居而多风，水土刚强。其民不衣而褐荐，其民华食而脂肥，故邪不能伤其形体，其病生于内，其治宜毒药。故毒药者，亦从西方来。北方者，天地所闭藏之域也，其地高陵居，风寒冰冽。其民乐野处而乳食，藏寒生满病，其治宜灸焫。故灸焫者，亦从北方来。南方者，天地所长养，阳之所盛处也，其地下，水土弱，雾露之所聚也。其民嗜酸而食胕，故其民皆致理而赤色，其病挛痹，其治宜微针。故九针者，亦从南方来。中央者，其地平以湿，天地所以生万物也众，其民食杂而不劳，故其病多痿厥寒热，其治宜导引按蹻。故导引按蹻者，亦从中央出也。”

中医学将人体生命的生理病理研究构建在天、地、人的宏观哲学系统上，意义深远。人体复杂系统科学认为：“它为开展对复杂系统的科学描述开辟了广阔的思路。”

第三节　多层次人体系统整体观

钱学森在《论人体科学》中说：“从人的整体、从人体功能态和功能态的调节去研究人，这就是人体学。这门学问有待建立，这是人体科学的一个基础学科。”从这个角度看中医学，它从两千年前就已经执着地从事着研究人的整体功能和调节这些功能的法则。由于对自然整体理解是中国古代（道家）哲学的核心部分，因此这一哲理思维也成为中医学的基础思想理论，也是中医学始终将学科的研究重点着力在有生命、精神和肉体是一个统一体的人的基点上。这就产生了关于人体生命的多层次研究。

一、道和气是人体生命的高层次存在

《道德经》说：“道生一，一生二，二生三，三生万物。”这是宇宙演变进化规律形成的一个概括表述。又说：“道生之，德蓄之，物形之，势成之。”这是对宇宙系统万物生成演化相互关系的基本描述。老子将道表述为天地万

物生成是起始，是最高一级的层次。《黄帝内经》则将道和气结合在一起进行表述。中医认为，天地合气即为道，气是人体生命的物质基础。《素问·上古天真论》指出："真人者，提挈天地，把握阴阳，呼吸精气，独立守神，肌肉若一，故能寿敝天地，无有终时，此其道生。"关于这一论点，《人体复杂系统科学探索》也认同："东方传统哲学始终认为精神和肉体是一个统一体，而两者统一于一个更高层次的存在，气或道。"关于气与人体生命的重要层次关系，《庄子·知北游》也有精辟的阐述："人之生，气之聚也；聚则生，散则死。"至此，我们基本可以明确这样一个概念：气是人体生命的高层次物质基础，道是构成人体生命的规律和法则。

二、"形神一体"是对人体生命的二维多层理解

《素问·天元纪大论》说："在天为气，在地成形，形气相感而化生万物矣。"《素问·上古天真论》说："法于阴阳，和于术数，食饮有节，起居有常，不妄作劳，故能形与神俱，而尽终其天年，度百岁乃去。""呼吸精气，独立守神"能"寿敝天地"，"形体不敝，精神不散"能年登百数，并提出"真气从之，精神内守"能抗病延年。总之，中医学认为，人的生命是由形体和精神两个层面的统一才能存在，所以提出了"形神一体""形与神俱"的观点，强调形神统一是人体生命的特征，是抗病的基础，是长寿的保障。这些论述都表明了中医对人体生命的整体、多维、多层次的认识论。

《非常中医》说："中医审视人类，既要看自己赖以生存的宇宙间大自然与自身的互相关系，更看重人体自身生

命活动的全过程。中医研究人与西医不一样。中医着眼的是人的生命活体，着手的是人体生命活动的全过程。因为中医认为，人体真正需要的东西不是人的躯体、内脏、器官和四肢百骸，而是人在生命过程中，能体现生命指征的那一部分——‘形而上’的物质功能概念。比如人体的经络、精、气、神、魂、魄、志、音等概念。”正因为中医学要研究追寻人体生命的多层次结构，所以中医才将理论体系构建在整体、系统、多维、多层次的复杂系统框架上，而不是构建在解剖学基础上。中医认为，如果用尸体、动物搞解剖、搞各种实验研究，那么所取得的实证，只是单一而片面的，而那些支撑人体生命活动的“上层建筑”将从我们的视线中消失。如果那样的话，我们所从事的医学研究将不是人体医学研究，而只能是生物（动物）医学研究。

三、“形气神”学说是人体生命的多维多层次描述

“形而上”的精神元素是人体生命医学的一大表征，也是人体生命多层次的表征。关于人体生命的多层次认识，我们可以从中医的“形气神”学说中找到更多论证。

《灵枢·天年》说：“血气已和，营卫已通，五脏已成，神气舍心，魂魄毕具，乃成为人。……五脏皆虚，神气皆去，形骸独居而终矣。”中医学认为，形气神是人体生命的物质基础，人体生命是形、气、神三维一体的聚合体。形气神中，形是气的基础，气是神的基础；形之表述在气，气之表述在神。三者是一个三层次的整体系统，同时，神对气有主导作用，气对形有主导作用，同生同灭，和谐统一。这就是中医的“形气神”学说的基本论点。

西南师范大学政法学院杨玉辉教授说："中医学对人体形、气、神相互关系的认识与现代的物质、信息、意识相互关系的认识是基本一致的。……人体不仅仅是一种纯粹的物质存在，而是物质、信息与意识的统一。"（《哲眼看中医》第 64 页）中医学认为，人是一个有机整体，在这个统一体中有三大系统、三个层次，相互维系：在形的基础上有脏腑、器官、四肢百骸，组成一个形系统，为第一个层次；在气的基础上有正气、宗气、卫气、营气，构成又一个气系统，成为第二个层次；在神的基础上有魂、魄、意、志，又合成为一个神系统，是第三个层次。三大系统、三个层次，构成一个完整的人体生命系统，相互依存，和谐共存，合而完成人体的生命活动。

中医学认为，形气神系统的任何一个系统层次失调，都会破坏三位一体的联系和统一，人体就生病了。《素问·举痛论》说："百病生于气。"同时认为，气机失调，内脏损伤，其原因往往是情志失常。所以有"怒伤肝""喜伤心""思伤脾""忧伤肺""恐伤肾"的病机阐述。《灵枢·本脏》说："志意者，所以御精神、收魂魄、适寒温和喜怒者也。"进一步阐述了身心失和会引起形、神失调，导致疾病发生，并由此确定了中医临床的内伤七情病因学说。

中医学强调人体形气神的统一是人体的生命基础，不但在学说理论上是真理，而且能在临床上有效指导实践，成为中医的方法论和实践论。朱清时院士说："中医揭示了人体和疾病一些整体层次的规律，虽然理论还停留在古朴的状态，但是这些经验是被人类几千年文明反复实践证明了的，是真理，是科学。"（《哲眼看中医》第 13 页）《人体复杂系统科学探索》认为："物质和意识作为生命系统的两个互补的方面始终共存，……意识是人体系统的自然存在的一个方面，也是当然的物质的一面。……当将人的意识状态作为人的宏观状态的一部分，与其生理、心理、思维等进行统一描述时，我们将开始对人形成完整的认识。"

第四节　整体系统论在临床实践中的应用

中医学研究的对象是有生命的人体与危害人体生命的疾病。人体是一个宏观开放的复杂系统，逻辑证明和实验证明的局限只能为认识提供一种可能性，而不能让认识获取全部事实真相，所以，中医学对人体生命和疾病的研究，睿智地选取了从哲学的角度去获取真知，寻求真理。中医知悉，医生面对的是有生命的活人，活人的感知就是医生同病人之间传递信息最快速、最直接、最真实的通道。所以，中医学人采用了自身实验、临床观察、传承印证、反复实践、社会选择这么一个宏观的、务实的、长期的从实践到理论，又从理论到实践的锤炼提升过程。由此，我们认为：整体系统论就是中医学的思想论、认识论、方法论、实践论。它指导创建了中医学的基础理论并指导临床实践的各个方面。

一、用于认识人体的生理病理

中医学在整体系统论思想指导下，创建了一系列中医基础理论，如阴阳学说、五行学说、藏象学说、气血津液学说、形气神学说、经络学说、运气学说等等。这些学说，无一不是以整体系统论为思想理论基础来阐述人体的生理规律和病理变化。

中医的这些基础理论都是为认识人体的生理病理服务的。每一种学说都有其各自集中论述的核心内容，同时又将相关的学说内容结合起来，有机衔接、相互为用，不重复、不矛盾，竭力将人体的生理病理复杂性反映出来，表述清楚，有利于理解、有利于临床。

1. 五行与人体生理病理

五行学说一统自然。它是以自然界最普通的五种基本物质——木、火、土、金、水的运动变化表征为依据，用最直观、直白的表述方法来阐述人体五脏系统与宇宙系统间的相互联系、相互依存、相互制约关系，以及五脏间极其复杂的非线性的运动变化关系。

中医认为，人体是一个有机的整体，各脏腑、组织、器官之间相互联系密不可分；而这种紧密错综复杂的联系，正是中医学强调的核心，既不能视而不见，更不能分而论之。那么，用什么方法才能深入浅出、执简驭繁呢？中医用整体系统论、运动变化论、取类比象论、相应相参论解决这一难题，用构建的五行学说作为说理工具就能做到这一点。比如，用水曰润下比肾、火曰炎上比心、木曰曲直比肝、金曰从革比肺、土爰稼穑比脾。并以“五材”的相应关系和运动变化进行归类总结、相参比象，人体五脏系统的生理病理变化，就可以执简驭繁、合理推导出来，这就是中医学唯物辩证的逻辑推理——解开人体生命复杂系统的哲学金钥匙。

中医为了说明人体五脏系统之间的功能活动和病变关系以及相互影响和复杂规律，就运用五行学说的生克制化关系来进行表述。比如：木生火，就是肝生心，如肝藏血以济心；火生土，就是心生脾，如心阳以温脾；土生金，就是脾生肺，如“脾气散精，上归于肺”；金生水，就是肺生肾，如肺金清肃下行以助肾水；水生木，就是肾生肝，如肾藏精以养肝等等。

五脏存在相互制约的关系是以寻求生理平衡。人体的这种功能，人体复杂系统科学称为人体的自组织功能。而这种功能表现为，有生就有克，有克也有生。比如，以木生为例：水生木、木生火、水克火，以此类推，形成五个小三角形的两生一克的循环关系。又以木克为例：金克木、木克土、土生金，以此类推，又形成五个小三角形的两克一生的循环关系。这是生与克的复杂的生理性的相互关系，这种关系现代科学是无法表述的。

五脏及系统的病理关系的影响，五行学说用相乘即相克太过与相侮即反向相克来阐述。这种过克和反克的关系还反映出每两脏间又会产生三维相互破坏的二元关系。五行表五脏的生理病理结构模型（如第二章图示）可以统计为：五行的相生、相克、相乘、相侮可组合为二十个二元关系和四个五元关系，生克制化中又可组合为十个三元关系。本来，人体五脏系统间的生理病理还要复杂得多，但中医在两千年前就用五行生克制化关系来表述构建这种关系结构已实属不容易了。《复杂性管窥》说：“相生相克是五行系统中的两种五元关系，要求在考察相生或相克关系时从整体同时考察五个要素，要比二元关系复杂得多。尽管五行关系也可以分解为一个个二元关系分别考察，但毕竟难以真正把握五元关系。现代科学还不能解决三体问题，更遑论五体问题。”

五行配五脏后，任何一脏都可以与其他四脏产生有机关联，如以木为例：木生火、木克土、水生木、金克木。用生我、我生、克我、我克，就将一脏与其他四脏的生理关系表现出来了。五脏病理传变方面，就可以循所胜（相乘）规律来转化：木克土，肝病向脾病转化；土克水，脾病向肾病转化；水克火，肾病向心病转化；火克金，心病向肺病转化；金克木，肺病向肝病转化。这种规律也可以用在病变性质上，即风病向湿病转化，湿病向寒病转化，寒病向热病转化，热病向燥病转化，燥病向风病转化。

总之，中医认为，人体五脏系统生理病理的相互转化都可以用五行的生克乘侮规律来说明。天地间的五方、五时、五味、五色等与人体内的五脏、六腑、五体、五官、五志等等都可以用五行来统一、归类，用“相互”“相维”关系联系起来，用相生、相克、相乘、相侮、相制、相化、相应、相参等等将它们的内涵联系起来、表述出来，用于说明五脏系统的生理功能与病理关系；用于诊断、阐述病机，确立治法；用于治疗、预测预后等等。中医用“相”的概念是一种不能“分”的概念，体现了中医的宇宙一体的整体系统世界观。

2. 藏象与人体生理病理

五行学说是中医重要的基础理论，是以五行为中心、以五脏系统为重点、以阐述事物属性、以相互关系与变化规律为宗旨的说理工具。尽管大而全，但不能全而尽。所以，对人体生命复杂系统的研究必须创建更多、更全、更详尽的基础理论来作为说理工具。由此一理，中医的藏象学说就应运而生。其理论较五行学说能更集中、更具体、更系统、更详尽地阐明人体的生理病理，指导临床实践。

所以，藏象学说不但没有重复五行学说的五脏关系，而且是五行学说理论的深度实践发挥，是五行学说的功臣，是重要的中医学基础理论。

“藏象”一词首见于《素问·六节藏象论》。藏，隐匿于内，不可现者；象，谓所见于外，可阅者也。藏象组合，即内藏外象之意。中医在相应、相参、相像的哲理思维指导下，提出“有诸内，必形诸外”的理论，创藏象学说。以外象推导里形，将人体的组织器官联系阴阳五行思维，分类成以五脏为中心的五个生命系统。这五个人体生命系统所表达的就不再仅仅是脏腑属性、相互关系和变化规律，而是有物质、有形态、有位置、有数量、有功能、有变化、有主次的人体五大组织系统及其相互关系和转化规律。这些生命物质，又同五行中的天物质、地物质密切联系起来，形成一个以人体为一统的、脏腑为表里的、五脏为中心的、经络为联络的结构图形。这个以人的生命为整体，五脏系统为中心，情志精神、意识思维、形体功能为层次的藏象学说理论，通过内藏外象理论，内连脏腑组织器官、外系形体诸窍，密切情志意识功能，这才真正构成了有物质、有功能、有意识、有信息、有生命的人体生命研究模式——中医藏象学说。由于藏象学说结合了阴阳、五行、经络、形体、气血精神等学说的内容，同时，又以整体系统论为思想理论基础，以长期的实践结论为依据，创建的是中医学集大成的重要基础理论，所以它用于临床实践具有普遍的实际指导意义。

1915年陈独秀在《新青年》创刊号上发表题为《敬告青年》的文章，一方面极力呼唤民主、科学，声讨专制与蒙昧；一方面又猛烈批判中医药学“不解人身之构造”

(《哲眼看中医》)，将中医作为反面教材给予猛烈鞭挞。其实，他不知道早在两千年前的《灵枢·经水》就说："夫八尺之士，皮肉在此，外可度量切循而得之，其死可解剖而视之。其脏之坚脆，腑之大小，谷之多少，脉之长短，血之清浊，……皆有大数。"除此，在《黄帝内经》的《本脏篇》《肠胃篇》《绝谷篇》《脉度篇》《九针篇》都有关于人体脏、腑、肠、脉、骨、肉、气血的外可度量切循、内可解剖而视的"科研"结果。从历史唯物论的角度去评价成果，不但不是虚无，而且堪称伟大。我为祖国拥有像《黄帝内经》这样经典的医学宝藏而自豪。平心而论，"五四"时期对中医的污贬是对中华民族文化的攻击，那是历史之痛，那是国家民族贫弱后的恶果。从学说角度而论，那是学说视角不同造成的盲区。《非常中医》说："在任何时空，宇宙和具体事物都具有无限的方面和层面，这是宇宙间万事万物的真实。作为人，都不可能有能力全面接触它、认识它、把握它。人们都只能依靠某种可能的渠道去接近它、观察它，从而加大了解、加深认识，获取规律、形态、属性等方面的真知灼见。由于受诸多因素的制约，主客体之间的关系多为一种特殊的耦合。从不同的起点、不同的渠道、不同的视角着眼着手，认识了事物的这一方面，就不可能同时认识那一方面；建立了这一层面的耦合关系，就不能同时构建那一层面的关系。因为，世界客观上是由各种既相互对立，又相互补充的方面和层面组成。所以，渠道不同、立场不同、视角不同、结论不同。"

中医学既然在两千年前就拥有那么丰硕的解剖学成果，那么两千年后为什么还落后于西方的解剖呢？——这是人们通常会问的。其实，两者根本没有可比性，更谈不上落后。中医对人体的研究其根本点在于研究有生命的人体，而不是死后的尸体。以其从外度量切循而得的，其尸体解剖而视的结果就已经达到中医学“科研”的目的了，这也是《黄帝内经》当时从事尸体解剖的宗旨：到此为止。当然也正是应用了这些解剖结论，才为藏象学说奠定了基础。

中医学是人体生命哲学，其研究的核心是“生命”课题。如果中医只仅仅依靠手中的解剖刀，那就不能捕捉到人体生命中更重要的物质元素：气系统、经络系统、精神意识系统等表征人体鲜活生命的最重要的那一部分。所以，中医有了最基本的人的形体解剖基础后，就将自己的形象、形态“解剖刀”对准了人体“形而上”的，看不到、摸不着的物质上，“剖析”它们与人类生命机体的关系以及生理病理关系和规律。由于有这样的建树，中医学才能在两千年后与现代前沿科学契合，为复杂系统科学开拓思路，为人体复杂系统科学探索提供借鉴。

中医学剖析“无形”物质与人体生命的关系和规律主要是以中医的相应、相参、相像等哲学思维方法为思路，通过对人体生理病理现象的长期观察、分析、总结而形成的。同时，又通过反复的医疗实践，从临床去印证病理现象和治疗效应来剖析和反证机体的某些生理功能和规律。中医的实践、实践、再实践，总结、总结、再总结是学说成就的方法论和实践论。在观察中产生、在实践中形成、在推理中提高，这就是中医成就为人体生命哲学的“医道”。

3. 神奇的人体生命网络结构

经，有路径的意思；络，有网络的含义。经络是人体的一种重要器官组织，是人体全身气血运行、脏腑肢节联络、上下内外沟通的网络通道和关窍。

经络学说，是以经络功能为基础，结合阴阳学说、藏象学说、气血津液学说理论来创建的，是研究人体经络与各组织器官相联系沟通的生理功能、病理变化及其与脏腑相互关系的学说。它是中医重要的基础理论，是整体系统论的又一方法论体现。

经络的神奇在于它既非血管，但又运行全身气血；既非筋腱，但又联络关节脏腑；既非荣卫（营卫），又能沟通内外；既非神经（西医称），但还反应疼痒；不是官窍，但能节制人体异常表征……它有一定的循行路径与规律，但又非线性纵横交错，有深有浅、有隐有现复杂网络全身，将人体的所有脏腑、器官、孔窍及皮肉、筋骨、肢节组织结成一个多系统的统一的有机整体。

它的神奇还在于，人体这一复杂生命系统，只有参与结合藏象学说、气血津液学说、病因学说等基础理论才能比较完整地阐释人体生命的生理功能、病理变化，才能更完整地指导各种临床诊断、确定治则治法。

它的神奇还在于，它不是脏腑官窍，然而却有节制人体各组织局部阴阳失调、气血不通、关节不利、功能异常的作用。同时还有增强这些人体“自组织”的功能作用：亢害能节制，正负能维系，壅阻能疏通，闭塞能开启，像电源总闸，像管道阀门……这些经络功能，人体复杂系统科学将之称为自组织功能。作为人体自组织一部分的经络，当然就是人体的一个组织结构，所以，我将经络称为人体九窍（阳窍）之外的另一个孔窍网络系统——关窍（阴窍）。

它的神奇之功还在于，被中医历代医家都非常重视的人体网络器官，被现代医家所否定——解剖刀、显微镜下找不到经络。然而数千年的临床实践、活生生的事实，终于让西方人开窍。中国科学院外籍院士、英国科学院院士、英国皇家学会会员李约瑟（1900—1995）说："在针刺之下神经系统产生了生理和生物化学反应……有趣的是，针刺法疗效和止痛作用的成功率约为 75%，或许这一事实同样令人惊讶吧……针灸疗法依据的理论系统甚具中世纪特色，只是理论相当复杂微妙，并饱含值得当代医学科学借鉴的真知灼见。"并进一步介绍："大约从 1683 年威廉·瑞尼著述中首次向西方世界介绍针刺技术开始到最近三百年间，整个西方世界都对它产生浓厚兴趣，并开始付诸实践。"经络不能被解剖刀证实，但是，疗效总不能被否定吧？人类总是睿智的，对于口吃身受化学药物仅仅一百多年的西方人，真的是悔极了用具有众多毒副作用的化学合成药物，哪怕他们并没有搞清楚什么是"经络穴位"，都不愿意再当科学的奴隶。病人在生存和死亡的选择中总是要比专家们更明智灵活，人们都会更多地选择生物药和古朴的非药物治疗，首先自主尝试选择针灸治疗。人类进入 21 世纪后，全球有一百三十多个国家的十几万个针灸治疗机构，针灸师逾十四万。同时，世界各国专家正努力用现代医学理论和仪器去认识、检测、探索人体神秘的"经络""穴位"的存在，以及其物质基础和生理病理反应。上世纪出现的"经络经穴探测仪"可以通过测定皮肤电阻现象观察出脏腑经络的功能变化和穴位位置，可见用机器“解剖”证实中医经络的奥秘必将出现一轮又一轮曙光。一直以来，中国政府对中医和中医经络学的研究都非常重视，在对针刺麻醉进行研究后，又于 1990 年组建了由物理学家费伦教授牵头，包括化学家、数学家等众多学科专家在内的科研小组，对经络进行研究。这项研究历时八年，终于在 1998 年获得成功，研究论文于同年 3 月第一次发表于中国的《科学通报》上。此研究表明，针刺触及的穴位地层（穴位分天、地、人三层）是骨间膜结缔组织，而西方解剖学对其了解仅限于是人体组织之间的连接功能。经用质子加速器进行分析后发现：钙（Ca）、磷（P）、钾（K）、铁（Fe）、锌（Zn）、锰（Mn）、铬（Cr）这七种元素在穴位与非穴位上的含量有 40~200 倍的明显差异。一个穴位的直径是 5~8 毫米，所有这些富集的众多分子都只存在于骨间膜的表层，约有 1000 微米厚。在对骨间膜的结构进行分析时，发现它是由胶原纤维构成的纤维条再卷成线束结成的片状结构。再对这种胶原纤维进行分子层次的分析，发现它是由数种不同蛋白质分子构成的一种生物液晶态（Bio-Liquid-Crystal）的物质。这是非常令人振奋的科研成果，这是人类第一次发现经络存在的物质证据，从此没有人可以怀疑经络和穴位是虚无缥缈的了。

“经络穴位的物质存在被证实后，上海复旦大学研究团队的丁光宏博士所带领的小组，随后又发现人体的毛细血管多数呈不规则状，唯独在穴位点附近的毛细血管呈规则的并行线状，而且平行于经络。经过流体力学的计算，发现只要在相邻的穴位间有一定的压力差，在人体的经络中就会形成管外毛细血管间的组织液流场。这一发现，正好‘很像在《黄帝内经》中所描述的营卫之气的卫气，营气是血管中的血液，这里发现的管外流场，很可能是卫气’。从上可以说明人体的经络不是古代中国人臆想中的系统，随着现代科技的不断进步，将会逐渐出现更多经络存在的证据。”（《非常中医》第66页）

是金子就会发光，有奥理就会解锁。

4. 经络是正邪传变通道

经络以脏腑为中心而应天道，所以《灵枢·经别》说：“十二经脉者，此五脏六腑之所以应天道也。”它又能对人体全身各部构成一个可通达表里、贯彻上下、联络内外、密布人体，既错综复杂又层次有序，既是组织器官又有内在功能的系统，同时又是与外界环境相应、相关联的有机整体。故《灵枢·海论》说“夫十二经脉者，内属于五脏，外络于肢节”。

人体的有机整体活动，主要是依靠经络的密切联系沟通，才能维持人体内外上下，保持协调平衡。故《灵枢·本脏》说：“经脉者，所以行血气而营阴阳，濡筋骨，利关节者也。”《难经》也说：“经脉者，行血气，通阴阳，以荣于身者也……别络十五，皆因其原，如环无端，转相溉灌。”由此可见，经络是人体血气运行的通道。人体的机能协调，内外统一，全赖此道通遂。所以经络在人体生命中的重要性可见一斑。

中医学认为，当外邪入侵人体时，如果经气失常，卫外作用减弱，病邪可循经络而由表转里，由浅入深，由下传上，发展传变。《素问·皮部论》说：“是故百病之始生也，必先于皮毛，邪中之则腠理开，开则入客于络脉，留而不去，传入于经，留而不去，传入于腑，廪于肠胃。”

这就具体地说明了外邪入侵伤人，一般多是皮毛首先受病，然后可沿经络通路，逐步深传入脏腑。既有传路，就有治路。中医在治疗疾病时，也是遵循这一由浅入深的传变规律实施防治。《素问・阴阳应象大论》说："故邪风之至，疾如风雨，故善治者治皮毛，其次治肌肤，其次治筋脉，其次治六腑，其次治五脏。"

当然，病邪在经络中的传变又是可逆的。也就是说，脏腑的疾病，也要反映到体表肢节。《灵枢・邪客》说："肺心有邪，其气留于两肘。肝有邪，其气留于两腋。脾有邪，其气留于两髀。肾有邪，其气留于两腘。"从上可以看出，经络为五脏六腑的交通要道，气血运行的必经之路，通过这一规律，临床上即可用于诊断和防治。

前面讲了，邪气可以凭借经络内传深入脏腑。同样，脏腑或气血病候，也能循经络外达体表。经络在传变中，主要是提供传变通道，而正气与外邪的强弱对比，才是传变"动力"。如果邪不过盛，患者体质犹强，或者病邪虽重，而能及时（提前干预）治疗，即使呈现经络病候，亦未必皆传于脏腑，所以，经络的流通作用为防治奠定了临床实践基础。

5. 经络的人体器官定位

经络学说在中医基础理论中有很重要的学说地位，在临证时，"不诵十二经络，开口动手便'错'"；在治疗中创建了针灸、推拿、气功等学科。但是，在人体组织器官系列中有详细的名称、系统部位、走向、交接、表里关系、流注次序、生理功能及经络应用等，已是较为完整。但是，作为人体组织的一个重要部分却没有准确的定位名称。那么，经络是什么？

现代科学讲的函数本质上是二元关系，对于三体问题还不能解决。解剖刀、显微镜只能认知存在的形态，不能认识无形物质。所以，经络是现代科学尚不能企及的学说课题。但是，人体复杂系统科学学者就不一样了，他们认为，中医运用解剖仅将人体“还原到适可为止”。因此中医没有走向还原论，而是始终在宏观层次活动。关于对人体组织器官穴位的认识，《复杂性管窥》说：“中医视人体为三层次系统，脏、腑、血、脉、骨、肉、皮、毛等为一级分系统，穴位、腠理、分肉等为二级分系统，都属于人体的宏观层次。一般疾病的病因、病理均可在整系统、一级分系统、二级分系统三个层次上说明，并找出适当的治疗方法。”依据人体复杂系统科学的思路，那么，经络系统是人体二级分系统的维系人体生命功能的网络结构组织。这个网络系统属循环型非线性，是非线性的另一种常见形式，复杂系统科学认可它，中医理论能确切地表达它。

《中医学概论》说：“经络是人体自然存在的功能。这种功能，以十二脏腑为领导，将周身各部，通达表里、贯彻上下，建立了各有所属的系统，并与外界环境相适应，密切联系成为有机的整体。”这是《中医学概论》对经络的定义及其功能的阐述。关于经络的含义，《中医学概论》又说：“经络是人体气血运行经过联络的通路。经有‘径’的含义，像径路的无所不通。络是‘网’的含义，像网罗的错综联系。它们原无显然的区别，但是生理活动的范畴、病候反映的征象，都有深浅、远近等等不同。”——这是1956年后中医学界较明确的关于经络定义和含义的文字表述。之后半个多世纪以来，有关经络的定义、含义，大多依循《中医学概论》的观点，未见出其右者，并无新说。

二十世纪六七十年代，在毛泽东“中国医药学是一个伟大的宝库，应当努力发掘，加以提高”方针政策的鼓励下，针灸疗法在中国出现过一次创新热潮。当时用中西医结合的方法对经络传感进行了研究，对针刺麻醉效果进行了探索性尝试。

这些对经络的研究虽有一定深度和成效，但是，在经络穴位的性质上还存有分歧。如有认为经络是中枢神经系统内特殊机能排列在人体局部投射的，还有经络、内脏、皮层相关说，经络、神经、体液调节相关说，类传异假说，生物电现象通路说，经络、血管、淋巴系统相关说等，都见仁见智，积极探索，未有定论。

以上都是用现代手段、宗还原论思维对经络实质进行的探索，是可喜的、有意义的。但是，中医学人应与时俱进，还是应该用自身学说优势对经络穴位进行探讨。

中医对人体的剖析有三种方法：形体解剖——用手术工具完成，适可为止，如死而剖视；形意“解剖”——用逻辑推理完成，不断深入，如内藏外象；形象“解剖”——用比象分析，取法自然，如阴阳分类。中医的人体生命哲学观始终确认、采信人身感觉信息是认识人体生命的第一手段。给经络穴腧在人体系统中定义定位，还是要应用中医的思想论和方法论，才能系统完整地将络穴的实质说清楚。

《素问·五脏别论》说：“脑、髓、骨、脉、胆、女子胞，此六者地气之所生也，皆藏于阴而象于地，故藏而不泻，名曰奇恒之府。……所谓五脏者，藏精气而不泻也，故满而不能实。六腑者，传化物而不藏，故实而不能满也。”此段经文，将人体的内脏组织以功能分别划为三大系统：①五脏，心、肝、脾、肺、肾五者，其功能特征——藏精气而不泻；②六腑，胆、胃、小肠、大肠、膀胱、三焦者，其功能特征——传化物而不藏；③奇恒之府者，脑、髓、骨、脉、胆、女子胞，其功能特征——藏阴精而不泻。比较经络穴位功能：不传化物；不藏精气；不留阴精。虽能通运气血、维系脏腑、联络内外、节制肢节、网络全身，但不在脏腑之列。

《黄帝内经》一十八卷，《灵枢》《素问》各居其九。昔有人谓《灵枢》先而《素问》后，且《灵枢》论经穴、论针刺又是何等重要。怎能在《灵枢》与《素问》统而论述之时，人体脏腑器官且能无经络穴位系统之地位？今论人体整体系统，经络、经穴正好体现人体是一个有序的系统的有机整体。探讨经络系统是人体组织器官，虽“离”《黄帝内经》但又宗《黄帝内经》。

人体组织器官，除却脏腑之外，更有腔窍。腔是指人体口、鼻、胸、腹中空的地方，经络系统显然不是。关于“窍”的含义有窟窿、孔道、关节、关键、应答等概念。人体的窍是指与内脏相联系的外露的体表器官。它们又与内脏有直接的生理病理应变关系，可以内藏外象，外象见内。同时多为窟窿形态，是内脏系统气、血、津液和病理产物的出入口。比如《素问·金匮真言论》中早有定论：五脏中肝窍为目，心窍为耳，脾窍为口，肺窍为鼻，肾窍为二阴。说明五脏所开之窍皆为孔窍。但是《素问·阴阳应象大论》中又言“心在窍为舌”。据《重广补注黄帝内经素问》注释说：“舌为心之官，当言于舌，舌用非窍，故云耳也。”又《素问·缪刺论》曰：“手少阴之络，会于耳中。”笔者以为心窍为耳，宗孔洞论更为贴切。

经络系统，由经脉、络脉、经筋、经别、经隧、经穴组成。其功能如前所述，是气血运行的重要通道。《灵枢·海论》说：“经脉者，内属于腑脏，外络于肢节。”《素问·调经论》说：“五脏之道，皆出于经隧，以行血气。”由此可见，经络是人体内脏联络人体内外组织器官以输送精微营养物质的隧道。腧穴指十四经穴、经外穴、阿是穴的总称谓。它是经络通道的关节孔窍，如十二经各有一个经穴，即肺为经渠、大肠为阳溪、胃为解溪、脾为商丘、心为灵道、小肠为阳谷、膀胱为昆仑、肾为复溜、心为间使、三焦为支沟、胆为阳辅、肝为中封。另外十二经又各有一个井穴，经外还有奇穴，全身还可取“阿是穴”。也就是说，在这些位于全身各部的经络通道上能产生应答传感，如酸、麻、胀、痛、闪电感、空洞感等体征。这种部位，就是中医说的穴位，即是经络系统上起关键作用的穴窍。在正常人体生理情况下，经络运行气血，经穴有调节气血作用；在病理情况下，经络又是受邪渠道，经穴又有节制病邪传感作用。《素问·金匮真言论》说：“东风生于春，病在肝，俞在颈项；南风生于夏，病在心，俞在胸胁；西风生于秋，病在肺，俞在肩背；北风生于冬，病在肾，俞在腰股；中央为土，病在脾，俞在脊。”这段经文，指出了风邪入侵，经脉受之，循经而触于五脏，邪气干正的内脏与外部病位——腧穴。《素问·缪刺论》又说：“邪之客于形也，必先舍于皮毛；留而不去，入舍于孙脉；留而不去，入舍于络脉；留而不去，入舍于经脉；内连五脏，散于肠胃，阴阳俱感，五脏乃伤，此邪之从皮毛而入，极于五脏之次也。”这段经文详细阐明了内脏感受外邪时经络系统起到了由外向内传递的通道作用。

总之，如前所述，从经络系统的形态结构、功能作用，可以认为它是人体脏腑的官窍。由于《黄帝内经》已经阐明，五脏连六腑，六腑开外窍（目、耳、鼻、口、二阴）。而今又将经络定位为“窍”，岂不矛盾？细想并不矛盾。中医认为，“阴阳者，天地之道也，万物之纲纪”。人体器官岂能独成？所以，我们可以将脏腑在体外的穴窍定为阳窍，经络系统在内的穴窍定为阴窍。由此，我们是否可以这样认为：十二脏腑（肝、心、脾、肺、肾、心包、胆、小肠、胃、大肠、膀胱、三焦）开“窍”于经络。

如上所述，经络系统在人体组织器官中找到准确定位，对于认识人体复杂系统网络结构模式，能提供更为有力的说理依据；同时，能更有力地证明整体系统论是构建中医基础理论重要的思想理论基础。

二、用于中医临床诊断

从现代医学的角度看，人的感觉是大脑高度信息化处理的结果，是人对身体状况的真实反映。它通常是精细而综合的。现代医学的仪器检测尚无法完全替代人的感觉，即便是最基本的疼痛仍须依赖病人的主诉。到目前为止，感觉仍然是探察人体状态的重要手段。人有共性，又有个体差异。但是，其中共性成分很大，在一个正常个体身上可以重复的规律，很可能存在于其他同类的个体身上。所以，通常感觉的反复自我实验所发现的规律，有可能具有普遍意义。中医对同种疾病的观察都是对群体的观察结果，这一结果又通过传承，进一步加以印证和发展。其整个认识过程常常是历经千百年的时空，是超大时间空间跨度的实验过程，这些比现代医学用数量有限的小白鼠做科学实验，短时间的临床试验取证数据要扎实、可信、有效得多。所以，中医确信，人身感觉信息是认识人体生理病理变化的第一手段。鉴于此理，中医运用望、闻、问、切四诊所获取的机体疾病资料，就成为客观反映人体脏腑生理、病理变化规律的证据。同时，也就顺理成为中医辨证施治的依据。所以，四诊是对病人实事求是的侦察探寻，求实后的辨证施治是有的放矢。中医的四诊是整体系统论思想在临床诊断中的又一体现，它还反证了整体系统的真理性、普适性。这绝不是什么臆想、猜测，也不是装腔作势。

中医的四诊能较早获取机体病变信息，有利于对疾病的早发现、早诊断，能防微杜渐。临床上有很多疾病，当病人出现轻微不适时，中医就可以立即先期用药，把疾病控制在最初阶段而得以治愈。比如中风（脑梗死），在发病前有很多轻微的先兆病征表现出来。早在唐代，医学家孙思邈就在《千金方》中载入二十余条风变体征。之后，清代医家王清任又在《医林改错》中例举了中风先兆三十四种元气渐亏的症兆，再补二十余条发病前期体征。试想，如果当病人先期出现肢体麻木或蚁行感等症状时，中医就可以提前辨证治疗，即可便捷取效。如果一定要等到用 CT、MRI 等仪器“确诊”发病后，再治疗就比较迟了，治疗效果就差多了。那才真的如《黄帝内经》所说：“譬犹渴而穿井，斗而铸锥，不亦晚乎！”中医这种早期捕捉轻微病前先兆体征的诊断方法正是中医对整体系统论、藏象学说、经络学说“取外象以应内证”方法论的践行。

1. 阴阳奠定四诊基础

阴阳学说是整体系统论思想指导下创造的中医基础理论，是“一分为二”哲学观对世界、对人体、对生命的唯物辩证认识论的体现。《素问·阴阳应象大论》说：“以我知彼，以表知里，以观过与不及之理，见微得过，用之不殆。善诊者，察色按脉，先别阴阳。”这段经文清楚地表述了由此及彼，以表知里，以小见大的哲理关系；体现了人体是一个整体，同时又是不可分割的、既对立统一而又相互关联的两个系统。这为中医从人体外在表征洞察内部病变，用望、闻、问、切四诊作为诊察疾病手段提供了理论依据。为此，八纲辨证：阴、阳、表、里、寒、热、虚、实，中医将阴阳定为八纲的总纲。强调辨证时，如果诊者不辨阴阳，开口动手便错。认为在临床辨证诊断中，首先分清阴阳后，大则可以概括整个病证的属性，把握治疗方向；小则可以抓住疾病本质，起到执简驭繁的作用。

2. 五行为四诊提供理论依据

五行学说也是在整体系统论思想指导下创建的一个一体五大系统认识论，在中医诊断学中为四诊提供了可信而又可践行的理论依据。

临床治病之法，简而言之为诊断和治疗。诊断是治疗的前提，“诊”又是“断”的前提。无诊则难断，不解决诊断，就谈不上治疗。《灵枢·本脏》说：“视其外应，以知其内脏，则知所病矣。”为什么察外便可知内？五行学说所揭示的人体内外关联的规律，正揭示了这一点，并实践了“有诸内者，必形诸外”的理论，为中医四诊提供了更系统、更多元的认识人体生命的认识论和方法论。

具体地说，当内脏发生病变时，人体内脏的功能活动及其相互关系都会产生相应的异常变化。这些异常变化又都必然会反映到体表相应的组织器官状态上。诊者就可以通过观察这些器官的形态、情志、声音、变动、色泽等及其异常功能变化的五行归属，并以此内联外系做出推断。这即是四诊应用五行系统学说的原理。

《难经·六十一难》说："望而知之者，望见其五色，以知其病。闻而知之者，闻其五音，以别其病。问而知之者，问其所欲五味，以知其病所起所在也。切脉而知之者，诊其寸口，视其虚实，以知其病在何脏腑也。"中医依据人体生命的第一感应和五行揭示的规律所创建的法则，如以上经文所述，通过四诊确能较为全面地了解人体的生理功能和病理变化。数千年用于临床实践行之有效，代代传承不断发展，绝非臆造、臆会之类，而是既有理论依据又有实用价值的认识论和方法论，是自然至理。它又反证了整体系统论的哲学真理性。

3. 循经指导疾病诊断

经络学说是人体复杂系统结构中最能充分体现整体系统论思想的中医基础理论。由于经络系统是以十二脏腑为领导，联络人体各部，通达表里、贯彻上下，建立多层次、网络传导的大系统。所以，它在正常生理情况下，有通行气血、濡养脏腑、感应传导与调节人体生命各部机能的功用；同时，还是外邪从皮毛腠理内传五脏六腑的传变途径，以及脏腑与体表组织之间病变相互影响的途径。所以，我在前文中不再认为经络系统认识是"人体自然存在的功能，人体气血运行经过的联络通路"。建议定为：经络系统是十二脏腑的关窍。也可以说：十二脏腑在窍为经络，由此经络系统复原为人体的重要器官。由于它对人体生命活动发挥着极其重要的作用，那么，运用经络学说对推求疾病之原因、明确疾病之性质、观察疾病之部位等都有重要意义。《灵枢·卫气》说："能别阴阳十二经者，知病之所生。候虚实之所在者，能得病之高下。知六腑之气街者，能知解结契绍于门户。能知虚实之坚软者，知补泻之所在。能知六经标本者，可以无惑于天下。"由此可以说明，经络用于中医四诊，不但可以而且还很重要。

运用经络理论作为诊病手段，是经络学说在中医临床应用中的一个重要部分。中医四诊是采信确认人身感觉信息、认识机体的第一手段。经络传感信息特点正好为中医四诊捕捉病变、病位、病性提供了依据。所以，如果根据病人表述的自觉症状，如某点某处的酸麻胀痛感等，或医者施行一般触诊所得的他觉症状，可发现其部位与某一经或数经有关，据此便可更加明确地诊断为某一经或数经的病变。这对于掌握病变部位、推求病因、确定病名都是非常实用的。例如咳喘一症，手太阴肺经与足少阴肾经都可能发生这一症状。其共同之处是两系经脉都入注肺中，所以不单只有肺咳喘，更有肾咳喘。至于要分辨其属肺属肾，则又必须从两经不同症候来推求。肺经的咳喘往往兼有肺胀、胸闷、缺盆中痛等症状；而肾经的咳喘，则往往兼见心悬若饥、善恐、惕惕然如人之将捕等症状。由此可以看出，在同一部位发现了同一症状还必须寻求它是哪一脏腑何一经络的特发病变，以及相应的若干症状及先后反应等，来对照经与经之间的相互关系，以及经络与脏腑之间的直属或联络关系，才能确立这一症状是属于哪一经的病变。只有掌握了症状所属，才能推求出正确的病因、病名。

张仲景是运用分经定证的典范。他的《伤寒论》就是以《黄帝内经》经络学为基础，结合自己的临床实践而创建的六经分证法则。如太阳经分布于头项腰背，所以会头痛项强；足少阳经循胁络耳，所以会出现胁痛耳聋。如此等等，其他各经亦不离体表循行部位与内在脏腑的对应关联。所以，循经是可以用于内部病证诊断的。《灵枢·官能》说："察其所痛，左右上下，知其寒温，何经所在。"这就是运用经络指导临证诊断的经论表述。

三、用于临床疾病防治

前面多处阐述了中医理论与实践相结合的问题，同时认为，思想论为认识论服务、认识论为方法论服务、方法论为实践论服务。中医学强调中医的思想理论和基础理论必须和临床实践相结合，并且把临床实践放在首要地位。所以，《素问·气交变大论》提出："善言天者，必应于人，善言古者，必验于今，善言气者，必彰于物。"这是强调用实践检验理论的警言。

在整体系统论思想指导下创建的一系列中医基础理论，无一不是通过长时间、大空间的临床实践与理论相结合而传承、完善的。所以，这些理论既可以说明人体生理病理，又可以用于临床诊断和治疗。中医阴阳学说、五行学说、经络学说的临床运用是很丰富的，很多中医著作都有阐述，本文在此从略，仅从治未病学说来讨论整体系统论在临床疾病防治中的应用。

关于治未病，中医的整体观念和系统理论为中医人体生命哲学奠定了理论基础。治未病观念则充实了中医临床预防实践的方法论和实践论内容，并成为中医药学的另一大特点和亮点。《非常中医》称："治未病是中医积极的宏观疾病防治理念。"其学说的前瞻性、理论完整性和生命哲理性都是其他医学科学望尘莫及的。

《灵枢·经脉》说："经脉者，所以能决死生，处百病，调虚实，不可不通。"经文中的决死生，即指诊断；处百病，即指治疗；调虚实，即是指治未病。另外《灵枢·经别》认为："十二经脉者，此五脏六腑之所以应天道。"肯定了经络内连脏腑外应天道的器官作用，为中医治未病提供了理论基础。另外，五行五脏病邪横传、阴阳失衡机理、六经传变等都为治未病提供了理论依据。

治未病的基本内容包括未病先防、已病早治、既病防变和病后防复（发）四个层面。中医认为这四个层面基本涵盖了人体从健康到疾病的防治和从患病到康复的全过程。如果能超前积极对疾病未变层面做出临床干预，疾病将可能由重到轻、由轻到痊，对人体健康有极大裨益。《非常中医》高度赞扬中医治未病是"超前的预防医学思想，高起点的医学防治理论，临床干预的至高境界，不可企及的学术高峰"。

关于中医治未病理论，两千多年来，既有理论又有实践。《素问·八正神明论》警示说："上工救其萌芽，……下工救其已成，救其已败。"《素问·四气调神大论》说："圣人不治已病治未病，不治已乱治未乱，……夫病已成而后药之，乱已成而后治之，譬犹渴而穿井，斗而铸锥，不亦晚乎！"为我们提出了忠告。汉代医家张仲景在《金匮要略》中提出："夫治未病者，见肝之病，知肝传脾，当先实脾。……余脏准此。"由此可以看出，治未病既有思想论作指导，又有方法论引领实践，所以历代医家都有很多创见创新。这不但能丰富中医学的防治理念与实践，而且还可以为现代医学酝酿新的医学观念提供更加开阔的思路和发展空间，为人类健康做出贡献。

第四章 中医运动变化论

辩证唯物主义哲学认为世界不仅是物质的，而且是运动变化和发展的，物质的根本属性和存在方式是运动。

运动变化论是中医人体生命世界观的认识论和方法论。中医学是在唯物辩证哲学思想论的基础上，将世界和人体生命的物质性原理和它们之间运动、变化、发展存在的形式、时间和空间的关系结合起来研究的人体生命哲学。所以它是完整的、科学的、真理性的，符合辩证唯物主义的哲学品格。运动变化论又恰是中医人体生命哲学的又一重要理论化、系统化思想论和方法论，是指导中医学重要的思想理论基础。

运动变化是物质存在的属性和方式，有运动才有变化、有变化就有运动。运动和变化是事物一体两面观的表现，是推动事物前进发展的原动力，是人体生命的物质性表征。运动离不开变化、变化离不开运动，两者不能分而论之，而应该统而论之，故谓运动变化论。

运动变化是一个大概念，其实在中医学的经典中，“运”不等于“动”，“变”不等于“化”。运动变化又各有内在含义，其义理更加深远，读者尽可仔细思之。

第一节　天地互动万物始生

中国古代三大哲学体系对大自然的认识，在物质性和运动性方面都是一致的。如《易传》说：“在天成象，在地成形，变化见矣。”它认为，天上的日月星斗之象，带动地上的万物，随天象转移而产生生命变化。又说“天地氤氲，万物化醇；男女构精，万物化生”。更进一步阐述天地间有如烟云弥漫浮动的物质之气在互动中可化生万物；人之男女要在互动中构精，万物才能化生。《道德经》说："虚而不屈，动而愈出。"它指出来来往往动静不止，变化就不会有穷尽，万物才能生成。又说："道生一，一生二，二生三，三生万物。"这是老子认为大自然的道，从"无极"而"太极"，是一种运动规律，可生天、生地、生人、生万物。天、地、人是宇宙中的"三"，有了"三"就有了形体，就能生出万物。《素问·天元纪大论》指出："天地者，万物之上下也。""在天为玄，在人为道，在地为化。""在天为气，在地成形，形气相感而化生万物矣。"从以上论述可知，《黄帝内经》进一步明确阐述了天上氤氲的是气，地上有形的是物，天地上下互动，形气相感才有人与万物的化生。这种相感而化生，这种上下互动就是一种有规律的运动变化，就是人们说的宇宙中的道。所以，中医学认为，自然界的一切物质都是在相对的、相互的运动变化之中，只有这样自然界才能产生万物。

一、天动地动人亦动

前面讲了，天地人是产生万物的主体，而天地人的互动又是化生万物的必备条件，同时，天地人又是一个整体。所以，天动地必动，天地动人亦必动，即所谓"天地相应"也。为什么呢？《素问·天元纪大论》说："故物生谓之化，物极谓之变。"试想，运动生化万物后，物极必反，自然要变。这是天地之道，大自然的生灭规律，是天道、哲理。

1. 天地变动化生万物

"天地之道也，万物之纲纪，变化之父母，生杀之本始，神明之府也。”这段经文表述了化生之道是万物纲纪、形物生死之本。这是一种无限时空的规律。在这一规则中，“物之生从于化，物之极由乎变，变化之相薄，成败之所由也”（《素问·六微旨大论》）。“在天为玄，在人为道，在地为化，化生五味，……在天为风，在地为木；在天为热，在地为火；在天为湿，在地为土；在天为燥，在地为金；在天为寒，在地为水。故在天为气，在地成形，形气相感而化生万物。”这段经文清楚地讲述了，由于天的风、热、湿、燥、寒之气的性变，地感之而化成木、火、土、金、水。这木、火、土、金、水即是万物的代表，通过它们在相互的运动中，又可滋生更多的地之物。如此生生化化，变动化生无有穷尽则万物丰化也。

2. 天地相感四时始生

由于天气有风、热、湿、燥、寒的变化，带动地气也产生了有不同属性特色的季节，称“四时”，即“五气之变，四时应之”。这四时，即指每年的春、夏、秋、冬四个季节。由于这四时的变化，地上的万物也就随之发生相应的变动而产生万物的物种多样变化，如物性、物质、物色和物种生成化灭的变化等等。春温而春生、夏热而夏长、秋凉而秋收、冬寒而冬藏，这是地化之道，非道不成，不以人的作为而改变。所以，谓天变地变人亦变。但是，这种变实质是在一年内改变，四时构成一年这个整体框架。同时，这种变化又是在生的基础上化，在极的基础上变。因为只有有了春温春生，才有夏热夏长，之后渐变才有秋凉秋收，才有冬寒冬藏。故《素问·至真要大论》谓：“夫气之生，与其化衰盛异也。寒暑温凉盛衰之用，其在四维。故阳之动，始于温，盛于暑；阴之动，始于清，盛于寒。春夏秋冬，各差其分。”从上可以明白，四时是构成一年的一个整体，是一个连续渐变生化的过程。正因为有了这个生化有序、消长进退的变化过程，才产生生命，生命也才有了可能发育成长的条件和基础。正所谓“寒暑弛张，生生化化，品物咸章”（《素问·天元纪大论》）。

3. 天动地化有荣有灾

中医认为，天有五气之变，地有四时之应，万物滋生欣欣向荣。但是，天气触遇而作，发变无常，卒然而发，气之变动也可成灾。所以，天地动化，有德有化、有荣有灾。如是《素问·气交变大论》说：“东方生风，风生木，其德敷和，其化生荣，其政舒启，其令风，其变振发，其灾散落。南方生热，热生火，其德彰显，其化蕃茂，其政明曜，其令热，其变销烁，其灾燔焫。中央生湿，湿生土，其德溽蒸，其化丰备，其政安静，其令湿，其变骤注，其灾霖溃。西方生燥，燥生金，其德清洁，其化紧敛，其政劲切，其令燥，其变肃杀，其灾苍陨。北方生寒，寒生水，其德凄沧，其化清谧，其政凝肃，其令寒，其变凛冽，其灾冰雪霜雹。”此段经文详细阐述了天上五气有太过和不及的情况，对地对人就不再是只有德化，而是有变有灾。又说“是以察其动也，……而物由之，而人应之也”。“承天而行之，故无妄动，无不应也。”这段经文提出了一个相当重要的观点，即在天气无常的情况下，地物只能承受，而人应当适应这些变化，不作无用的妄动，也就能顺应无常变化。这也成为中医学在治疗疾病时，不管是对待人体生命或大自然，对待疾病或病灶，都是以和顺平衡、协调顺应为宗旨，排异己，不纳糟粕，博大包容的一种治疗模式——“保守疗法”。

4. 成败倚伏生乎动

中医认为，变化之道者“物生谓之化，物极谓之变”。然而，物成而极则败倚之，物败而极则成伏之，这是自然哲理，变化之道。所以《素问・六微旨大论》说：“成败倚伏生乎动，动而不已，则变作矣。”同时，认为天地上下左右在动，人在天地之中。如《素问・五运行大论》说：“上者右行，下者左行，左右周天，余而复会也。……地为人之下，太虚之中者也。”这是指左右运动。《素问・六微旨大论》说：“天气下降，气流于地；地气上升，气腾于天。故高下相召，升降相因，而变作矣。”这是指升降运动。这些经文清楚地阐述了上天下地，人居太虚，同时不断地自右而左，上下运转，进一步说明了自然界的一切物质产生和变化都是由于运动而产生的。所以说：“动静相召，上下相临，阴阳相错，而变由生也。”（《素问・天元纪大论》）同时又强调，没有运动就没有变化、没有生命。而且，这一运动过程是不断的、连续的、永无休止的。故《素问・六微旨大论》告诫：“出入废则神机化灭，升降息则气立孤危。故非出入，则无以生、长、壮、老、已；非升降，则无以生、长、化、收、藏。是以升降出入，无器不有。”以上数段经文都清楚地指出，自然界是一个整体的、系统的、运动变化的物质世界。它们在运动中生生化化不断运动，从而产生万物，没有运动变化就没有生命。

总之，中医不但认为天地（自然界）是一个整体的、系统的物质共同体，而且还认为组成这个共同体的三大部分（天、地、人）又是相互联系、相对运动、不断变化、互动调节的系统。中医学的这些认识正好同现代新兴科学——复杂系统科学领域的整体论、动态系统论等在思想上具有深刻的一致性。只是中医学在两千年前就将其作为本学科的思想理论基础了。

5. 气是万物生化的物质基础

《素问·六微旨大论》说："物之生从于化，物之极由乎变，变化之相薄，成败之所由也。"中医学的整体系统论是对宇宙万物物质组成形态结构的表述，运动变化论是对宇宙万物内在功能状态的表述。同时，这种变化又有一定规律，即物生必化，物极必变，施化变散是无期的，这是天道。《易传》说："天道远，人道迩。"人从天道，经术政化，非道不成。那么，变化之道的物质基础是什么呢？是"气"。气之施化而为生，气之散易而为极，气之聚布而运动变化。故《素问·五常政大论》说："气始而生化，气散而有形，气布而蕃育，气终而象变。"所谓"天地氤氲，万物化醇"。这个氤氲弥漫的就是气，天地间就是一个化生万物的气场。这是中医学对生物化学场的一种高层次唯象表述。复杂系统科学认为"气就是对人的生命个体的宏观量子态的一种形象化的描述"。所以，天地间无处不有气，应天之气，应地之气，行人之气，变化之机可见，万物可生矣。

二、天地互动人相应

谈到"人与天地相应"，是否多余重复？其实前章谈到的人与天地相应，是用以说明天地人是一个不可分割的一体三系，是用于论述整体系统论思想。此处论述是欲阐明天地人之所以能三而合一，其关键还在于“相应”的含义。相应是相响应、相反应、相适应、相回应、相照应等意思。要“应”必须动，要“应”必须变，只有通过运动才能达到相应，只有通过运动才能产生变化。所以，运动是“天地之道也，万物之纲纪，变化之父母，生杀之本始，神明之府也”。并且“上下之位，气交之中，人之居也……气交之分，人气从之，万物由之。”（《素问·六微旨大论》）

1. 天变人应非道不成

中医认为，大自然的一切运动变化都是由天（宇宙空间）主宰，地（自然界）不能根本改变宇宙自然的变化，只能由之。而人是万物之一体，也只能主动去适应宇宙自然的变异，故说从之。这即所谓“气交之分，人气从之，万物由之”。介乎这种主次关系，自然界中的一切生命现象，其中主要是人，都是由天地间正常气候变化产生的。正常的自然气候变化是产生生命的主要条件。没有正常的气候变化，或自然气候变化严重反常，或气候变化超过一定限度，则根本不会产生生命，即使有了生命也不可能正常发育和成长。由此可知，天地变化与人体生命有非常密切的关系。人类要健康成长，繁衍昌盛，必须掌握天气变化规律，适应变化，保护自身的健康，少生疾病。关于顺应天气，保护自己，在《黄帝内经》中有很多论述。如《素问·上古天真论》认为在正常情况下，人类自身应该“法于阴阳，和于术数，食饮有节，起居有常，不妄作劳”，才能“形与神俱，而尽终其天年”。当然，天气变化有“太过”和“不及”，即常态与异常。如果天气出现了异常变化，人类也应当应对变化，即“虚邪贼风，避之有时，恬惔虚无，真气从之，精神内守，病安从来”。这里明白地阐述了天变人从、人从应天，保护自己的基本法则。

天气的变化，风雨、寒热、晦明、雷电是常有的气候现象。中医学认为，这些变化无一不与人体的生理病理变化有密切关系。《素问·离合真邪论》说：“地有经水，人有经脉。天地温和，则经水安静；天寒地冻，则经水凝泣；天暑地热，则经水沸溢；卒风暴起，则经水波涌而陇起。夫邪之入于脉也，寒则血凝泣，暑则气淖泽，虚邪因而入客，亦如经水之得风也。”本段经文明确地阐述了气象变化对地、人的影响，由于人体经脉连五脏通天气，故天变人应，对人体的生理病理必然产生密切影响。人类应当掌握其变化规律防护自己。

一日之中，晨昏昼夜的时辰变化对人体的生理病理亦是有影响的。早晨，温升渐明，阳气渐升，人体阳气亦升，精神开始充沛。傍晚温降渐暗，阳气渐降，人体阳气亦渐衰微。夜晚温愈低，亮愈暗，阳愈降，人体阳气愈发衰退。中医学认为，人体的正气盛衰与晨昏昼夜的变化相应，因而人体的生理病理变化也要随之而变。这些现象在临床是常见的。比如发热病人，早晨至中午体温逐渐升高，下午至夜晚体温更高，至第二天早上，体温就又自然降低了。又如危重病人往往都在深夜死亡，这是因为夜深之时，阳气衰微，病危之人此时正气更竭，故易死亡。于此，《灵枢·顺气一日分为四时》说：“朝则人气始生，病气衰，故旦慧；日中人气长，长则胜邪，故安；夕则人气始衰，邪气始生，故加；夜半人气入脏，邪气独居于身，故甚也。”这段经文清楚阐明了晨昏昼夜的时辰变化与人类从应变化的规律，证明了物生则化、物极则变的自然运动变化的“道”理。

四时变化是天时变化中最具特色的变化。它对地和人以及万物的影响是现实的、潜在的和最大的。《素问·生气通天论》提出：“四时之气，更伤五脏。”并例举：“春伤于风，邪气留连，乃为洞泄；夏伤于暑，秋为痎疟；秋伤于湿，上逆而咳，发为痿厥；冬伤于寒，春必温病。”这即是四时之邪气导致人类发生疾病的规律。关于天之八风发邪触发五脏人体即时发病的潜在性规律，《素问·金匮真言论》说：“春气者病在头，夏气者病在脏，秋气者病在肩背，冬气者病在四肢。故春善病鼽衄，仲夏善病胸胁，长夏善病洞泄寒中，秋善病风疟，冬善病痹厥。”四时八风发邪触于五脏，以邪干正，故发是病。从以上可以说明天之四时风变对人体生理病理有极大影响，人类应该掌握其规律，以变应变确保人体安康。

2. 地理方域承顺适应

中医学认为人的寿夭、体质的强弱、感病的难易、恢复的快慢等不但与天气的变动有关，而且与人们的居处、方位和地域、环境及人文等适生之处密切相关。大家知道，不同的方位、地域，构成局部不同的生存环境。如气候的寒热温凉、水质的甘咸苦涩、地产的辛辣肥丰等，对人类体质的养育都会形成一个区域性特殊生态环境。人类要在特定的环境下生存繁衍，必然要从生活起居、衣食住行多方面去改变自身，适应自然，保障人类的群体健康、昌盛繁衍。

《素问·异法方宜论》说：“东方之域，天地之所始生也，鱼盐之地，海滨傍水，其民食鱼而嗜咸，皆安其处，美其食，鱼者使人热中，盐者胜血，故其民皆黑色疏理，其病皆为痈疡，其治宜砭石。……西方者，金玉之域，沙石之处，天地之所收引也，其民陵居而多风，水土刚强，其民不衣而褐荐，其民华食而脂肥，故邪不能伤其形体，其病生于内，其治宜毒药。……北方者，天地所闭藏之域也，其地高陵居，风寒冰冽，其民乐野处而乳食，脏寒生满病，其治宜灸焫。……南方者，天地所长养，阳之所盛处也，其地下，水土弱，雾露之所聚也，其民嗜酸而食胕，故其民皆致理而赤色，其病挛痹，其治宜微针。……中央者，其地平以湿，天地所以生万物也众，其民食杂而不劳，故其病多痿厥寒热，其治宜导引按蹻。”由上可知，天地之间，六合之内，五方不同，天地均在变化，人居其中，衣食住行必变。人的体质禀赋各异，生老病变各异，当然取治方法各异也。

《素问·五常政大论》对高下之理、变化使然做了阐述：“地有高下，气有温凉，高者气寒，下者气热，故适寒凉者胀之，温热者疮，……高下之理，地势使然也。”以上经文都阐明了大自然是一个整体，但天地人与万物都在以不同的结构、形态、规律运动变化着，人类只有承天而变，应地而化，运动不息，变化不止，才有今天如此精彩的大自然的存在。

3. 社会变迁巧应从处

社会是人类为了群居生存而创建的一个生活领域与适居环境，是大自然生物圈的一个组成部分。人是自然界生物圈中占统治地位的生物，欲尽大规模去改变生物圈，使之为人类的需求服务。社会环境的构建，即是人类用以规避或防止自然灾害的一个安全领域。然而，人类毕竟是天地中的一员，必须依赖于大自然生物圈提供一切生活资料。人类对生物圈的改造是有限的，而对自然界的索取又是无限的。这样一来，贪婪的豪夺、超限度的破坏，必然打破自然动态平衡，同样给人类自身造成了严重后果，影响人类营造的安全社会。

人类与动物有很多区别，但是，最大的区别在于人类生活在社会文化系统之中。《人体复杂系统科学探索》认为："人体系统的第三类开放性是指社会文化因素会对人体功能产生影响，这一影响随着信息时代的到来变得更加明显，最近的科学发现揭示了其重要程度。"

在社会系统里，来自各种社会关系的变化，都可以通过视觉、听觉、嗅觉等感官信息的输入直接影响到人体意识的变化，进而影响到人体的各种功能状态的变化。这些认识，早在春秋时《道德经》就已指出："五色令人目盲，五音令人耳聋……驰骋畋猎，令人心发狂。"本来，五色、五音、驰骋、畋猎对人类是有好处的感知信息和活动。但是，在过度、失常的情况下，人类自身适应度将受到影响和损害。

面对社会群体习俗的诸多变化，人类也只能不断提高自身的应变能力，才能守常应变保护自己。中医学在这方面有很多经典论述。关于抗御早衰，《素问·上古天真论》提出，要知道"法于阴阳，和于术数，食饮有节，起居有常，不妄作劳"才能"形与神俱"。也就是说，必须认识和掌握自然界的生存规律，顺应而为，守持自身，才能健康长寿。指出那些"逆于生乐，起居无节"的人会半百而衰。关于人类受感观信息刺激而受到的影响，《黄帝内经》提出："美其食，任其服，乐其俗，高下不相慕……嗜欲不能劳其目，淫邪不能惑其心。”强调人类抗病邪的宗旨是“虚邪贼风，避之有时，恬惔虚无，真气从之，精神内守，病安从来”。这一论点就为中医病因学和预防学提供了学说思路。

人体复杂系统科学认为，人和一切生物的生命节律变化都与周围环境物理场的周期性变化密切相关。如地球引力、电磁波、阳光、地球的周期运转，月球围绕地球的运转等都能影响到人体的物质代谢和能量代谢，并进一步影响到人体各种功能状态的变换。对于这些认识，中医学早在《黄帝内经》中就有详尽阐述：“人与天地相应，与日月相参。”中医对大自然物质的运动变化会影响人体的认知是根深蒂固的，并有很多论述，提出了很多措施、方法。要求人们主动根据外界环境的变化规律来调整自身的饮食起居等行为方式，保护人体生命节律，增进健康。

中医学在《黄帝内经》中提出了很多有关人体生理节律变化的观点。如提出：①女子生长节律从生到衰，有七个生长期，每期为七年。从七岁开始性发育，十四岁有月经，到七个七岁计四十九岁，性发育终止，衰竭停经而不能生育。《素问・上古天真论》说：“女子七岁，肾气盛，齿更发长。二七而天癸至，任脉通，太冲脉盛，月事以时下，故有子。三七，肾气平均，故真牙生而长极。四七，筋骨坚，发长极，身体盛壮。五七，阳明脉衰，面始焦，发始堕。六七，三阳脉衰于上，面皆焦，发始白。七七，任脉虚，太冲脉衰少，天癸竭，地道不通，故形坏而无子也。”②男子的生长节律从生到衰有八个生长期，每期为八年。从八岁开始性发育，到十六岁有生育能力，到八个八岁计六十四岁，精少而肾脏虚衰，停止发育而衰老。《素问·上古天真论》说："丈夫八岁，肾气实，发长齿更。二八，肾气盛，天癸至，精气溢泻，阴阳和，故能有子。三八，肾气平均……四八，筋骨隆盛……五八，肾气衰，发堕齿槁。六八，阳气衰竭于上……七八，肝气衰，筋不能动，天癸竭，精少，肾脏衰，形体皆极。八八，则齿发去。"以上两段经文形象而较为准确地划分出男女不同的生长发育周期节律，以及人体生长发育状态，并提出身体生长发育变化的动力是气。肾气的来源是五脏六腑生理功能产生的精气。本篇还提出持满保精，藏气有余，去世离俗，积精全神的抗衰老的基本法则。

关于四时变化与人体的应变节律，中医提出："四时阴阳者，万物之根本也，所以圣人春夏养阳，秋冬养阴，以从其根，故与万物沉浮于生长之门。"既然四时的食养规律不一样，那么，人类的起与卧也是生理节律。现代科学解释为"人的觉醒和睡眠的交替，就是由地球、月亮和太阳的周期性的相对运动所引起的"。中医解释为与天地日月相应，并提出四时节律与人的起、卧节律相应的法则，用以对应四时的变化。在起卧生活规律上，人普遍都是认为"早睡早起身体好"。但是，中医认为四时不同，万物各异，人类应从四时，养生之道不同，起卧亦有讲究。故《素问·四气调神大论》提出："春三月，……夜卧早起，……此春气之应，养生之道也。……夏三月，……夜卧早起，……此夏气之应，养长之道也。……秋三月，……早卧早起，……此秋气之应，养收之道也。……冬三月，……早卧晚起，……此冬气之应，养藏之道也。"这段经文，不但提出四时人类的起卧不同，而且四时的休养也提出养生、养长、养收、养藏的不同。可见中医很重视大自然的变化研究及人类应变的规律和法则。

大自然环境的周期性变化，引发人体生理也做出相应的变化。这种变化现代人体复杂科学也认可："月节律和年节律能够与环境节律完全同步。"由此我们可以认为，自然、社会环境的变化，引发人类做出相应的改变，既是自然界自我调节的一种规律和功能，又体现了人体复杂性开放性原理和人类"文化进步"的表征。

三、运动变化的三大基础理论

中医学是人体生命哲学，所以，它在审视人类时，既要看赖以生存的大自然与自身的相互依存、相互影响、相对运动的关系，更看重人体生命活动中有统一、有系列、有变化的全过程。中医学是医学哲学，所以，它的研究模式当然不采用尸体解剖、实验化验这套"科学"方法，而是将其构建在宇宙自然、社会人文、人体生命的哲学理念层面。用自身实验、临床观察、传承印证、反复实践、哲学推理、社会选择这么一个程序完善自己。正由于中医的哲学属性，所以它在研究、阐述人体生命时，都是用哲学推理与物象类比作为表述方法。在论证人体生命的运动变化时，中医学的哲理性基础理论是其重要的说理工具。

1. 人体阴阳的运动变化规律

阴阳是中国古代哲学对事物相反相成的两个方面及关系的高度概括的称谓，其中包含事物的属性、形态、位置、运动变化等。其中如女属阴，男属阳；寒属阴，热属阳；暗属阴，明属阳是关于属性的表述。精属阴，气属阳；水属阴，火属阳；柔属阴，硬属阳是关于形态的表述。地属阴，天属阳；下属阴，上属阳；里属阴，外属阳是关于位置的表述。静属阴，动属阳；降属阴，升属阳；藏属阴，泄属阳是关于运动方面的表述等。总之，阴阳是中国古代哲人对事物的哲理性世界观、认识论，其中对事物的相对运动变化关系的认识是其重要内容。

阴阳学说是中医学运用阴阳哲理的广泛规律说明人体组织结构，解释人体生理病理，提供诊断治疗依据，制定治疗原则，归纳中药性味的基础理论。关于这方面的内容前面讲了很多，本小结只就阴阳学说有关运动方面的内容结合人体生理病理做粗浅阐述。

阴阳太重要了。《素问·阴阳应象大论》说："阴阳者，天地之道也，万物之纲纪，变化之父母，生杀之本始，神明之府也，治病必求于本。"这就是说，阴阳理论是自然界对立统一的根本法则，一切事物只能遵循这个法则，不能违背它，一切事物的变化都是依据这个法则发生的，一切生成毁灭都由这个法则起始的，这是自然界一切奥妙的所在。人是自然界的生物之一，治病必须寻求这个根本法则。这段经文特别强调了一切变化都起始于阴阳的变化规律。那么，阴阳在人体的变化规律是什么呢？

第一，阴阳的对立变化规律。"阴阳者，一分为二也。"（《类经·阴阳类》）阴阳是一个整体的两面，一体的两面是相反相成的，这两个面既相互制约又相互消长，事物在这个制约消长过程中寻求统一平衡。所以《素问·阴阳应象大论》说："阴静阳燥，阳生阴长，阳杀阴藏。阳化气，阴成形。寒极生热，热极生寒。"由此可以看出，通过制约和消长的变化来维持动态平衡都是通过事物的内部运动变化产生的。人体阴阳平衡，疾病就不会发生，所以

《素问·生气通天论》说："阴平阳秘，精神乃治，阴阳离决，精气乃绝。"治疗时平衡阴阳，补不足，泻有余，恢复人体阴阳平衡就成为中医治疗的基本原则。故《素问·至真要大论》指出："谨察阴阳所在而调之，以平为期。"

第二，阴阳的互相生化规律。既然阴阳是一个整体的两个方面，所以，两个方面必须相互依存，任何一方都不能脱离另一方单独存在。但是，这种相互依存的关系是以内在转化为根据的。所以《医贯砭·阴阳论》说："阴阳又各互为其根，阳根于阴，阴根于阳；无阳则阴无以生，无阴则阳无以化。"比如人体的气和血，气属阳，血属阴；气为血帅，血为气用，气血互根互用。生理上，气虚者，血必渐亏；血虚者，气必渐虚。治疗上，活血者，必兼治气；治气者，必兼活血。临床上，元气大亏的病人，除有神情淡漠、肢冷汗多、呼吸微弱的元气极虚体征外，同时还有面色苍白、脉细欲绝的血虚体征。这时用独参汤——人参三十克大补元气，以益气固脱之法，固气之根，以利阳生阴长，危证可解。临床上还有因大汗、大泻、大失血或精液大泄等精气急骤耗损导致的阴阳离决者，称脱证，亦可用人参大补元气，固气留阴，可使血止气回，有望转危为安。所以《景岳全书·新方八阵·补略》称："善补阳者，必于阴中求阳，则阳得阴助而生化无穷；善补阴者，必于阳中求阴，则阴得阳升而泉源不竭。"

第三，阴阳的消长平衡运动规律。阴阳的存在基础是两者的平衡，而维持两者平衡的基础则是运动变化。只有始终不断地相对运动变化，事物内部的机制才有活力，阴阳的一切内部机制才会生化。人体是有生命的机体，所以，中医学研究人体更是非常重视人体与自然，以及人体自有内部的一切相对的运动变化和规律。

阴阳的消长平衡，就是强调阴阳内部为达到阴阳平衡而产生的一种互动变化规律。这种规律，体现出事物运动变化的共性：运动是绝对的，静止是相对的；消长是绝对的，平衡是相对的。事物总是在绝对的消长中维持着相对的平衡，在相对的平衡中又存在着绝对的消长。平衡不止，生化不息而得以发生和发展。

大自然的变化是这样，人体的生理也是这样。故《素问·四气调神大论》说："故阴阳四时者，万物之终始也，死生之本也，逆之则灾害生，从之则苛疾不起。"

阴阳的消长虽然是绝对的，平衡是相对的，但是绝不能忽视相对平衡的重要性和必要性。消长和平衡是事物运动变化正常发展的过程和规律，消长是变化过程，平衡是消长目的，只有不间断地消长和不间断地平衡，事物才能不断正常发展变化，对人体来说才能维持正常的生命活力。

前文讲了四时气候的变化过程，即是"阴消阳长"和"阳消阴长"的过程。由寒到热，由热到寒构成四时的消长规律而孕育万物，主导生死。所以说"失常则天地四塞"，正常则"万物方生"。人体的昼夜动静功能状态，亦是人体气的阴阳消长变化的结果。子夜一阳生，阴消阳长至日中；日中阳气隆，阳消阴长至子夜，这是正常的生理状态。这种状态和规律一旦打破，即出现疾病，成为病理状态。所以《素问·阴阳应象大论》说："阴胜则阳病，阳胜则阴病。阳胜则热，阴胜则寒。"

第四，阴阳的相互转化规律。阴阳转化与阴阳消长都是事物内部运动变化的规律。不同的是“阴阳消长”是常态变化，是量变过程；“阴阳转化”则是“物极必反”，是质变过程。即所谓“生则化、极则变”。所以《素问·六微旨大论》说：“夫物之生从于化，物之极由乎变，变化之相薄，成败之所由也。……成败倚伏生乎动，动而不已，则变作矣。”

《素问·阴阳应象大论》提出：“重阴必阳，重阳必阴。”“寒极生热，热极生寒。”这里说的“重”和“极”就是阴阳转化的特定条件。有了这个转化前提，寒才可能向热转化，或热才可能向寒转化。

同样四季气候、昼夜更迭等都有这个特定条件和过程，才能从极点开始变化。消长是一个渐进过程，转化是一个突变过程，两者又是相互关联的，不可能只有消长没有转化，同样也不可能只有转化而没有消长。

在人体生理方面，抑郁与兴奋的互相转化常见，比如乐极生悲、喜极而泣就是这类生理现象。临床上，在有些重病的发展过程中常可见到由阳转阴，由阴转阳的变化。比如常见的“高热寒颤”是病变过程中的热极转寒现象。

总的说，阴阳学说的实质还是通过“一分为二”来阐述一体两面的运动变化内涵和规律，用阴阳的变化规律来比象人体生命的生化发展过程，并用于指导中医对人体生理病理的认识和临床治疗。

2. 人体的五行运动变化规律

中国古代人类将自己赖以生存的基础物质归纳为五种材料，即“五材”。而中国古代哲人认为可以把五材的不同特性，作为对一切事物的归类方法和推演事物间相互联系及其变化的一种论理工具。于是在“五材”说的基础上，进一步引申、开拓为自然界的一切事物，都像水、火、木、金、土这五类基本物质之间所具有的相对运动变化、相互协调平衡这样一种内在关联和规律。这就诞生了从“五材”到“五行”的理论——五行学说。所以，“五行”是水、火、木、金、土五种物质的相对运动表征。五行学说的基础是物质，其内涵是运动变化，学说地位是唯物辩证哲学观的认识论和方法论。由此可见，五行学说的“五材”实际上已经超越了这五种物质本身，成为天地间一切物质现象、物性归类、运动变化的五个大系统的代名词。同时也只有在形成了有关联的系统归纳分类后，才能更加简约明晰地应用它们之间的运动变化规律。从医学角度讲，才能进一步应用简明的五行系统去研究复杂的人体系统的生理功能及病理变化，才能更好地指导中医学的临床诊断和治疗。

前面讲了，二元论的阴阳学说揭示的是宇宙间事物的阴阳属性归类与其运动平衡规律，对于事物的完整认识有提纲挈领的作用。五行学说则是在整体系统论的框架下，揭示了宇宙间多种物质现象之间的相互关系归类与其相对的运动平衡规律，对于研究事物的生化制约有纲举目张的作用。关于五行的整体系统、归类结构认识，前章已做了介绍，本小节就五行的运动变化规律进行探讨。

张景岳说：“造化之机，不可无生，亦不可无制。无生则发育无由，无制则亢而为害。必须生中有制，制中有生，才能运行不息，相反相成。”五行所揭示的事物相对的运动关系和规律从以下五个方面进行表述。

第一，相生的运动规律和作用。五行学说认为，五行都有相互促进、相互滋生和帮助的作用，并将这种作用称作“相生”。相生的规律是：水生木、木生火、火生土、土生金、金生水。如此生生化化，无有终时。五行的相生关系是一种正能量推动事物发展的关系。同时，事物在做相生的运动时，还同时在做相克的运动，故谓之“相生寓相克”。只有这样事物间才能保持相对的平衡状态。

第二，相克的运动规律和作用。五行学说认为，五行都具有相互制约、相互克伐的作用，并将这种作用称作“相克”。相克的规律为：木克土、土克水、水克火、火克金、金克木。如此互相制约，循环不已，无有终时。相克的关系像一种“维和”力量，有压制被克方过亢破坏平衡的作用。这种相克有一定限度，超出限度称相克太过，反而破坏了平衡，有贼害作用。同时，相克也寓相生，否则事物就不会生化。

第三，制化的运动规律和作用。由于生中寓克，克中寓生，这是正常现象中事物内在必须具备的两个条件。所以，在研究五行生与克时，不能将两者截然分开或固定不变，而应该把五行的这种关系，相互生化、相互制约、制中有化、化中有制、亦制亦化联系起来探讨。

五行制化就是把相生和相克联系在一起而言。它的规律是：木克土，土生金，金克木；火克金，金生水，水克火；土克水，水生木，木克土；金克木，木生火，火克金；水克火，火生土，土克水。这种制化规律把单一的相生和相克的二元关系结合成五个三元关系。这样不但能说明五行之间的复杂关系，同时还能说明五行间的相互运动变化关系。

《黄帝内经》中有言：“亢则害，承乃制，制则生化。”“五气更立，各有所胜。”“有胜则复，无胜则否。”这些论述都认为，在正常情况下，有同时进行相生相克的相互制化规律，才能维持事物的相对平衡，事物才会生化发展。但是，生克如果发生太过和不及便会发生异常变化。

从以上可以看出，五行中的任何一行，都具有生我、我生，克我、我克这四个方面的关系——制化关系。这种关系表述了事物的整体观、系统论及其内在的运动、变化、发展规律和相互关系。

第四，相乘和相侮的运动变化关系和作用。“乘”即乘袭之意，“侮”即欺侮之意。其实“相乘”就是克伐太过，“相侮”就是反克。

一切事物，有正常必有反常。五行的制化即正常现象，而相乘相侮则是反常现象。《素问·五运行大论》说：“气有余，则制己所胜而侮所不胜；其不及，则己所不胜侮而乘之，己所胜轻而侮之。”这就是说，只要任何一行发生太过或不及，则其生与克便会失去平衡状态，制约生化的正常规律就被打破，因而就有相乘相侮的贼害现象发生。

用五行来说明人体生理病理，即是：生克制化代表的是人体正常的生理变化；相乘相侮代表的是人体异常的病理变化。如火（心）气有余，则水（肾）不能正常制约心火，因此火（心）之气太过便去乘金（肺），反过来还会去侮肾水。如心火之气不足，则肾水便来乘之，肺金则来侮之，正常的人体生理平衡即被打破而发生疾病。

总的来说，五行学说揭示了宇宙间五大分类物质系统现象相互间的关系和运动变化规律，并巧妙地用以阐述人体五脏生理关系和病理变化。事实上，人体五脏之间的相互联系、相互影响、相互作用、相对运动的协调平衡关系，比五行学说所描述的要复杂、深刻、细微得多，五行关系是粗线条、大写意，是较原始古朴的概念。但是，从人体复杂系统科学的视角看，五行模型描述的五步循环是一种强非线性、本质非线性的描述。“五行学说是中国文化描述宇宙系统的唯象模型，刻画宇宙的运行结构，而非框架结构；是动态结构，而非静态结构。”(《复杂性管窥》)这些概念，“现代科学无法描述它”。“现代科学无法描述五行学说。”然而，在两千多年前，古代哲人和中医学家却做到了。

3. 人体生命的气化规律

“气”是古代贤哲对自然界物质现象的一种朴素唯物认识，是对构成宇宙的一种不断运动变化的、“无形无态”的基本精微物质的称谓。中医学将这一古代哲学物质概念引进人体生命基础理论，“气”被视为人体生命的至宗，并成为中医几千年不懈研究论述的超结构命题。其实它蕴含了人体生命真实存在的奥秘，它的存在基础是生命物质，它的生存基础是运动变化。所以《素问·气交变大论》说：“善言气者，必彰于物。”“化者应之，变者复之，……气之常也。”“五气之变，四时之应，可谓悉矣。”

关于气的存在，“五四”新文化运动时期，有很多学者是否定的，认为是荒诞不经之说。如陈独秀于1915年在《新青年》创刊号上发表文章称中医“不解人身之构造”，“其想象之最神奇者，莫如‘气’之一说。其说且通于力士羽流之术；试遍索宇宙间，诚不知此‘气’之为何物也？”(《哲眼看中医》)当然，他是用“还原论”解剖学的观点来看气——解剖体现不出来的，相对看不见摸不着的东西，是不存在的。

随着时空的变迁、医学的临床实践，还原论的局限性被人们逐步认识。更由于复杂系统科学研究的进展，对气的认识得到了当今前沿科学的肯定。《人体复杂系统科学探索》认为：“气就是对人的生命个体的宏观量子态的一种形象化的描述。正如微观系统的量子场具有物质性一样，宏观量子场，即气场，同样具有物质性。就像引力场一样，它是与生命体，尤其是人体息息相关的物质场，这一物质场的存在性反映在生命的每一个过程中：水谷之气存在在消化吸收过程中，肾气存在在思维过程中，经脉之气存在在血液输运过程中，等等。……气是中国传统文化贡献给人类的一个与人体相关的重要的科学概念。”

中医学引进气的概念后，气的内容更为广泛：自然界存在的人类赖以生存的精微之气，是物质之气，如天之清气，地之水谷精气；自然界存在的另一类对人类有伤害，能使人生病的细微物质之气，如天之疠气，地之恶气。人体内维持人体生长发育，抗病免疫的一类气，是人体内物质之气，如宗气、元气、营气、卫气等；由人体元气激发推动各脏腑组织，完成人体整体生理功能活动的气是人体功能之气，如心气、肝气、脾气、肺气、肾气、胃气、经气等；人体内脏腑功能失调而产生的病理产物，如浊气、矢气、嗳气、水气等。此大略言，还有把人体的正常生理功能和抗病能力称“正气”，将自然界中药的寒、热、温、凉药性称“四气”等。

气的运动变化规律首先表现在亢害承制、淫治胜复的过程中。所谓“淫”，即过度之意；“治”，即正常状态；“亢”，即亢盛超越常态；“制”，即控制约束。具体表现是，在自然气候变化中，某一气候变化偏胜了，自然就会受到其相反气候变化的制约，促使其重新恢复到正常状态。这就是中医提出的亢害承制、淫治胜复的气的运动变化规律。有了这种定向的运动调节规律，自然气候也才能始终维持着相对稳定的生态环境，以利于自然界万物的正常生化。所以《素问·气交变大论》谓："夫五运之政，犹权衡也，高者抑之，下者举之，化者应之，变者复之，此生长化成收藏之理，气之常也，失常则天地四塞矣。"《素问·至真要大论》也说："有胜则复，无胜则否。"由于认为"人与天地相应"，所以人的生理病理也应遵循这一规律来研究，一旦人体生理病理出现了异常状态，也用亢制胜复的方法来恢复人体的正常生理平衡。正因为如此，恢复人体正气或保持人体正气就成为中医治疗和预防的认识论和方法论。

《复杂性管窥》说："阴阳自和命题的提出表明，中国古代哲学的自组织思想已发展到一个新阶段。……这种哲学思想对中医的影响至深至远，成为中医学思想的重要内核。……'自'是《黄帝内经》的重要概念，阐释病因和病理、确定治则和治法都离不开它。'故精自生，形自盛，骨肉相保，巨气乃平'（素问十四）。"由此可以说明，中医提出的这种气化规律所形成的人体自我调节作用，正是人体复杂系统科学研究的人体自组织功能。

同气同化，各类各化是气运动变化的另一个规律。中医学认为，不同的气有不同的生化规律。比如，风、寒、暑、湿、燥、火六气，在物质上都各自有其不同的作用，以及不同的化生对象。如《素问·五常政大论》说："气主有所制，岁立有所生，地气制己胜，天气制胜己，天制色，地制形，五类衰盛，各随其气之所宜也。……故各有制，各有胜，各有生，各有成。……寒热燥湿，不同其化也。”人是天地间最重要的一类，因此人类的生理病理的变化规律也同自然界一样，即宇宙规律适用于人。故《素问·六元正纪大论》说：“六化六变，胜复淫治，……厥阴所至为里急，少阴所至为疡胗身热，太阴所至为积饮否膈，少阳所至为嚏呕为疮疡，阳明所至为浮虚，太阳所至为屈伸不利，病之常也。……风胜则动，热胜则肿，燥胜则干，寒胜则浮，湿胜则濡泄，甚则水闭胕肿，随气所在，以言其变耳。”尤其是《素问·至真要大论》将各类太过之气引发人体出现不同的病变机理归纳为十九条，称病机十九要，用以指导临床捕捉病机：“诸风掉眩，皆属于肝。诸寒收引，皆属于肾。诸气膹郁，皆属于肺。诸湿肿满，皆属于脾。诸热瞀瘛，皆属于火。诸痛痒疮，皆属于心。……”基于以上规律，中医学认为根据人体疾病的部位与临床表现，也都可以用六气来加以确定和命名。如常用的肝病、心病、脾病、肾病、肺病及风病、热病、湿病、燥病、寒病等等。

“各归不胜而为化”是气化变动的又一规律。中医认为气的运动变化可因“物生谓之化，物极谓之变”，这种变化是在同一类气中始生至极时产生的由一性质（阳）变成另一性质（阴）的现象和规律。这种变化的基点是以“生”和“积”为条件的。然而，在不同类（六气）的物质间，则要出现另一种运动变化现象和规律，即“各归不胜而为化”的转化规律。所谓“各归不胜而为化”是用五行的转变方法来说的。在五行中相生相克是两种正常的相互影响的运动现象，同时又有在异常情况出现的相乘相侮现象，这是两种非正常的相互影响的变化。这种变化的前提条件是什么呢?《素问·六元正纪大论》说:“六气之用,各归不胜而为化。”这就是说,强向弱转化或者说胜方向不胜方转化。从人体病变部位而言,肝病向脾病转化,脾病向肾病转化,肾病向心病转化,心病向肺病转化,肺病向肝病转化。从病变性质来说,风病向湿病转化,湿病向寒病转化,寒病向热病转化,热病向燥病转化,燥病向风病转化。

在中医临床上,各种生理病理转化还相当复杂,这种向不胜方向转化只是其中一种现象和规律,但变化可以相互转化则是毫无疑义的。临床上应随证处置。

第二节　人体生命的生理运动变化

中医学对人体生命的认识是宏观的、全面的、多层次和运动变化的。它从整体观念和系统理论的角度审视人的生命,认为人是一个具有形体、功能、思维、意识、情感、信息等多方面、多层次统一的整体。而各个方面层次又是由多个相互依存、相互制约、紧密联系、运动变化的系统构成。它们相伴相存,运动变化、密不可分。人体的脏腑器官、形骸肢体、气血津液、精神魂魄等,都是以互动互变、滋养生化的形态而成为人体生命活动的基础。

一、人体气、精、神的运动变化规律

《灵枢·决气》说:“上焦开发,宣五谷味,熏肤,充身,泽毛,若雾露之溉,是谓气。”这是《黄帝内经》对

人体气的生成、作用、形态的一个高度概括和形象表述。它认为，人体的气生成于人体的上焦，即人的心与肺两脏功能的共同作用所致，而生成的物质基础又是自然界食物的味。气生成后，能营养全身，像雾之形、露之用一样滋养人体的内外组织器官。这一认识结合了古代形解剖、意解剖、象解剖对气的认知，事实上无疑是正确的。

其实，中医对气的运动变化认识是十分深刻的。它认为，气的物质场分内场和外场，均是以运动变化特性方式存在的，而不是以静止不变的形态而孤立的。作为功能的气，好像是无形的或被视为无形，但是，功能的存在必须依赖于有形之物来体现完成。形不是静止不变的形，而是运动变化且有功能的形。这就是：有形的变化无穷，无形的无穷变化。气就是以这样的形式存在。如果没有变化，物质也好，功能也好，统统将不会存在。就人体而言，没有气、没有功能、没有运动变化，就没有生命，形体就会毁灭。

中医以气的运动变化来阐述人的生命活动、生命代谢，揭示了人体生命的多层次结构，催生了中医气化学说理论。在《黄帝内经》气化概念和气化形式（升降出入）的基础上，刘完素以气化论病机，张元素以气化论药性，李东垣以气化论脾胃，孙一奎以气化论命门，由此渐进深化，气化论得以日臻完善。

中医对气的认识，从人以气为本，发展到以气为人的生命力；并用以解释人的生理病理，指导临床辨证施治，为中药学理论提供宝贵资源，向宏观的、物质的、功能的、运动变化的广度发展。这种发展的基础是物质，条件是运动，变化是过程，生存是目的。所以，中医关于人体气的运动变化对生命活动的影响一直是作为一个重要课题来进行探讨的。

当然，人体生命活动中生化的精微物质不仅仅是气，另外还有精、神、魂、魄等。它们相互依存、相互转化，构成多元物质、多个层次、运动变化、和谐统一的一个复杂系统的人体生命结构。这为崭新的科学命题揭示了解剖学外的生命奥秘，展示了人体生命更真实、更复杂、更完整的一面。

1. 人体“气”的化生

中医认为，人体的气是由食入人体的饮食物化生，并藏于五脏，再由五脏供养全身各部组织器官而激发人体功能，充养形体。同时气还可以化生血液、精神、魂魄等更丰富的人体精微物质，用以完成人体复杂系统的整体生命活动。所以，《素问·阴阳应象大论》称：“味归形，形归气，……形食味，……气生形。”这是讲由食物化气养形，又由形体激发产生气的过程。前者所生化的气是人体物质之气，后者所激发的气是人体功能之气，都是有质量、有运动变化的人体高级精微物质。

除了味可化气之外，精也可以化气，这是人体化气的又一途径。《素问·阴阳应象大论》说：“精食气，……味伤形，……精化为气。”精可以化气，在什么情况下才能化呢？是指在异常情况下“味伤形”才有“精化为气”这种情况出现。这说明，在秽腐攻胃、五味不得入时，精可化为气。

再有，人体的脏腑之气一方面由后天供应补充，一方面是由先天元气派生激发出来，再分布到各脏腑之中成为推动自身脏腑完成各自生理功能的人体脏腑之气，如心气、肝气、脾气、肺气、肾气、胃气、经气等等。那么，元气又是怎样生化的呢？是精化生的元气。如《灵枢·经脉》说："人始生，先成精，精成而脑髓生，……谷入于胃，脉道以通，血气乃行。"

总之，人体的气是由食物生化而成，也可以由形气激发，由精气转化，最终为人体生活活动服务，并成为人体生命重要的不可或缺的基本精微物质。人体气的整个存在证明了两点：物质性和运动变化性。

2. 人体"精"的生化

中医认为，人的生命活动是以人的形体、气血、精神、津液等相互运动变化，共同为用为基础的。精是构成人体生命活动的基本精微物质，认识精的生化过程同样十分重要。

精是什么？精与气有什么关系和区别？中医学认为，气和精都是构成人体生命的精微物质。它们不能用现代解剖来获取，而又存在于人的形体和生命过程之中。精和气一样，来源于自然界饮食物的生化，两者都能充养形体，两者都可以相互生化，两者都是人体生命的基础。《黄帝内经》中有很多形象描述可以分辨和认识精与气的区别、存在、转化以及功能等等。

《素问·阴阳应象大论》说："气归精，精归化。精食气，形食味，化生精，气生形。"这段经文阐述了精气都是由味所化生，精气都可以充养形体，精气都可以相互转化。证明了精是精、气是气，它们是两种不同的、互生互化、共生共存的人体生命精微物质。

中医认为，阴阳是天地之道、万物之纲纪，万物不离阴阳。中医为了区别说明气和精，首先从阴阳属性和功能方面进行区别。《素问·生气通天大论》说："阳气者，精则养神，柔则养筋。"这段经文的含义是，阳气可以内化精微，分为两种：一种可以养神，一种可以养筋。这就提出了，阳气中有一阴一阳。阳者气也，阴者精也。同时又说："阴者，藏精而起亟也；阳者，卫外而为固也。"也就进一步从两者功能来说明阴精用处很多，阳气保卫体表不受侵犯。并且将两者依存的重要性提出来："阳强不能密，阴气乃绝，阴平阳秘，精神乃治，阴阳离决，精气乃绝。"至此已十分清楚，气与精是人体气中的两种物质：阳者为气，阴者为精，一体两系，共生共存，相互转化，共同为人体生命服务。所以《素问·金匮真言论》称："夫精者，身之本也。"《素问·经脉别论》说："食气入胃，散精于肝，淫气于筋。食气入胃，浊气归心，淫精于脉。脉气流经，经气归于肺，肺朝百脉，输精于皮毛。毛脉合精，行气于腑。腑精神明，留于四脏，气归于权衡。"中医认为只有精气同行，各得其所，如是分化，四脏安定，三焦平均，中外上下各得平衡，方得人无所恙。

人体的精，一方面由饮食入胃所化生，另一方面也可以由先天的神合成人后，化而成精。如《灵枢·决气》说："两神相搏，合而成形，常先身生，是谓精。"又如《灵枢·经脉》说："人始生，先成精，精成而脑髓生。"这里讲的都是人体的精还可以由先天父母的精所化生，提出了精的生化的第二途径。

饮食入于胃以后，化生了气和精。那么它们的运动途径是怎样的呢？中医认为，气上传入肺，流溢胸中再布散于外。而精则通过经脉隧道营养人体。所以，它们对人体生命的服务是不相同的。真可谓同出一体，各行其道，殊途同归。

另外，人体精气还可以激发人体水液代谢的运动变化。中医认为，人体内水液的敷布和排出不是只有肾的作用，而是要通过人体胃、脾、肺、肾、膀胱脏腑，由精气的运动变化作用完成的。《黄帝内经》中有一段很经典的关于人体气化、布精、通调水液代谢的经文说："饮入于胃，游溢精气，上输于脾。脾气散精，上归于肺，通调水道，下输膀胱。水精四布，五经并行，合于四时五脏阴阳，揆度以为常也。"这段经文非常形象地描述了精气的生成以及水精布、经气行的整个运动变化过程。

至此，我们对人体内的精已经有了一个基本的认识。它的物质性、运动性与气的相互依存、相互生化，以及对人体形的充养都证明了它在人体生命活动中的重要性，证明了它是构成人体生命的不可或缺的一种基本精微物质。

人体的精气，不能如还原论那样用解剖刀、显微镜去捕捉它的形。但是我们可以从中国传统科学和当代复杂系统科学的视角去认识它，论证它。"一阴一阳之谓道。"复杂系统科学则证明："道是物理宇宙诞生过程中从量子真空中涌现的有序结构。……道这一量子真空结构也在演化，不断在一元的外围形成许多维度的二面性和多层次的结构。"（《人体复杂系统科学探索》第 110 页）这时，我们可以认为，精是气宏观量子态的二面性结构产物。

3. 人体"神"的生化

中医认为，神是维持人体生命以及人体高级思维功能的一种营养精微物质。不见形、听不见、摸不着，可以通过人体的形表象出来，可以心悟明了。如《素问·八正神明论》说："神乎神，耳不闻，目明心开而志先，慧然独悟，口弗能言，俱视独见，适若昏，昭然独明，若风吹云，故曰神。”从中医的角度看，神的层面包括魂、魄、志、意，不管能不能看到、摸到，对于它们的实际存在，不能理解为纯粹无物质的信息范畴类概念，而是能构成人体生命、促进功能转归、决定人的生命存在的精微物质。这种精微物质不是凭空而来的，它是由物质生化而成的。如《灵枢·平人绝谷》说：“五脏安定，血脉和利，精神乃居。故神者，水谷之精气也。”同时，《黄帝内经》还多处提出“血气者，人之神”“神者正气也”“积精全神”的概念。这就强调了不但水谷之气可以化生为神，血气、正气、精也都可以化生为神。

神是怎样化生的呢?《素问·六节藏象论》说：“天食人以五气，地食人以五味。……五味入口，藏于肠胃，味有所藏，以养五气，气和而生，津液相成，神乃自生。”这就十分明确地阐述了水谷精气营养五脏，五脏功能正常，气、血、津、液和调后“神乃自生”。当然，五脏生化的不仅仅只有神，而是一个神的系列，它们包括如《灵枢·九针论》中说的：“五藏：心藏神，肺藏魄，肝藏魂，脾藏意，肾藏精志也。”至此，我们即可以清楚地了解：神、魄、魂、意、志，分别由五个脏器化生，它们的基础是自然界的营养物质，而动力是人体五脏的生命功能。由于心为君主之官，所藏之神为神、魄、魂、意、志的统领，它们共同构成人体生命的又一高层次思维活动，故概括称为“精神”。

中医认为，五脏中的精气可生化为神，这与五脏受水谷之精气后产生的五脏之气不同。五脏生五气产生的是五脏的“功能”活动，神系列是由脏气生化的人体高级精微物质产生的思维功能活动。神系列的功能活动统治整个人体生活，五脏气的功能活动局限于脏腑功能运化。所以，神系列属于人体生命的高级精神、意识、思维活动，不是虚构的，而是人体生命活动与生俱来的；也不是纯信息范畴概念，而是有物质基础、物质属性、物质运变、物质功能的高级别、高层次的精微物质。

关于神系列的存在，由于不能被现代解剖刀和仪器工具证实，所以引来很多还原论学者的质疑。如关于精与神的互生规律，就曾有人批评：一会儿是“两神相搏……是谓精”，一会儿是“两精相搏，谓之神”。究竟是谁生谁，总得有个明确结论才有说服力。其实它们体现的就是一种互生关系，就是一种非线性关系，就是一种“物质变精神，精神变物质”的关系。唯有这样，才能真正反映得出人体系统的复杂性，才能批判、证明解剖思维、还原思维、线性思维的局限性。

美国明道大学校长张绪通博士曾说：“中医讲‘上医治神’，近代西方医学研究也表明，人的精神因素和免疫功能有相当大关系。”

《人体复杂系统科学探索》说：“人体等属于多层次的体系统结构形成丰富的体世界……思想、观念、认识、意识等都是个人的形世界中的子结构。”

关于精、神、魂、魄、意、志的认识，随着人们对还原论桎梏的突破，一定将会有更多科学的、求实的理解和认证。实事求是地讲，中医学的人体生命哲学概念，是立足在唯物辩证的法则和范畴基础上的。所以，它不但有物质科学方面的内容，而且还有开拓高级科学层面的内容；它不但研究了有形、有量、有功能的“现实物质”概念，而且还揭示了看似无形、称似无量、功能模糊、含现代物质和意识为一体的“高级精微生命物质”。有了这些高级精微物质的存在，它们绝不可能因为无解剖实证而被否定。其实，正好相反，正由于它们的真实存在，才能更加肯定中医人体生命哲学观的“真理性”学说地位。

前面，关于气、精、神的相互滋生、相互转化的阐述，体现了中医学关于“精神变物质，物质变精神”“物质与运动不可分割”等哲学观，在人体生命活动中的理解、研究和应用。证明了中医学对构成人体基本物质间的运动变化关系的认识是非线形的和多层次的。只有这样，才能尽可能详尽地研究人体这个开放性复杂系统的生命结构。当然，仅仅这些物质、层次和运动变化关系和规律，对于一个真实的复杂的人体生命活动而言，可以说还是太粗糙、太简单了。但是，在两千多年前先哲们就能前瞻性地将人体生命定位在复杂系统科学上去研究，实在让后人感佩中华民族祖先们的睿智和伟大。

二、人体血的生化规律

血，是人体生命活动的重要物质基础，又是人体生命活动的生理性产物。中医认为，它的生化和运行，不是由一脏一腑所能完成，而是由人体脏腑的五个大系统共同协调平衡，在运动变化中生化、运行与再生。五脏化血，体现了人体生命整体系统论哲学观的真理性；五脏运血，证明人体生命运动变化论的正确性。

1. 五脏皆能参与化血

五脏化血，即是讲人体血的生成和血的运行均与五脏有直接关系。我们可以将其概括理解为是五脏系统的功能性运动变化，即脾统血、心生血、肝藏血、肺运血、肾化血。

（1）脾为统筹生血的基础

首先是由脾胃对食入的饮食物进行气化后，转化为精汁，再由精汁化为赤色的精血，才完成了血的化生。这一生化过程包括两个阶段：一是脾胃对食物的气化生精，二是由精再化赤为血。所以说“脾胃是气血生化的源泉”，是血生成的基础与初级阶段。所以《灵枢·决气》说：“中焦受气取汁，变化而赤，是谓血。”《名医指掌》亦说：“血者，水谷之精也，生化于脾。”《景岳全书》也称：“生血之源，源在胃也。”

（2）心为生血的关键脏器

五味化精之后，必须通过心的气化作用，使脾化之精再变赤之后才能化生为血，这是生血化血的重要阶段。所以《素问·五运行大论》说：“心生血，血生脾。”后世《侣山堂类辨》又进一步指出：“血乃中焦之汁，流溢于中以为精，奉心化赤而为血。”至清代《血证论》也说：“食气入胃，脾经化汁，上奉心火，心火得之，变化而赤，是谓血。”至此可见，由饮食入胃化气，脾气化气为精，精汁奉心火炼，变化而为赤色的精汁——血。整个血的生化，是由胃、脾、心化生的气、精、血的变化而成。

（3）肝有早期泌精化血功能

中医对于精化血的认识，不仅仅停留在脾与心的造血功能上，同时，还认为肝之精气也可以化血。故《素问·六节藏象论》称：“肝者，罢极之本，……以生血气。”《素问·经脉别论》说：“食气入胃，散精于肝，……

浊气归心。”之后,《张氏医通》也说:“气不耗,归精于肾而为精;精不泄,归精于肝而化清血。”这就指出,肝脏的精可以有一定的造血功能。

(4)肺有助心化血的功能

再者,肺也有参与化血造血功能。如《灵枢·营卫生会》说:“中焦亦并胃中,……化其精微,上注于肺脉,乃化而为血。”《素问·经脉别论》说:“食气入胃,浊气归心,淫精于脉。脉气流经,经气归于肺,肺朝百脉,输精于皮毛。”此处可见肺吸清气也参与血的化生。

(5)肾精有先天化血功能

由于精能化血,而“肾者主水,受五脏六腑之精而藏之”(《素问·上古天真论》)。又有《素问·六节藏象论》说:“肾者,主蛰,封藏之本,精之处也;其华在发,其充在骨。”《灵枢·痈疽》说:“中焦出气如露,上注溪谷,……变化而赤为血。”这里的溪谷属骨,骨为肾所主,而肾藏精,主骨生髓,精血互化。如前面经文所述,不管肾的先天之精也好,还是后天所贮之精,都能在其他四脏的气化作用下由精化血参与人体血的生化过程。

2. 五脏皆能参与运血

人体血的运行,是由人体五脏功能之气的共同作用来完成的。所以《医学真传·气血》说:“人之一身,皆气血之所循行。气非血不和,血非气不运。”

(1)心气为运血的原动力

所谓“心生血”包含了心的两大作用:一是心气可以将中焦精汁变化加工成血,二是心气功能可以推动血周流全身,生生不息而再生。故《灵枢·决气》说“壅遏营气,令无所避,是谓脉”,《素问·六节藏象论》说“心者……其充在血脉”，都是讲心有令血在脉中生存运行的作用。这就是《素问·痿论》“心主身之血脉”的含义。

（2）脾气统束而运血

所谓“脾统血”是指脾在主导血的运动变化中，有统摄人体的血，规范在脉中运行不息不致外泄的作用。所以《素问·经脉别论》说胃脾有“饮入于胃，游溢精气，上输于脾，脾气散精，上归于肺”的作用。《难经·四十二难》说脾有“主裹血，温五脏”的作用。沈目南《金匮要略注》也说：“五脏六腑之血，全赖脾气统摄。”由此可见，如果没有脾的统摄约束，血则不能顺经循行。

（3）肺气助心而运血

所谓“肺运血”是指肺有参与生血行血的作用。《素问·经脉别论》说：“脉气流经，经气归于肺，肺朝百脉，输精于皮毛。”这是阐述五味之精气归心后，变赤淫脉，由肺气推动血气布散于皮毛之意。关于气血相互运动变化维持人体气血的重要关系，《医学真传·气血》强调说：“人之一身，皆气血之所循环。气非血不和，血非气不运。”

（4）肝气疏达而运血

所谓“肝藏血”是指肝有贮存血气，分配血气的功能。只有肝气条达，疏而不郁，气血才能平和，运行才能通达。故《素问·生气通天论》说：“阳气者，大怒则形气绝，而血菀于上，使人薄厥。”而《血证论》说：“以肝属木，木气冲和调达，不致郁遏，则血脉通畅。”

（5）肾元推动四脏而运血

所谓“肾化血”是指两个方面：一方面是说先天之精和后天之精的相互充养补给，肾气有促进精血互化，生生不息的功能。另一方面是肾之元气有推动和激发各脏腑生理功能以使心气得以推动、肺气得以宣运、肝气得以疏调、脾气得以统制，共同促进血的运行。

总之，中医学认为，血的生成与运行都是由五大脏腑系统共同维持，相互配合完成的。它既体现了人体整体系统的完整性，又体现了各系统的分工合作性。更重要的是，认识到只有自然物质的不停运动变化，相互化生，才有人体生命的存在。所谓“生命在于运动”正是这个道理，而不是指无休止的过度锻炼。

3. 人体经络的营血卫血运血功能

经络是十二脏腑的通窍，是人体气血运行经过、联络周身各部，通达表里、贯彻上下、联络内外的通路。

经络不是“人体自然存在的功能”，而是人体十二脏腑为了人体生命活动保持平衡协调，血和气通，所提供密切联系的运通窍孔隧道。所以《灵枢·海论》说：“夫十二经脉者，内属于腑脏，外络于肢节。”后世医家张隐庵也曾说：“皮肤与络脉相通而内连脏腑。”这些观点都认为经络是内脏与体表的连接之路。所以，我理解经络是内脏的窍道。那么，经络与血有什么关系和作用呢？《灵枢·本脏》说：“人之血气精神者，所以奉生而周于性命者也。经脉者，所以行血气而营阴阳，濡筋骨，利关节者也。”《难经·二十三难》也说：“经脉者，行血气，通阴阳，以荣于身者也。……别络十五，皆因其原，如环无端，转相溉灌。”凡此论述都阐明，血气固然是奉养人体生命活动的重要物质；但是，必须依赖经络的运行转注，血气才能循环不息，才能再生，才能完成新陈代谢，抗御病邪、确保生命活力。

总的说来，经络系统作为十二脏腑的通窍，其系统的领导，为脏为腑；充养的源泉，为血为气；作用的表现，为营为卫；运行的通道，为经为络。可以说，人的生命活动，经络的“脉道以通，血气乃行”至关重要。不行则不通，不通则不行，所以《灵枢·经脉》说：“经脉者，所以能决死生，处百病，调虚实，不可不通。”

（1）经络系统的营血作用

经络系统的营血作用，是通过经隧中运行不息的“营气”来完成的。

所谓营血，中医学认为，是由中焦之精汁化赤而为血，以奉养生身的一种含营养的精微物质。它独行于经脉隧道之中，外营十二经脉，运动不息，始于手太阴肺经，终于足厥阴肝经；内营五脏六腑，昼夜环转，与卫气顺向而行，以此营养血和助血运行，促进血的再生和维持人体生命活动。对此，《灵枢·营气》说：“谷入于胃，乃传之肺，流溢于中，布散于外，精专者行于经隧，常营无已，终而复始，是谓天地之纪。”

中医对营气、卫气的定位都是人体五味化生的精气，只是一清一浊，清气才能行于脉中，浊气只能行于脉外，营气奉养经脉和生身。营气是血中的一种成分，它营养血脉，助血运行，有利于血的再生，维持肌体正常的生命活动。

（2）经络系统的卫血作用

经络系统有保障血的正常生化和运行的作用，这种功能是由人体的卫气来完成的。

所谓卫气，如上所述，它是精之浊者，不能奉心化赤，不能行于脉道之中，只能行于脉外；与营气相向而行，是水谷化生的精之悍气，不是血的成分；是卫护经络，熏肤充身、泽毛的精微物质。故（清）张志聪说："卫者，阳明水谷悍气，从上焦出而卫于表阳。"

对于营气卫气的认识，我们可以概括总结为：同出五味，一阴一阳、一清一浊，各行其道；一外一内，顺向而行；一营一卫，养护经脉；一血一气，营卫生会。卫气的功能是护卫肌表、经络，以利血气生化、经气运行。

《灵枢·经别》说："十二经脉者，此五脏六腑之所以应天道也。"均说明了经络作为十二脏腑的窍道，而通应天气的变化。又由于经络既有通运人体气血精微物质，濡养生身，维持人体生命活动的功能，同时还有"失应"天气变化，成为外邪入侵人体，由表转里、由下传上的暗道。故《素问·皮部论》说："凡十二经络脉者，皮之部也。是故百病之始生也，必先于皮毛，邪中之则腠理开，开则入客于络脉，留而不去，传入于经，留而不去，传入于腑，廪于肠胃。"这就具体地说明了外邪伤人，经络成为由表向里传入的通路。因此，邪气遂可以凭借经络，逐步深入脏腑危毒生命。

不仅如此，通过经络通道，脏腑疾病也可外传体表肢节。故《灵枢·邪客》说："肺心有邪，其气留于两肘。肝有邪，其气留于两腋。脾有邪，其气留于两髀。肾有邪，其气留于两腘。"指出了五脏内生的疾患，也会循经由内外传到相应部位出现症状。让这些病邪内外传变的，就是卫气。

中医认为，"营卫并行，阴阳相随"，说明了卫气虽然不入脉中，但是它傍于经脉外围，以剽悍之特质，相向清除入侵的邪类，与营气不分不离，共同维护血气生化，血气运行。

（3）经络系统运血的动力

经络中气血的运行转注，是依赖“经络之气”来完成的。所谓经络之气，是由元气所派生激发与后天精气充养的精微物质，注于十二经脉及其系统之中，以推动人体气血沿着经络通路运行不息，以联络脏腑、组织、器官、孔窍、皮肉、筋骨，沟通上下内外，使人体组织联成一个非线性、网络结构状态的无处不通的整体的生命系统。经气是经络系统血气的组成部分，又是血气运行的动能，是人体生命功能的表现。故《素问·离合真邪论》说：“真气者，经气也。”

三、人体津液的生化输布和排泄

津液，是人体一切正常水液的总称，同气和血一样，是构成人体和维持人体生命活动的基本物质。它既包括濡养各脏腑组织器官的内在体液，又包括人体生命活动过程中产出的液态分泌物，如脑髓、骨髓、胃液、肠液、涕、泪、汗等。

所谓津，一般质态较为清稀，流动性较大，布散于体表皮肤、肌肉、孔窍之中，特别是能渗注于血脉，参与组血、滋润作用；所谓液，则是质态相较稠浓，流动性小，润注于骨节、脏腑、脑、髓等腔容器官组织，起润养作用。故《灵枢·五癃津液别》说：“津液各走其道。故三焦出气，以温肌肉，充皮肤，为其津；其流而不行者，为液。”《灵枢·决气》说：“腠理发泄，汗出溱溱，是谓津。……谷入气满，淖泽注于骨，骨属屈伸，泄泽，补益脑髓，皮肤润泽，是谓液。”

津液是人体内的阴性变动状态物质，与气不一样的是，它是可见的、有状态的，构成和维持人体生命活动的基本物质。中医学对津液的生成、输布和排泄的认识过程，充分体现了用运动变化论揭示复杂人体生命活动的哲理性、正确性。

1. 津液的生化与脾、胃、小肠的作用

人体津液的化生、输布和泌出，现代称为人体的水液代谢。这一过程，是一个复杂的生理过程，涉及人体多个脏腑的一系列生理功能。《黄帝内经》用简明扼要的一段经文概括描述了这一过程的路线图："饮入于胃，游溢精气，上输于脾。脾气散精，上归于肺，通调水道，下输膀胱。水精四布，五经并行。"

由上可见，饮食入胃以后，通过胃"游溢精气"进行消化，食糜经小肠"分清别浊"后，再"上输于脾"而生成津液。津液生成后，脾要散精，将其传输给肺，再通过肺的宣降和肾的蒸腾气化，以三焦为通道输布全身，完成人体的整个水液代谢过程。

在这个生化传输过程中，脾胃是很重要的环节。其一，胃气的强弱是"游溢精气"的动力，胃气要靠脾气的充养支撑。所以脾强则胃强，脾是饮食化精转液的第一步。其二，是脾气的散精作用。中医认为五味化精之后，脾既可"散精于肝，……浊气归心，淫精于脉"，精可化血；又可"脾气散精，上归于肺"化为津液通调水道。这就说明，脾有选择清浊、分散精微物质的重要功能。故《灵枢·五癃津液别》说"水谷皆入于口，其味有五，各注其海，津液各走其道"，就属这种转化过程。

第二个生化津液的环节是小肠的"分清泌浊"作用。

小肠为受盛化物的器官，它上接胃之幽门，下连大肠阑门。上受胃容下传的食糜进行消化再下传过阑门到大肠。故《素问·灵兰秘典论》说："小肠者，受盛之官，化物出焉。"

小肠受盛化物的工作过程，其实在于"分清泌浊"。首先通过消化将食物分为清的精微和浊的残渣，再吸收其精微水液转脾散精，之后将残余输送给大肠，完成分别"清"与"浊"的职责。另外，对精微中的水液部分，小肠有向下转变为尿液的作用，所以有"小肠生液"的说法。关于"分清泌浊"，张介宾阐释说："小肠居胃之下，受盛胃中水谷而分清浊，水液由此而渗入前，糟粕由此而归于后，脾气化而上升，小肠化而下降，故曰化物出焉。"

由此，我们可以将小肠的分清泌浊产生津液的作用分为三步：第一步，将食消化分解为清（精微水液）和浊（残渣废水）；第二步，又将清与水液分离，将精微传输给脾，由脾将精微散归给肺；第三步，将清中的水液吸收，部分用于濡养自身，部分通过下焦变为尿液。所以，小肠分清泌浊正常，二便正常。临床上出现"水泄"的便可用"利小便以实大便"的方法治疗，就是常见的分清泌浊理论的临床应用。

2. 津液的转输和布散

中医学认为，人体津液生成后，输送和布散于全身以温肌肉、充皮肤，濡养全身的功能要依赖于脾和肺的运动变化来完成。

脾对人体津液的布散主要是通过散精功能来完成。一方面如《素问·太阴阳明论》说脾"为胃行其津液"。为胃行津液是讲胃所化生的精要靠脾气"以灌四傍"（《素问·玉机真藏论》）布散到人体全身；另一方面脾又将津液“上输于肺”，由肺气去完成津液的布散。这两个方面都是“脾气散精”的生理功能。

由脾气散精上归于肺的津液，则是通过肺“通调水道”的宣发作用来完成。肺气开启津液通道才能将津液输布于人体全身，发挥营养和滋润作用。《素问·经脉别论》说肺“输精于皮毛”，就是指肺宣发，输布津液于体表以营养生身的作用。

3. 津液的排泄

人体津液的排泄在正常情况下有三个主要渠道：一是鼻子呼出的气中含有大量水分，二是皮毛开合排出的汗液，三是人体排出的尿液。三个排泄出口的功能是由肺、脾、肾、三焦所主导。

肺的“通调水道”，一方面是指肺对津液的输布，有使津液濡养全身体表，适时散发、排出汗液以滋润肌肤，呼清气、吐浊气的排泄作用；一方面又指肺有肃降作用，使不能从鼻、口、毛孔排出的水液，经三焦通调水道变为尿液排出。所以有“肺为水之上源”的说法。由此可见，肺的“治节”作用、“宣发”作用、“通调水道”作用对保证津液的排泄起到至关重要的作用。肺是人体泌津排液的重要器官。

《素问·逆调论》说：“肾者水脏，主津液。”由此可见，但凡津液的输布和排泄与肾都有重要关系。当然，肾对津液的输布，是通过肾的元气，激发胃的游溢精气，脾的散精，肺的通调水道，小肠的分清泌浊功能，间接完成的。但是，津液的排出则是由肾的气化“升清降浊”功能完成的。

所谓“升清降浊”是指肾对津液也有一种识别作用，所以称“肾者，作强之官，伎巧出焉”（《素问·灵兰秘典论》）。在肾气对津液的“蒸腾气化”中，以三焦为通道，将清者上升布散濡养全身，将浊者下降化为尿液，下输膀胱排出体外。所以《素问·水热穴论》说：“肾者胃之关也，关闭不利，故聚水而从其类也。”由此可见，肾的升清降浊功能，对于全身内在的津液升降变化、布散排出都起着至关重要的作用，实际上肾也是一个调节全身津液代谢的重要脏器。

4. 三焦在人体津液运动变化中的地位和作用

什么是三焦？《简明中医辞典》称：“六腑之一。是脏腑外围最大的腑，又称外腑，孤腑。有主持诸气，疏通水道的作用。”由于三焦“有名而无形”（《难经·二十五难》《难经·三十八难》），所以，从实体解剖、形态观的角度显得概念不明，腑形不见。《黄帝内经》之后，引来后世医家诸多探讨。其见仁见智，各抒己见，学风可嘉。

《难经·三十一难》说：“三焦者，水谷之道路，气之所终始也。”并指出，上焦的位置，在心下，向下至横膈，在胃的上口，它主管水谷的纳入而不排出。它的针治部位在膻中穴，玉堂穴下一寸六分，两乳连线中间凹陷中。中焦的位置，在胃中脘穴，不偏上，不偏下，它主管腐熟水谷。下焦的位置，正当膀胱上口，它主管分别清浊，专主排出而不纳入，故有传导水谷的功能。《难经》之后，《中藏经》《千金方》《医学入门》《体仁汇编》均主“有名而无形”之说。亦有坚持要找准实体的后世医家，如《医学正传》说三焦“其体有脂膜，在腔子之内，包罗乎六脏五腑之外也”。《血证论》则称三焦“即人身上下内外相联之油膜也”。总之，众说纷纭，不一而足。

关于三焦无形是脏器还是功能，后世医家也各有己见。如《医学入门》说：“观三焦妙用，而后知脏腑异而同，同而异，分之则为十二，合之则为三焦。”《医学法律》中也认为：“所谓形者，非谓脏腑外别生一物，不过指其所而为形耳。”南京中医药大学校释《难经校释》说：“我们的认识是，所谓‘无形’，和第二十五难称心主‘有名而无形’的含义一样，并不是说无形质可见，而主要指三焦乃分胸腹腔为上中下三部，概括了其中某些脏腑及其部分功能，并不是一个独立的脏器而言。”

以上诸家，或从文字、学说、临证，从自我学养不同的角度去理解和阐述，难能可贵，无可厚非。但是，对三焦的认识首先要从“解经”开始，再结合临床验证，还要从哲学、人体复杂系统科学的角度去进行分析理解，才能更接近人体生命结构的真实性。

《素问·五脏别论》：“夫胃、大肠、小肠、三焦、膀胱，此五者，天气之所生也，其气象天，故泻而不藏，此受五脏浊气，名曰传化之腑，此不能久留，输泻者也。”本段经文明确肯定了两个概念：第一，三焦是一个独立的脏腑，名曰传化之腑；第二，与胃、大肠、小肠、膀胱为先后同一个中空系列，都受五脏浊气而输泻。

写到这里，回顾前章讲到的经络，与三焦相比，它们都“有名而无形”，又是人身重要的组织器官。《黄帝内经》对经络而言，更是有名无形，更无位。然而，三焦虽然有名无形，但有定位——传化之腑。

《素问·灵兰秘典论》说：“心者，君主之官也，神明出焉。……膻中者，臣使之官，喜乐出焉。脾胃者，仓廪之官，五味出焉。大肠者，传道之官，变化出焉。小肠者，受盛之官，化物出焉。肾者，作强之官，伎巧出焉。三焦者，决渎之官，水道出焉。膀胱者，州都之官，津液藏焉，气化则能出矣。凡此十二官者，不得相失也。故主明则下安，……主不明则十二官危，使道闭塞而不通……”本段经文将人体十二官（六脏、六腑）的主要功能，尤其是水谷津液的化生、泌别、排出功能讲得很清楚。从膻中代心行令开始，脾胃出五味，小肠受盛化物，大肠传道变化，肾强力多能，三焦决渎水道，膀胱贮津液而化出。十二脏腑中关于三焦的功能，就是决渎水液。决，通也；渎者，水道矣。所以，三焦就是通行津液（水液）的器官，其功能就只是通行水液，没有必要牵强附会，将其他脏腑的功能强拉硬拽在一起，否则反而会牵丝扳藤缠绕不清。

本段经文还强调，十二脏腑分工明确，各行其是，各尽其职，相互配合，主次分明，不得相失，并强调“主不明则十二官危，使道闭塞而不通”。这正好证明了人是一个整体，各系统是围绕这个整体发挥功能，有主有次，共同维持人体生命活动，完成人体水液代谢的全过程。

三焦的化气行水功能，其气不是三焦自生的，而是由先天的肾气与后天的脾气充养，才能使三焦通利水液的功能正常发挥。

临床上，肺气虚弱，卫不固表，病邪入侵，饮食入胃，水气不循常道，蒸腾汗出，发为“漏泄”或聚积胸腔发为悬饮。如肺气不虚，卫外固密，食入水物，上出无道，则下走小肠。由于卫气出上焦，所以，津液泌出成汗是以肺气为主导，上焦受卫气引导，发挥向下通水和上归蒸发的水液通调作用。

中焦的作用是协助脾胃的功能，泌糟粕，蒸津液，化精微，入心者，化为营气，入中焦者，下传成尿液。如果脾胃气虚，则水谷清浊不分，浊水从魄门而出，尿量减少；如果脾虚胃实，腐谷不化，水食混沌，脾不散精，水液不走中焦下转，则便烂不实，小便量少。由此可以看出，脾胃的气才是游溢精气和散精的动力，中焦则只是起到上输于脾，通调水道的通渠作用。

对于下焦的作用，《灵枢·营卫生会》说得非常清楚："下焦者，别回肠，注于膀胱而渗入焉。故水谷者，常并居于胃中，成糟粕而俱下于大肠，而成下焦。渗而俱下，济泌别汁，循下焦而渗入膀胱焉。"本段经文认为，水谷入胃，过小肠，下大肠，成三焦是"渗而俱下""济泌别汁""循下焦而渗入膀胱"。这是说水谷中的水液从上到下，分清别浊，升清降浊，都是济泌别汁的过程。这个过程不是水谷共同下到魄门，而是渗下和渗入膀胱，让水与糟粕分开。这个"渗"字很重要。因此说明，三焦能使胃、小肠、大肠内的水液渗入三焦之中，再渗入膀胱，排出体外。从以上分析读经，对三焦的认识就十分清楚了。

第一，三焦是上焦、中焦、下焦的总称，是一个整体，不能将三焦割裂开来理解。

第二，三焦的组织位置，起于胃上口的膻中，下至膀胱之间，包括"胃、大肠、小肠、三焦、膀胱，此五者"为一组传导之腑的胃、大肠、小肠三者。三焦是其中三腑之外围的包裹组织，完整而笼统称为三腑的外腑。所以《简明中医辞典》称："六腑之一。是脏腑外围最大的腑，称外腑。"《灵枢·营卫生会》又有："上焦出于胃上口，并咽以上，贯膈而布胸中，……中焦亦并胃中，出上焦之后，……下焦者，别回肠，注于膀胱而渗入焉。”我想这是指三焦中心包络经脉的主要功能范围而不是指三焦的腑器位置。

第三，有医家称三焦为孤腑，主要认为三焦未有脏器与之配表里，故曰孤腑。其实《黄帝内经》中，经络、三焦、心包络三者，从实体解剖的角度（不管是古代还是现代）都还没有找到实体，后世称有名无形。而从中医“形意解剖”来看，其中心包络亦为一脏。故在《黄帝内经》中有五脏六腑之称，又有十二脏腑（六脏六腑）连十二经脉之称。《难经·第二十五难》说：“心主与三焦为表里，俱有名而无形，故言经有十二也。”《素问·灵兰秘典论》有：“膻中者，臣使之官，喜乐出焉。”所以《黄帝内经》在阐述津液的生成、输布和泌出运动变化中，膻中为一脏，是心的使臣之官。上面《难经》中的心，实指心包络。所以，心包络与三焦互为表里。所谓表里，都是脏腑的经脉相互络属构成的配对关系。

十二经脉中，手厥阴心包经起于胸中，出属心包络，向下穿过膈肌，依次络于上、中、下三焦。而手少阳三焦经起于无名指尺侧端关冲穴，向上至手腕背，过肘尖，上至肩部，向前行入缺盆，布于膻中，散络心包，穿膈肌，依次属上、中、下三焦。以此可知，三焦经脉与心包经脉一阴一阳相互络属互为表里。故，三焦不为孤腑矣。

第四，《难经·第三十一难》说：“三焦者，水谷之道路，气之所终始也。”此句经文，《难经校释》称为：“三焦，是水谷出纳运化转输的道路，人体气机活动的终始。”《黄帝内经集注》提出：“三焦主气，气化则水行，故为决渎之官也。”

试想，如果三焦成了“水谷出纳运化转输的道路”，那么，胃、大肠、小肠又是什么道路？此论有违《黄帝内经》“三焦者，决渎之官，水道出焉”的原意。其实，三焦只是气化水谷中泌渗出的水液通道，并不传输谷之腐糜糟粕。

由于三焦气化行水，那么就成了“三焦主气”，又对不对？如果能气化水液，就成“主气”或“主水液”，那么肺又主什么？肾又主什么？混淆三焦与肺脾肾三脏的功能既不合《黄帝内经》原意，也违背临床实际。其实，气是人体生命的主宰，人体生命科学认为，气是“人的生命体的宏观量子态的一种形象描述”。这是确定气的物质性的最前沿结论。既然有生命、有运动、有变化，就有物质，就有“气”这种生命量子态存在。可以说，人体生命是由气推动主导的。人体的所有组织器官都有气的存在。不能有气，有气化，就主气。所以，“三焦主持诸气”是讲不通的。三焦的气都是由相应脏腑充养的，没有心、肺、脾、肾等脏的充养，上、中、下三焦的气化活动将停止，人体的水液代谢将不能正常运行，人体的生命活动将终止。这就是《黄帝内经》警示我们的“十二官者，不得相失……十二官危，使道闭塞而不通，形乃大伤”的道理。

综上所述，三焦，是人体的水气通道；是人体六腑之一的传化之腑，与心包络相表里；位置是心包络膻中下，是胃、小肠、大肠至膀胱上口三器官的外围包裹组织；其治在膻中、中脘、气街；是人体水液代谢的重要器官。

人体生命结构是一个极其复杂的开放性大系统。中医学在研究人体生命过程中，思想方法是宏观哲理方法，是物质的运动变化思路，是非线性的网络关系结构认证。如果仅仅着手于实体解剖，中医早就消亡了。试想，如果把中医束缚在实体组织内着眼着手，中医学两千年前就贡献给人类社会的量子态物质，就不可能为现代人体复杂系统科学研究开启智慧大门。

第三节　人体生命的病理变化

《哲学》认为：“世界不仅是物质的，而且是运动、发展、变化的，并且以时间空间作为它的存在形式，因此还要揭示运动与物质的关系，物质与时间空间的关系。”中医学对人体宏观的研究，不但肯定人体的物质性、运动变化性，而且对人体生命存在的时间和空间也开展了深入研究。

所谓生命，生即运动，命即生物体的活动能力，也就是涵括生命的时间与空间。中医学将自然宇宙、社会人文、人体生命结合起来研讨，其宗旨就是为人体的生命服务。相对于大自然来说，人的生命时间是短暂的，其空间是狭小的。中医学对它们的宏观研究，就是要找出它们对人体生命力的益害关系和规律，以及对人体生命生、长、老、衰的影响与联系，从而制定出保障人体生命的措施和法则。因此，对人体生理、病理的研究都是中医学探讨的重要课题。上节就人体生命的生理变化做了概要阐述，本节就人体生命的病理变化谈谈看法，以印证中医对人体生命运动变化的深刻理解和认识。

一、人体病变的基本概念

中医是人体生命哲学，因此对人体生命活动的方方面面，都是从哲学的角度去审视、去认识、去揭示它们的本质和运动变化规律。中医学的所有基本理论体系和实践体系都是构建在这一思想方法基础上的。

人体发生病变，其发病机理十分复杂，中医运用阴阳学说揭示人体发病机理，有提纲挈领、执简驭繁的作用。

1. 人体生命阴阳一体

中医学认为，能代表人体生命的物质有两种：一种是精，其属性为阴；一种是神，其属性为阳。精神是构成人体的精微物质，是生命的本元物质。如《素问·金匮真言论》说："夫精者，身之本也。"《灵枢·本神》说："故生之来谓之精，两精相搏谓之神。"这两段经文都体现了"人始生，先成精"和"神气舍心，魂魄毕具，乃成为人"的关于精神构成人体生命的认识。

精神不单是构成人体的本元物质，同时还是维持生命、体现生命存在的表征。精神是人体生命的一体两面，阴阳平衡、和谐一体，人体的生命才能正常存在；阴阳失去平衡，产生偏废，则人体就产生病变，阴阳分灭，则生命终止。故《素问·生气通天论》说："阴平阳秘，精神乃治；阴阳离决，精气乃绝。"《素问·本病论》也说："得神者昌，失神者亡。"由此可见精神是人体生命中相互依存、属性相反的精微物质，具备一切阴阳关系的特性。如果人体的阴阳不能互根互用，不能制约消长，阴阳就会失去平衡而导致阴阳的偏衰而发生病变。所以，中医认为，人体生病（病变）是人体阴阳的偏胜偏衰，只要恢复人体阴阳的偏衰，就可以达到治疗目的，祛病延年。所以，《素问·至真要大论》警示说：“谨察阴阳所在而调之，以平为期。”

2. 人体复杂系统科学对生病的解读

人体复杂系统科学观认为，“生”是运动，“病”亦是运动。生和病都是人体生命在一定的时间和空间内自组织结构的运动变化现象，都是人体生命过程的表征。其中两者又有区别：生是人体生命系统自组织结构从产生到发展到完善，再从完善到衰退到死亡的一个内在的波浪形生长死亡过程；是人体系统自组织中心的“生命自身”过程。病，则是自然界外来的他组织对人体自组织结构运动的一种干扰和破坏，使人体生命自组织结构产生变化。这时正常的循时空的波浪形非线性规律被打破，并极大地缩小和减少人体生命的空间和时间。每到这种时候，人体的自组织系统就会产生一种对抗他组织侵扰破坏的功能，促使生和病两种抗争运动关系纠缠在一起，产生另一种起伏、波动、环绕的涡流状态的运动变化，也就是网络的非线性运动变化状态，使得人体的生存时间和空间遭到更复杂、更多的打压，这时人体所产生的异常生命现象，即是病变。

自组织理论是现代复杂系统科学概念。其实，这一思想概念在中国古代都是作为哲学命题阐发的。传统文化提出的阴阳对立统一的思想，就是事物内部的自组织概念，并认为是系统自组织的根源、动力和机制。《复杂性管窥》说：“阴阳自和命题的提出表明，中国古代哲学的自组织思想已发展到一个新阶段。……这种哲学思想对中医的影响至深至远，成为中医学思想的重要内核。这集中体现在《黄帝内经》中，……‘自’是《黄帝内经》的重要概念，阐释病因和病理、确定治则和治法都离不开它。”比如《素问·汤液醪醴论》说：“故精自生，形自盛，骨肉相保，巨气乃平。”这四句话，每句都是自组织概念，同时这也说明自组织被破坏而生病。人有“平治于权衡，去宛陈莝”“阴阳自和者，心自念”的自组织功能。

3. 人体病变邪正交争

疾病与健康是相对的，病变与抗病是一对矛盾。人体健康，即“阴平阳秘”，是由人体内生命机能的正气维持的；人体生病，即“阴阳失调”，是由破坏人体生命机能的邪气造成的。疾病的发生和变化，也是人体的一种生命运动变化，是人体正气与致病邪气在一定的时间和空间内斗争的反映和过程。可以这样说，在人体生命的全过程中，无论是健康还是患病，正邪斗争都无时无刻不在进行，这种斗争从来没有停止过——从始生到终结。如果说健康与疾病是相对的，那么，正气与邪气的斗争是绝对的。由于正邪交争，人体的生命过程运动变化就显得更加错综复杂。

二、人体病变的规律

由于中医学的哲学属性，尽管人体发病的原因、疾病的性质、病变的部位、病势的进退、终结的效果等都涉及方方面面，错综复杂，但是，都可以用哲学理念和方法去化繁为简、化难为易。这就是用解决矛盾的方法，去揭示、认识和解决人体生命疾病的运动变化，掌握其趋势、遏制其发展、逆转其恶度、战胜其疾病。

1. 邪正交争的矛盾属性

对立统一规律是唯物辩证法的根本规律，它揭示了事物联系和发展的最深刻的本质，是唯物辩证法的实质核心内容。矛盾和解决矛盾是关于对立统一规律的核心课题。中医人体生命哲学是中华民族两千年前创立的关于人体生命的唯物辩证系统理论。它在揭示自然宇宙、人类社会、人体生理病理的相互联系和规则时，其理论化、系统化思维以及认识论和方法论的结合方面，无处不体现辩证唯物、对立统一的根本规律。

“阴阳”就是中华哲人创立的大一统、大开放的宏观唯物辩证对立统一的学说概念。阴阳学说将这个宏观哲学概念现实化、具体化到关于人体生命的各个层面。所以，阴阳就是中华民族创立的一对矛盾概念。用现代唯物辩证哲学观的矛盾属性来反观两千年前的阴阳，它们的所谓同一性、斗争性以及对立斗争之间的相互贯通、相互转化、相互联结、相互依存、相互渗透关系等，是多么一致啊！从这一点讲，我再次由衷惊叹：越是传统的就越有生命力。

就人体疾病而言，中医学宏观地认识和揭示了人体生命过程中出现的另一对矛盾——正气和邪气。黑格尔说：“既对立又统一，这就是矛盾。”（《美学》第 1 卷，第 154 页）而人体正气与邪气斗争统一的过程，正是人体生命过程中，不以人的主观意志为转移而存在的健康与疾病、生存与死亡斗争统一的过程。揭示出正气与邪气矛盾的普遍性和特殊性及其相互关系，将中医学对人体生病的研究，置于一个以人体生命为核心的哲学框架中进行探讨，就更有利于我们从宏观的角度去认识、从微观的角度去着手解决人体生存与死亡这一具体课题。

2. 邪正斗争的主从变化关系

什么是正气、邪气？准确地说，正气是人体自我生命活动中，一切维持正常生命活动的物质与功能的总称。它包括人体脏腑、经络、气血的生长发育能力，抗御病邪能力，自我修复能力以及支撑人体自我发挥能力的能量精微物质，也就是我们现代常称的“正能量”。邪气，则是生命过程中对抗正气、伤害生命、损害肌体的各种致病因素的总称。它包括外来的六淫之邪气，内伤的七情邪气，突发的外因肌体功能伤害等功能的和病害的物质。

（1）正气是病变内因，是主体

《素问·五常政大论》说：“根于中者，命曰神机，神去则机息。根于外者，命曰气立，气止则化绝。”这里所说的“中”，即肌体的内在因素，亦即内因。这里所谓的“外”，即外在气候条件，亦即外因。内因与外因是构成人体正常生理活动的基础，同时也是导致人体发生疾病的两大因素。

相对于人体疾病而言，在正气、邪气这一对矛盾中，中医认为，正气是主体，是人体发病的内因、主因，正气不足或虚损是人体发生疾病的内在根据。中医学认为，人体正气旺盛，气血充盈，卫外固密，精神内守，病邪无隙入侵，疾病就无从发生。所以，《素问·刺法论》说：“正气存内，邪不可干。”只有当人体正气相对虚弱，卫外力弱，不敌邪气时，病邪入侵导致人体阴阳失衡，脏腑经络功能紊乱，精微物质不能充养肌体，才会发生病变。如《素问·评热病论》说：“邪之所凑，其气必虚。”《灵枢·百病始生》也说：“风雨寒热，不得虚邪，不能独伤人。卒然逢疾风暴雨而不病者，盖无虚，故邪不能独伤人。此必因虚邪之风，与其身形，两虚相得，乃客其形。”更加详细地阐明了正气与邪气的主从关系和正气不足是疾病发生的内在因素。

（2）邪气是病变外因，是客体

从矛盾的辩证关系看正气与邪气的关系，正气是内因，占主导地位；邪气是外因，占从属地位，外因只能通过内因才能起作用。所以中医在重视正气、强调正气的主导地位的同时，也看重邪气外因的客体作用。有时候，在特定情况下，突发的恶劣的病邪也可能成为主宰致病的原因。这就要求我们在不同的时间和空间中，既要看到正气的作用又要看到邪气的作用，并正确认识和处理好两者的关系。正因如此，中医便十分强调治未病和不断充养正气，以应对“五疫之至，皆相染易”的疠气来袭，提出“避其毒气”等预防措施。

（3）正气与邪气的主从变化

人体的正气是病变的主体内因，邪气是病变的客体外因。从哲学关于矛盾的属性和辩证关系原理，来看待人体正气与邪气的关系和人体“自己运动”的过程，正邪之间的主从关系在一定的时空和特定的情况下，强弱对比也是不断变化的。

前面讲过关于人体的生长节律和生命周期，其实就是人体从生长到发育到衰亡的过程。人体的正气也是从弱到强，从强到盛，从盛到衰的过程。邪气之于正气而言，人体的正气强盛，邪气则衰弱，当人体正气衰弱时，邪气则强盛。这是正气与邪气的斗争过程和规律，正因如此，人体在幼小和衰老时正气弱虚，发病就相对较多；在青壮年期，正气强盛，发病就相对较少。中医学认识和掌握了这一规律，就能主动介入人的生命时空，扶正祛邪，维护人体健康。

3. 正邪斗争存在于生命的全过程中

邪正斗争不仅关系着疾病的发生，而且影响疾病的发展、转归及预后。那么，人体“没有发生疾病”，是不是就没有正邪斗争？其实，疾病与健康是相对的，正邪斗争是绝对的。在人的生命全过程中，只要有生命存在就有正邪斗争。疾病只是当正气不能战胜邪气时，人体生命出现了异常状态，有了临床症状时，才被认为产生了疾病。所以，疾病是邪胜正却的结果。人体没有出现疾病体征，正邪斗争的结果是呈“亚健康状态”，结果是正气消耗，寿命缩减。为此，中医认为在人体生命过程中，全程都有正邪斗争，并提倡无病养身增寿，抗病延年。

《素问·上古天真论》说：“法于阴阳，和于术数，食饮有节，起居有常，不妄劳作，故能形与神俱，而尽终其天年，……是以志闲而少欲，心安而不惧，形劳而不倦，气从以顺，各从其欲，皆得所愿。故美其食，任其服，乐其俗，高下不相慕，其民故曰朴。是以嗜欲不能劳其目，淫邪不能惑其心，愚智贤不肖，不惧于物，故合于道，所以能年皆度百岁而动作不衰者。”从这段经文可以看出，邪气无处不在，它存在于人体生命的全部时间和空间之中，并一直在损害人体的正气，消耗人的寿命，只有法阴阳、和术数、避亢害、远淫惑，观气从常，积精全神，才能在正气与邪气的隐蔽斗争中抢占主动，提升生命的时间、空间和质量。因此，正邪斗争的全程性，即成为中医治未病的理论基础之一。

4. 正邪抗争的纠缠性

正邪斗争，既有人体自己内生的正气与邪气这一对矛盾的斗争关系，又有人体自身的正气与外界的邪气的矛盾斗争关系，还有外界的天气变化与四时转归的矛盾斗争关系。它们对人体正邪斗争的变化都有十分密切的关联和影响。所以，在正邪斗争中，相互抗争的过程不但有全程性，而且有纠缠性。它们的抗争不是呈线性的，而是呈非线性的复杂的纠缠性的特点和规律。

复杂系统科学认为，人体内的正邪斗争是人体自组织功能发挥作用的表征。《复杂性管窥》说“人体能够通过自组织运动而愈病。自愈应是医学自组织理论的核心概念之一”“为中医学思想的重要内核”。人体自身力争自愈的过程就是生命自组织功能与病邪抗争的过程。比如，正强邪弱，人体可能一战而胜，可能不产生病理反应，即所谓“不发病”，或发病自愈。或正邪我强你暴，双方抗争剧烈，中医称为实证。这时，只有治疗介入，扶正祛邪才能战胜疾病，这叫治愈。另外，当邪气持强，正气不能自卫，治疗介入失时无力，祛邪扶正不佳，人体正气无力抗争，这叫失治。还有就是邪气汹汹，正气羸弱，治疗无法力挽狂澜，回天无力，这叫不治。自愈、治愈、失治、不治是正邪抗争的结果，而产生这些结果的过程，即是正邪斗争的纠缠过程。

复杂系统科学认为，在人体正气与邪气的抗争过程中，运用治疗手段扶助正气参战，或因天气四时变化，外邪失势，都有利于正气恢复，在正邪交争中产生强弱改变，这就是因为“他组织”的作用。并强调“他组织”介入，促进正邪抗争的转化作用。所以，《复杂性管窥》说：“强调人体有自愈伤病的自组织能力，不等于否定疾病斗争中他组织的作用。……无论轻视自组织，还是轻视他组织，都会降低医学的科学性。”

由上可以看出，正邪斗争，不能是单纯的一对矛盾，而是内生的、外来的、宇宙的、四时的、社会的、情志的诸多因素、诸多环节形成的诸多矛盾，互相对立、互相斗争、互相渗透、互相转变，这就必然造成正邪斗争中出现病性的变化、病势的进退、病态的反复等复杂变化。这就要求医者能辨识病机、确定病性、审度病势、预测转归、把握进退、早期介入，力挽狂澜战而胜之。

总之，人体的病变是人体正气与邪气斗争的结果，人体复杂系统科学将其解读为自组织与他组织的复杂关系。所以，不管如何纠缠多变，只要抓住正气和邪气这一对矛盾的复杂变化，问题便可迎刃而解。《复杂性管窥》说："中医的医病之道在于使自组织与他组织相结合，以人体自组织为主，以医生他组织为辅，不看重杀敌制胜，看重的是调理关系（包括脏腑关系、身心关系、人天关系等），调理阴阳，调理气血，追求全面的和谐共生，以期人体能够自组织地保养和愈病。"

第四节　运动变化论的临床应用

对于中医学而言，只要谈到临床，"辨证施治"就是我们必须面对的一个课题。

1990年以来，西方"循证医学"概念被引入中国医药学界，这一本来在西方还广受争议的概念，被一些人试图用以改造中医，促进中医现代化、国际化。这些年，循证医学与辨证施治的碰撞，更加深了我们对"极端的僵硬的"循证医学和哲理的辨证施治的理解和认识。

中医学是在两千年以前就确立了的人体生命哲学。它的唯物辩证思维早就从根本上认识了物质根本存在的运动变化方式。所以，不但在思想论、认识论中得到确立，同时，还在方法论、实践论中得以广泛应用。辨证施治过程，就是运动变化论在中医临床实践中的应用过程。

一、辨证施治的内涵

《非常中医》说："辨证施治是中医治疗疾病全过程的高度概括；是中医治疗学的精髓；是中医原创的一大医疗特色；是中医诊治疾病的基本法则；是中医理论与实践在临床上的完美结合和具体应用。"

就中医学体系而言，《黄帝内经》完成了中医对人体与自然、人体与社会的关系和人体疾病规律的认识论，奠定了中医学的思想理论基础；而东汉张仲景的《伤寒论》则创立了辨证施治这一中医学的临床方法论，成功地解决了中医临床治疗的实践，将中医学的思想理论和临床实践完美地结合在一起，夯实了中医学两千多年颠扑不破的理论体系，维护了中医的传承和发展，创造了更多辉煌。

《素问·六节藏象论》说："苍天之气，不得无常也。气之不袭，是谓非常，非常则变矣。……变至则病。"中医学认为苍天的气，四时代序，气之承袭，有经常而不应无常。一旦气不承袭，五运失常则是非常。反常则非常，非常则变易也。这就是中医学对人体疾病的动态认识："变至则病。"既然疾病是变的、人体是动的、自然环境是非常的，那么我们的临床诊断、辨证施治、遣方用药都应该"以辨应变""有是证用是药"，才能应对一切影响人体疾病的动变因素，争取更好的治疗结果。

运动变化论既是中医学的认识论又是方法论，它贯穿于整个中医学体系，应用于临床的方方面面。2011 年我著《非常中医》，意在强调中医学对自然、对社会、对人体、对疾病的运动变化的认识，以及在临床、诊断、辨证、方药中的巧妙变化应用及其科学性、普适性、有效性，并以此强调运动变化论是中医学重要的核心思想，是中医学重要的思想理论基础。

总之，思变、辨变、应变、用变，是中医学临床辨证施治的内涵，“既是世界观，又是方法论”。

二、运动变化是仲景学说思想的内核

东汉著名医学家张仲景著《伤寒论》，成功地解决了中医学思想论与实践论的关系，在学说理论和临床实践上都有很高的指导意义和实用价值，对后世临床医学的发展有着重大的不可估量的贡献和深远的影响，是中医学发展传承的里程碑。在临床过程中，从辨证论治到辨证施治，无处不是用运动变化的思维去辨识论治错综复杂的疾病，用处变多变的法则方药去临变论治。

1. 六经辨证体系的确立

六经辨证是仲景《伤寒论》继承了《黄帝内经》《难经》学说的精华，依据人体正气与外来邪气的盛衰变化所导致人体产生的疟、病、证的错综复杂特征进行分系统的归纳分析，并找出其变化规律作为辨证纲领、论治依据，让临床遵循的一种学说理论。六经辨证既是中医辨证论治的方法论，又是辨证施治的实践论。从古至今，沿用不衰，确立了以动态看待人体，以变化观察疾病，灵巧有序施治的中医学特色，并成为后世诸多辨证方法的源泉。

仲景观察人体疾病，首先就洞察了人体发病的正气、邪气两个方面的变化实质和表现，根据疾病的不同性质，分为三阴与三阳。即人体发病之后，当患者的正气未至衰竭，症状的反应呈亢奋之象，这时称阳证。三阳病——太阳、少阳、阳明三个类型，大多属于热证、实证。疾病过程中，当患者的正气趋于衰弱，症状的反应呈衰沉现象时，称为阴证。三阴病——太阴、少阴、厥阴三个类型，大多属于寒证、虚证。这是从人体正气与外患邪气的强弱对比变化去认识区别，是一种本质层面的认识。

《伤寒论》还从病邪的动态传变辨识疾病。一般来说，外感病邪，多是从表入里，逐步深入的。太阳主一身之表，邪气既从外侵入，必先见太阳症状，所以，太阳病代表的是伤寒外感的初期现象。如果太阳不愈，邪盛入传就会出现阳明症状为阳明病；或者邪气传于半表半里之间，见少阳症状而为少阳病。还有三阳传遍，病仍不愈，正气更虚之时，邪气还要乘虚传入阴经，出现三阴症状，成为三阴病。

总之，人体的正气与入侵的邪气，是绝对动变的，正胜则邪却，邪胜则正衰，向外向内，动态传变。只有运用运动变化的哲理观去看待人体的病变，才能更贴近病变的本质，才能揭示、发现外感病的传变规律，才能正确掌握辨证论治的依据和法则。

再者，疾病由此经传入彼经，这种传经情况，根本因素取决于正邪的强弱。如邪气盛、正气虚，则发生内传，病情愈重；如正气盛、邪气衰，则发生外解，病情转愈。身体强壮者，感病传变大多在三阳经传变；身体较弱者，感病传变大多在三阴经传变。

当然，以上认识没有涉及医药治疗介入，一旦医疗介入之后，传经因素又多了一个方面——正气、邪气、治疗三大因素。如果治疗得当，正气得以扶持，邪气受到削减，病可由深转浅，逐渐自愈。如果误治、误汗、误下，会打击正气，助纣为虐，病则由浅向深，越治越重。如太阳病不愈，既能传少阳，也能传阳明，更有甚者，可以经阳明、少阳而传三阴。

当然，不仅仅是外感伤寒病才有传变。继《伤寒论》之后，后世医家都是以动态的眼光去看待疾病的发生、发展、传变、预后等不同病变阶段的生理病理变化，并以此指导中医临床治疗的各个方面，因此，仲景的六经辨证体系最终成为中医学临床辨症、辨病、辨证的圭臬。

2. 病异法异、证变方变

据林亿《伤寒论序》说："《伤寒论》十卷，总二十二篇，证外合三百九十七法，除复重，定有一百一十二方。"试想，仅仅一种外感热病，其法用之众，方用之多，始足见仲景对疾病的纷繁杂乱、微妙变化观察之细；更足见其《伤寒论》应对复杂变化病机的措施之多，方法之广。这即是从可变处着眼、从变化处着手，以多变应万变的战略战术，是产生三百九十七法和一百一十二方的临床根据。

《伤寒论》中提出的很多中医治疗法则，都是行之有效和十分珍贵的。比如汗、吐、下、和、温、清、消、补、收、敛、固、涩、攻等治疗方法，以及禁法、服法、煮法、针药并用法、食药并用法、治养并用法等等，都是针对复杂多变的病情而采用的灵活实用的治疗手段，以达到扶正祛邪、保护胃气、扶阳存津、促进人体正气战胜邪气，向愈及全愈之目的。这些灵活多变的治疗方法，皆为后世临证治则、治法之圭臬，历经两千多年，沿用至今。现举例如下：

《伤寒论》中，桂枝汤与麻黄汤均用于治太阳病，但其方的适用性往往就在一症两症之差而用方有别矣。麻黄汤中列八症，头痛、发热、恶风，均同桂枝汤症，不同者在于，麻黄汤有无汗而喘，而桂枝汤有汗出一症。仅仅依据汗出或不出汗而用方迥异，而治法则一用发汗解表，一用调和营卫，方药有很大区别。

不独在发病辨证时取汗症，而在治疗过程中亦重视汗的变化，并用以指导用药。《伤寒论》桂枝汤方一条，服桂枝汤一升后："服已，须臾啜热稀粥一升余，以助药力。温覆令一时许，遍身漐漐。微似有汗者益佳，不可令如水流漓，病必不除。若一服汗出病瘥，停后服，不必尽剂。若不汗，更服依前法。又不汗，后服小促其间，半日许，令三服尽。若病重者，一日一夜服，周时观之。服一剂尽，病症犹在者，更作服。若汗不出，乃服至二三剂。禁生冷、黏滑、肉面、五辛、酒酪、臭恶等物。"桂枝汤的以上用法，通过对出汗的动态观察取证，来决定临床用药剂量的增减，用药时间的长短，食助（热粥）的配服，临床护理（温覆），饮食禁忌等都详尽而确切。

这段文字不但体现了临床对于汗的动态观察，更体现了围绕汗的变化而采取的临床治疗措施：辨证施治、辨证施膳、辨证施护、辨证施禁等等。总之，在《伤寒论》中，动态的辨证的临床实例比比皆是，后世中医临床也守住这些法则传承创新。我想：如果从动态的视角去观察人体疾病的体征变化而应用于临床治疗，中西两医真的不可同日而语啊!

3. 证异法异、方变药变

细读仲景之书，其法、其方、其药，应对其病、其证、其症，灵巧活络，信手拈来。仲景真可谓理解运用运动变化论的圣手，临床辨出一病、一证、一症之异，其法、其方、其药变化则迥异也。

仲景对病的辨识和施治，辨是前提，治是措施，愈是目的。故其六大经病的标题都是“辨××病脉证并治”。他旗帜鲜明地提出对脉的变化和对证的变化的分辨后才开始治疗。太阳病是外感热病中开端之病，通过对主症（头项强痛而恶寒）、主脉（脉浮）更可明确诊断。确诊后，按中医学对疾病的认识方法，不能一法、一方、一药不变地去应对治疗，而必须进一步对其细小的体征变化、脉象变化，再进行“证”的分析分辨和对证治疗，即“有是证用是药”。这是中医应用运动变化论针对疾病的个性与单体的动态观察和动态治疗。这是最实事求是、最贴近真实的临床治疗手段，是中医学的治疗特色和优势。

以太阳病为例。太阳病确诊后，依据其脉、症的不同又细辨为中风、伤寒、温病、风温、痉病、湿痹等。在《伤寒论》中，伤寒与中风的分辨在于脉浮紧、无汗和脉弱、自汗的区别。因此治疗就有分别，一用麻黄汤，一用桂枝汤，治法、方药也大不相同。仲景用桂枝汤与麻黄汤治太阳病，以解表为主，而有他症出现时则多因里症外露，故有种种不同而兼有种种变化，所以方药有别。对此清代柯琴《伤寒附翼》说：“麻黄汤于发表中降气，桂枝汤于发表中滋阴，葛根汤于发表中生津，大青龙汤与麻杏甘膏汤、麻翘赤豆汤，于发表中消火，小青龙汤与五苓散，于发表中利水，清火中复有轻重，利水中各有浅深也。”此仅表里夹杂着变化纷繁，更不必说传经出入之变，则更错综复杂，能否以不变之一法应万变？能否以不变之一方应万变？

一证应一方，其微妙变化又在于时间与空间的变症之中。还以汗症为例：伤寒受病，一日即可传，至六七日可愈，故医必定将病传控制在一周的时空内战而胜之。伤寒用麻黄汤，临床要求一战而胜，不可一而再，再而三。否则将不戢而致祸。比如用麻黄汤汗后不解，便当以桂枝汤代之。如果汗出而不透者，邪气留连于皮毛骨肉之间，此时，当以麻桂各半与桂枝二麻黄一汤用之。如若阳盛于内而无汗者，又当用麻黄杏仁石膏连翘赤小豆汤等剂。

又如小青龙汤服法一条，《伤寒论》说：“上八味，以水一斗，先煮麻黄，……温服一升。若渴，去半夏，加栝楼根三两；若微利，去麻黄，加荛花（如一鸡子，熬令赤色）；若噎，去麻黄，加附子一枚（炮）；若小便不利，少腹满，去麻黄，加茯苓四两；若喘，去麻黄，加杏仁半升（去皮尖）。”请看，同为一病，用一方，而一症变，方中药物加减变化随手拈来，何其灵动。所以，辨证施治中辨病、辨证、辨症，法变、方变、药变，乃仲景心法尔。

4. 辨证施治方药的性变与量变

仲景辨证变治的心法在《伤寒论》中条条皆见，除开治法、方药及随证加减外，其辨证施治过程中遣方用药中有关药性和药量的变化也十分突出。

以《伤寒论》大青龙汤为例。此方是为太阳中风烦躁而设，与麻黄汤证比较，区别在于喘症与烦躁症之区别。喘者，为寒郁其气，升降失调，故重用杏仁以苦降气；烦躁，是内热伤气，无津化汗，故加石膏以甘寒生津。大青龙证用麻黄汤加石膏、生姜、大枣。两方都用杏仁，但麻黄汤用七十枚，大青龙汤用四十枚，无喘而有热，用药虽同而用量减近半也。石膏为大青龙烦躁而设，然恐其内热清除而表寒不解，故又倍用麻黄发表，倍用甘草和中，再加姜枣以调和营卫，一汗而表里双解，风热两除，攘外清内，丝丝入扣，相得益彰。仅此一方用法之增减，可见仲景对药性、药量的把握和重视。

仲景所制之方中，药味不变，药量的变化不同，导致方名的变化与对证的变化也是常见的。例如《伤寒论》中，桂枝加芍药汤、桂枝加桂汤中，前方因误治，太阳病传成太阴病，出现“腹满时痛”症，故将桂枝汤中芍药由三两加为六两，倍用而方名改变，治病也改变；后方因误治而引发奔豚证，出现“气上冲心”症，故将桂枝汤中桂枝加二两以治奔豚，其方名有变，治证也改变。

又如小承气汤、厚朴三物汤、厚朴大黄汤三方。它们都是由大黄、厚朴、枳实三味中药组成，小承气汤中大黄用量倍于厚朴，功能泻热通便、消痞除满；厚朴三物汤中厚朴倍于大黄，治腹满痛而大便秘结；厚朴大黄汤中厚朴用一尺，用治支饮胸满兼腑实便秘之证。厚朴用一尺，相当于大剂量，也可以说不计量，只计形也。仲景用药，有的用数：如枚、个、尺、合、升、斗等，可以说计数不计量；有的计量：如斤、两、钱、分、铢，可以说极其重计量。铢是什么概念？汉代一两相当于现代约 150 克，一铢为一两的二十四分之一，一铢相当于现代 6.25 克。所以说，仲景配方用药既重视药性又重视药量，并且性、数、量交相应用，增减自如。

中医通过“辨”找病机，依此确立治法，依法遣药组方，选药定量。辨证施治，理法方药，环环相扣，节节关联，环节皆不废也。由于病有轻重之分，表里之别，虚实之异，上下之位，三焦之属等等，尽管辨证准确，药味已定，而每一味药的性与量如不能恰到好处，其疗效则失之毫厘，差之千里矣。如病重药轻，恰似红炉点雪，润之而不见，药不能胜病；如果病轻药重，犹如斧钺之诛，毁本而损末，方不能痊疾。所以，用药助方之道，不在药数之多寡。药多而庞杂，看似面面俱到，其实易致配伍混乱，治疗作用模糊，难于生效；药味当多而少，药力单薄，失于变化，难于契合复杂病机，达不到一矢中的之作用。总之，应当动态地观察病机病证的发展变化与趋势，针对病机或症型的变化而变化，将运动变化、个性化施治贯穿始终。故重在切中病机，动态调方，意在准，用在精。

5. 变从病机，医不执方

中医临床治病多宗“有是证用是药”或“医不执方”之类的组方用药经验，同时也体现辨证施治的运动变化思想核心。辨证施治是贯穿仲景学说的指导思想，也是仲景立法制方的依据。《伤寒论》创一百一十二方，全是在外感热病治疗过程中总结创制的。所以，有后世医家就提出“桂枝汤治中风，不治伤寒；麻黄汤治伤寒，不治中风”。将六经证治方药严格控制在六经病证的框架内，禁其不越雷池，根本“不审仲景此方主何等症，又不审仲景何症用何等药，只在中风、伤寒二症中较量，青龙、白虎命名上敷衍，将仲景活方活法，为死方死法矣”（《伤寒论翼》）。仲景六经各有主方治之，而与他经有互相通用之妙，细读细研仲景学说自然可以理会。

六经病方不拘于用于六经之病症。其原因在于，一是仲景之方从病机下手探讨经络脏腑，二是仲景之法是从病机变化来制定法则方药。所以，柯氏《伤寒论翼·全论大法》说:“盖伤寒之外皆杂病，病名多端，不可以数计，故立六经而分司之；伤寒之中最多杂病，内外夹杂，虚实互呈，故将伤寒杂病而合参之。”在《伤寒论翼·制方大法》中又说:“凡病有名有症，有机有情，……因名立方者，粗工也；据症定方者，中工也；于症中审病机察病情者，良工也。仲景制方，不拘病之命名，惟求症之切当，知其机得其情，凡中风伤寒杂病，宜主某方，随手拈来，无不活法，此谓医不执方也。”提出“合是症便用是方，方各有经，而用可不拘，是仲景法也”。

另外，历代注家多持“以《伤寒》论外感,《金匮》治杂病”的观点，视《伤寒论》为阐述外感热病辨证论治的专著,《金匮要略》是治伤寒杂病的专著。而柯琴《伤寒论翼·自序》却说:“原夫仲景之六经，为百病立法，不专为伤寒一科。伤寒、杂病治无二理，咸归六经之节制。”至此，仲景学说的真谛、精旨得到彰明，仲景的心法、辨证论（施）治得以传承发展。

张仲景是中医学功臣,《伤寒论》是中医传承发展的里程碑，辨证论（施）治开中医临床治疗学先河，运动变化论是仲景学说心法。

三、运动变化论在温病学中的应用

温病，是中医学外感发热病证中的一种类型,《黄帝内经》《难经》《伤寒论》均认为“皆伤寒之类也”，叙证较简，治则单一。宋代开始至金元时代，温病在理法方药临证治疗上开始有所突破，为温病另成体系奠定了基础。时至明清时代，中医学家们对温病的认识更加深化，理法方药，临床辨治不断丰富，日臻完善，创造性地总结出了一套较为完整切用的温病辨证施治的理论和方法，使温病从伤寒范围中独立出来自成体系——中医温病学。

温病在现代，仍是临床上的常见病、多发病，一年四季均可发生，患者不分男女老幼。并且发病大多来势急骤，传变迅速，病情较重，多有传染性，更甚者可能在人群中传播、蔓延，造成大流行。

温病治疗在中医临床学中占有很重要的地位。当今，在世界很多地区流行的传染性、流行性强的疾病，无论用什么命名，认为是什么“病毒”，以中医学的视角，都属于温病范围，都可以用温病的理法方药进行辨证施治。2003 年世界突发严重急性呼吸综合征（SARS）疫情，短时间内袭击了 32 个国家和地区。中国内地染病人数高达 5327 例，占世界染病人数的 60%以上。中医当时适时介入治疗，很快收获显著疗效。退热快、病程短，受到世界卫生组织专家的称赞：“中医药治疗非典型肺炎效果非常神奇。”

由此可以证明，中医治疗温病的理法方药是普适的、有效的和科学的。

伤寒学说与温病学说相比较，它们的共同之处在于，两者都能运用运动变化论的哲理思维去辨证认识疾病的传变，运用变化灵巧的法则和方药去治疗病证。它们的不同之处在于，温病病邪不仅在人体内部传变，而且在人体外传变（传染）。另外，以传变速度而论，温病的传变速度快于伤寒。所以，治疗温病与伤寒的理法方药，应按各自的病变规律辨证施治。因为它们发病的地域、时间、空间，变化规律和传变速度都小同而大异也。

1. 吴有性，善急证急攻

明末温病学家吴有性，著我国第一部温病学专著《温疫论》。在“古法不合今病”的基础上，以运动变化思路，突破“百病皆生于六气”的传统观念，创“杂气”学说，使温病病因学有了重大突破和发展。治疗上重视争夺病邪传变的速度、时间与空间，创制疏利和透达之法，推崇攻下以逐邪，重视养阴护正，既祛邪于顷刻，又顾正于永久，对温病学的发展有重大贡献，当下在理论和临床实践中仍有重要现实意义。

温病传变不守常态。吴有性在治疗温病的实践中，对于应用汗、下、疏利、透达之法能利者为常法。而温病之病多有不守常法之变，称为“传变不常，亦疫之常变也”。提示医者临证应注重“局外之变”，提出“传变不常，皆因人而使，盖因疫而发旧病，治法无论某经某病，但治其疫，而旧病自愈”。这就是说，治疫要抓主要矛盾。疫可引动多种病证，医者只要抓住疫变而应变之，旧病可因温疫痊愈而自愈。这是医家灵活应用变动思维，传变之间，守常应变，动变结合。

急证急攻。温疫病证，发病紧急，传变迅速，里实热证聚于一疫一时者多。一日之中，据证早可服达原饮一剂，中午又须据症加大黄一味，午后又急投大承气汤，至半夜可愈。所以，《温疫论》说：“一日之间，而有三变，数日之法，一日行之，因其毒甚，传变亦速，用药不得不紧。”如果疫证急传，“或投缓剂，羁迟二三日，必死。设不死，服药亦无及矣。尝见温疫二三日即毙者，乃其类也”。

吴有性关于治疫必须急证急攻，传快变快，抢时间、赢空间、保生命，体现“时间就是生命”的临床价值观，既行之有效，又有现实意义。

疫邪分传是吴有性对温病传变的一大贡献。疫邪分传包括两个方面：一是疫邪为天地疠气，“邪之所着，有天受、有传染，所感虽殊，其病则一”；二是，疫邪可表里分传，“因证而知变，因变而知治”，“不传则邪不去，邪不去则病不疗”。

关于天受与传染，吴氏认为，天受是因“得非时之气，……疫者感天地之疠气”。这是指由口鼻而入的，天地疠气致人罹患疫病，传染是“其年气来之厉，不论强弱，正气稍衰者，触之即病”。这是指感疫之人又传染他人的感病关系。作为明末中医学家的吴有性，能在病因学及传染途径方面有如此认识，对温病学的创立确有重大突破、发展与贡献。

关于表里分传，吴氏认为，疫邪的传变是典型的非线性传变。《温疫论》说：“有感之轻者，……其不传里者，一二剂自解，稍重者，……表气不能通于内，里气不能达于外，……有二三日即溃而离膜原者，有半月十数日不传者，有初得之四五日，淹淹摄摄，五六日后陡然势张者。”并提出“元气胜者毒易传化，元气薄者邪不易化，即不易传”。主张有三阳现证者，用治疫全剂达原饮三阳加法，以利毒邪表里分传，“消内消外消不内外”三地之阳证。

总之，吴有性能以运动变化的思维方法去认识温疫的传染传变，用争时间抢速度的理念，创造性地立法制方，为中医温病学的发展做出了重大贡献。

2. 叶天士，重急传急解

清代著名中医学家叶天士，著《外感温热篇》，创立“卫气营血”辨证纲领，为温病学说奠基人之一。他学验俱丰，师古而不泥古，对温病学的发展有很大贡献。

叶氏对温病学的贡献，首先是阐明了温病发生、发展的机理及其与伤寒的区别；创建了“卫气营血”辨证施治的临床依据以及诊断和治法方药。尤其是对温病传变的途径与速度的认识，有其独特之处。

“温邪上受，首先犯肺，逆传心包。”“大凡看法，卫之后方言气，营之后方言血”，叶氏对温病的传变，总结出两条传变途径：一种是温邪犯肺（卫），如果邪不外解，则可由肺卫而内陷心包营分而出现病情急转剧变，病势重险，这是一种非常变（顺传）的传法，故称“逆传”；一种是肺卫受邪，不解之后由卫至气，由气至营至血。这是一种温邪常规内传。临床可依据温病可能的传变途径和速度，要么循缓急之法从容应对；要么“务在先安未受邪之地，恐其陷入易易耳”，提前设防。

叶氏对温邪发热的传变速度的认识十分契合临床。所以在《外感温热篇》中开篇明示：“温邪则热变最速。”提倡温病初起要“透风于热处，或渗湿于热下，不与热相搏，势必孤矣”。此一透、一渗，都是为邪找出路，孤立邪势，达到病去人安之目的。

叶天士《外感温热篇》中对卫气营血病机的深浅层次及证候的不同治法归纳有汗法、清法和透法。其实在复杂的急骤变化的病机传变中，尚可有数十种治法随机应变。在众多治法的应用中，叶氏不但重视分辨病因病机的性质，而且非常重视传变速度的快慢。他警示“温邪则热变最速”，强调用法用药要“急”。辨证准、施治快、用药急，是叶氏治疗温病的一大特色。

《外感温热篇》第五条提出：“营分受热，则血液受劫，心神不定，夜甚无寐，或斑点隐隐，……急急透斑为要。”第十六条：“若烦渴烦热，舌心干，四边色红，中心或黄或白者，此非血分也，乃上焦气热烁津，急用凉膈散。”第二十条：“初病舌就干，神不昏者，急加养正透邪之药。”第二十五条：“舌黑而干者，津枯火炽，急急泻南补北。”第三十三条，齿“若如枯骨色者，肾液枯也，为难治。若上半截润，水不上承，心火上炎也，急急清心救水，俟枯处转润为妥”。

总的来说，叶天士对温病的治疗，首先强调对温病性质的分辨，对病传变速度的捕捉，同时更强调稳、准、快的施治与法则。可见其对温病急骤传变的特点的准确认识和把握。在施治上提倡急、再急，快、再快，与病邪争时间、抢速度、救生命。

运动变化论在中医临床中的运用还涉及辨证施治和理法方药等很多方面，内容也十分广泛。本节只能从辨和施中摄取最具动态的内容，引申之、明辨之、据证之。其实尚有很多内容漏举，这些文字能起抛砖引玉的作用已经足矣，只好抱憾止笔。

《素问·六微旨大论》说：“成败倚伏生乎动，动而不已，则变作矣。……出入废则神机化灭，升降息则气立孤危。故非出入，则无以生、长、壮、老、已；非升降，则无以生、长、化、收、藏。”这就是中医关于运动变化的世界观、哲学观、认识论和方法论总纲——变化乃天地神明之理。故可以说：“善言化、善变者，通神明之理。”

(《素问·气交变大论》)天地万物都是在运动变化中形成，没有运动就没有变化，没有变化就没有生命——此天地间之至理。

第五章　中医天地事物多维论

学习“中医天地事物多维论”，首先必须对“维”“多维”的概念与含义有一个切合论理的正确解读，才能将这一关于中医人体生命哲学的思想理论阐述清楚，使这一维系人体生命复杂系统多元素、多因素、多层面、多层次的理论，能被合理地展开研究。同时，一方面能彰显古代中医哲人的大成智慧，另一方面又能启迪中医后辈传承的创新空间。

第一节　古今“维”字的含义与概念

古汉语对“维”字的解释是广义的。其一有物类说。《说文》曰：“车盖维也。”《仪礼·大射礼》曰：“中离维刚。”《楚辞·天问》曰：“干维焉系。”（注：维，纲也。）其二有动词说。《博雅》曰：“系也。”《春秋公羊传·昭公二十四年》曰：“且夫牛马维娄。”（注：系马曰维，系牛曰娄。）《汉书·贾谊传》曰：“是犹度江河亡维楫。”（注：维，所以系船。）《周礼·夏官·大司马》曰：“以维邦国。”（注：维，犹连结也。）其三有空间方位说。《诗·小雅》曰：“四方是维。”其四有意识形态说。《管子·牧民篇》曰：“国有四维：一曰礼，二曰义，三曰廉，四曰耻。”另外还有做发语词的，做助词的，做姓氏的等。从以上有限的例句可以看出，古代对“维”字的理解和应用是广泛、广义的。这对我们学习《黄帝内经》中“多维”概念和“维思想”的理解、吸收有很大帮助。

现代汉语对“维”字的理解比较直接，其含义有连接、保持、保全、维系、维护之义，主要用作事物之间的一种“相关”的共同关系的表述，基本宗古代汉语的概念。

西学东渐以后，维的立体概念被表述出来。《现代汉语词典》解释为“几何学及空间理论的基本概念称维，认为构成空间的每一个因素（如长、宽、高）叫作一维，如直线是一维的，平面是二维的，普通空间是三维的”。之后，对空间描述，就被广泛运用到影视网络等很多领域。

人体系统科学是当前人们认识到，“还原论”在涉及生命等复杂系统问题时表现出来明显的局限性，欲积极创建的一门旨在以人为中心的系统科学。它们继承了东方古代朴素哲学观对宇宙、世界、生命以及人采取一种抽象的可以包含无数解读角度的开放系统来刻画事物。并进一步借助几百年来的科学发展给我们带来的具体认识及各门学科产生的多层次结构知识，尝试为宇宙、世界、生命和人构建一个统一的本体论模型——“一元两面多维多层次”复杂系统本体论结构。它们的这一模型构建，其实与《黄帝内经》对天地人的整体研究十分吻合。《人体复杂系统科学探索》认为：“复杂系统必然是多维的，同时也是多层次的。”“一切系统都是简单与复杂的综合，都存在作为一元的自组织中心或称本质。但同时又存在多维度的两个方面矛盾对立的表象，如实与虚、表与里、动与静、简单与复杂等。”很明显，这里的多维是指“多种维度”。对于复杂系统而言，二面、多层次的耦合才能说明事物的相关现象。这种耦合就是维度的结果。

《人体复杂系统科学探索》认为：“人类整体也是一个有机体，也有其整体的思维系统，这一系统应该是高度的理性思维。”一元二面多维多层次的本体论既是一种现代哲学观、认识论，同时，也可应用于人的思维系统。所以，人体复杂系统科学对维的理解应当是，事物间的维度和人的系统思维两个方面。

系统思维是在哲学层面对人类、世界、宇宙的一种深刻的哲学思考。熟读《黄帝内经》，我们随处可见中医学对宇宙、世界、自然社会与人类关系的研讨。我们要将这宏大的复杂系统有关联地结合起来，“多维论”这一哲学观，是必须同其他思想理论一起进行深入学习探讨的。

第二节　《黄帝内经》的多维观

《素问·生气通天论》曰：“因于气，为肿，四维相代，阳气乃竭。”这是《黄帝内经》中首次以多维为表述的经句。那么，它的含义是什么？人民卫生出版社 1963 年版《黄帝内经素问》注：“素常气疾，湿热加之，气湿热争，故为肿也。然邪气渐盛，正气浸微，筋骨血肉，互相代负，故云四维相代也。”本注释认为，此处的四维是指筋、骨、血、肉四种机体组织。相代是指互相代负。那么，我们可以这样理解：组成人体的筋骨血肉四大机体组织，只有相互维护、相互协调，才能相互为用；只有相互为用，才是相互代正。如果四者不能相互为用，则是相互代负。所以，相维是体，相代是用。

张志聪著《黄帝内经集注》认为：“《阴阳别论》曰：结阳者，肿四支。盖阳气伤而不能运行，则荣血泣而为肿矣。四维，四支也。四支为诸阳之本，气为邪伤，是以四支之阳交相代谢，而阳气乃竭也。朱济公曰：四维，四时也。……盖手足三阳之气，旺于四时，有盛有衰，如四时之代谢，故曰四维相代也。”从张氏的注释可以看出，他既认同四维代表四肢，也赞同四维代表四时。他想表述的是四肢与四时，都有一个四者代之过程。

《素问·至真要大论》曰：“寒暑温凉盛衰之用，其在四维。故阳之动，始于温，盛于暑；阴之动，始于清，盛于寒。春夏秋冬，各差其分。故《大要》曰：‘彼春之暖，为夏之暑，彼秋之忿，为冬之怒’，谨按四维，斥候皆归，其终可见，其始可知。此之谓也。”此段之四维，《黄帝内经素问》注释说：“言春夏秋冬四正之气，在于四维之分也。”这一注释，合朱济公曰：“四维，四时也。”《黄帝内经集注》解说：“日月运行，一寒一暑，四时之气，由微而盛，由盛而微，从维而正，从正而维，寒温互换，凉暑气交，胜复之气，有盛有衰，随时先后，是以有早有晏也。阳之动，始于温，盛于暑；阴之动，始于清，盛于寒，是由微而甚也。如春之沉，夏之弦，秋之数，冬之涩，是冬之余气尚交于春，春之余气尚交于夏，夏之余气尚交于秋，秋之余气尚交于冬，是由盛而微也。所谓正者，春夏秋冬之正方也。维者，春夏之交，夏秋之交，秋冬之交，冬春之交，四隅之四维也。四时之气，从维而正，复从正而维，寒温气交，凉暑更互，环转之不息也。”

捧读以上经文，学习前贤之解注，我想，对多维的含义应当有这样的理解：四维并不仅仅是指四肢或筋骨血肉，四时或寒热温凉。天地之间，六合之内，凡是构成空间的每一种因素之间的关系都可叫维；所以，宇宙自然界的多元素、多因素、多层面、多层次结构的存在都是构成中医学多维论哲学思想的物质基础。同时，更重要的是，这些多维的相互联系、维系、维护、共生、共荣、互联、互通，相互弥合的动态是中医多维论哲学思想存在的根本平台，维或多维是它们共生共荣、共同存在的纽带。是两千多年来中医学就确立了的唯物辩证哲学思想命题。

一、阴阳的四种维度

阴阳是中国传统文化贡献给人类的一对古代哲学概念，是朴素的唯物论和辩证法思想的两点论表征，是古人认识自然、解释自然的世界观和方法论，是对相反相成、相互关联事物的高度刻画和概括。为此，认识、研究阴阳之间的联系规律和运动变化特点，就成为中医学的重要课题。

1. 阴阳互根互生、无限可分的相维关系

阴阳既存在于同一事物中相对的两个方面，又存在于不同事物中有关联而相对的两个方面；它既有对物性的分类，又有对态势的表述，还有对位置的概括等。总之，宇宙自然、人类社会、万事万物，阴阳无处不在。正如《素问·阴阳应象大论》说："天地者，万物之上下也；阴阳者，血气之男女也；左右者，阴阳之道路也；水火者，阴阳之征兆也；阴阳者，万物之能始也。"

阴阳是一个宏观的哲学概念。宇宙之间，万事万物都可以用阴和阳两类来概括，任何事物内部又都可以以阴和阳两个方面来分类，每一事物中的阴和阳还可以再分阴阳。所以《素问·阴阳离合论》说："阴阳者，数之可十，推之可百，数之可千，推之可万，万之大不可胜数，然其要一也。"所谓一也，即《类经·阴阳类》说的，"阴阳者，一分为二也”。由此可见，阴阳是由统一的一，一分为二，再到三，再到无限。这就表明，尽管可以无限分类，但是不离统一。这种既分又统、既对立又统一的关系，就是由阴阳相维来维持的。

2. 阴阳相反相成、对立统一的相维关系

《素问·阴阳应象大论》说：“清阳为天，浊阴为地，地气上为云，天气下为雨。”这段经文称，清的天为阳，浊的地为阴。天地是一阳一阴的对立体，然而，浊的地气可以上升为天上的云，清的天气也可以下降为地下的雨。这一天一地，一清一浊，一上一下，一云一雨，都是阴阳的表征。这段经文明白地表述了阴阳的互根互生性、运动变化性、相互转化性的特色和规律，这也是阴阳相维的结果。

3. 阴阳相互为用的相维关系

《素问·阴阳应象大论》说：“阴在内，阳之守也；阳在外，阴之使也。”这种“阳为阴守，阴为阳使”的现象，揭示的是阴阳不但互生，而且还互用。阴阳的互生互用，体现了阴阳共存互动和阴阳的相互依存特色和规律。这种阴阳关系，也是靠相关事物的多维关系维持的。

4. 阴阳相互转化的相维关系

《灵枢·论疾诊尺》说：“重阴必阳，重阳必阴。……故曰寒生热，热生寒，此阴阳之变也。”这段经文表述的是，阴和阳，在一定的条件下可以由阴变阳，也可以由阳变阴。体现的是阴阳之间动态的相互转化特色和规律，这也是只有在事物相维的前提下，才能有运动变化和特定条件下的相互转化，从而达到一个稳定的相对平衡。

总之，阴阳事物之间存在着无限可分性、对立制约性、互根互用性、相互转化性、消长平衡性。这些特性存在的前提首先是它们的物质性、运动变化性和多维性。这些特性，揭示的不仅仅是一种哲学概念，还是自然界相互关联事物间恒有存在的规律和法则。这就是自然界存在的道，也就是我们在天地间寻觅求索的道。所以，《素问・阴阳应象大论》说："阴阳者，天地之道也，万物之纲纪，变化之父母，生杀之本始，神明之府也。"所谓"神明之府"，我理解为，阴阳是开智的地方，亦即智库的意思。它提示我们，在自然界寻道、取法，应当以阴阳的内涵和规律作为思考的起点。

二、阴阳二维论在临床配方中的应用

阴阳概念表征的是宇宙间相反相成事物的生存规律与至理，它的哲理内涵可以指导多学科的理论构建和实践应用。中医是人体生命哲理医学，是一门包容性、哲理性、实践性都很强的学科，所以，将阴阳学说贯穿到本学科的理论体系和实践应用的各个方面，使之成为传统文化用阴阳的典范。

中医取法来自宇宙自然，阴阳学说理论更是起点。由于《黄帝内经》反复强调"法于阴阳，和于术数"，"阴阳者，天地之道也"，"治不法天之纪，不用地之理，则灾害至矣"等的重要性和必要性，所以，用阴阳阐述人体的组织结构、生理功能、病理机制以及疾病的发生发展规律和临床诊断、治疗等各个方面，都不会偏离《黄帝内经》阴阳学说思想的主导。

方剂，是中医辨证论治的产品，是临证理论与实践结合的成果，是检验辨证施治的"临门一脚"。方配好了，可以成千古名方；方配差了，可以导致终身遗憾。配方称配伍，配伍方法在中医业内见仁见智，颇多建树；配伍理论，自《黄帝内经》以来，临床常用的有性味归经、七情和合、气机升降、君臣佐使等，其中君臣佐使配伍是临床最常用的配伍。

运用阴阳理论指导配伍，其实在临床配方时常常都有运用，只是，是否作为主导思想去指导临床配方实践，那就不好说了。因为，在业内临床和传承教学中，还鲜有提出“阴阳配方”者。由此，尽管阴阳理论在中医学中应用广泛，但是笔者愿以《黄帝内经》理论为基础，以半个世纪临床实践为依据，将“阴阳配伍”概念及其在临床实践中的意义提出来，以抛砖引玉。

前面讲了，阴阳是天地之道，治法当法于阴阳，守天地之大纪，则灾害不至，这是医者配伍的警示之言。所以，配伍之道、阴阳的规律和法则是必须遵循恪守的。

四物汤，高等医药院校教材《方剂学》将其列为补血剂之首方，业内临床均笃信之。笔者临床三十余年，深感四物汤补血效果不甚满意，遂深究之，以为四物汤不属补血剂而当属理血剂。

查四物汤首见于唐代蔺道人撰《仙授理伤续断秘方》中，后载于宋《太平惠民和剂局方》中。《仙授理伤续断秘方》四物汤条下称：“凡伤重，肠内有瘀血者用此。白芍药、川当归、熟地黄、川芎各等分，上每服三钱，水盏半，煎至七分，空心热服。”《太平惠民和剂局方》发展了四物汤的功用，称：“四物汤，调益荣卫，滋养气血。治冲任虚损，月水不调，脐腹疞痛，崩中漏下，血瘕块硬，发歇疼痛，妊娠宿冷，将理失宜，胎动不安，血下不止，及产后乘虚，风寒内搏，恶露不下，结生瘕聚，少腹坚痛，时作寒热。”以上两方书，对四物汤的作用和临床主治的阐述，均认为四物汤不是补血方而是理血方。

近代，业内多以为“凡是以补血养血的药物组合，治疗血虚病证的方剂，统称为补血剂”。四物汤中，当归，味甘、辛，性温；入心、肝、脾经；有养血调经，活血止痛之功效。熟地黄，味甘，性微温，入心、肝、肾经，有养血滋阴作用。两药质地均滋润，味甘，且温，所以，滋阴又增液，都有养血作用。白芍，味酸、苦，微寒，主入肝经，有养血敛阴、柔肝止痛、平肝潜阳的作用。在中药书中，当归、熟地、白芍均归于养血药一类。川芎，味辛，性温，入肝、胆、心包经等，有活血行气、祛风止痛作用。川芎配入四物汤中，既有利于活血行气，使当归、熟地、白芍养血而不腻，滋血而不滞；又有利于行血祛瘀，让当归、白芍止痛不瘀，行血而不破血。四味药中，三味药以养血滋阴，一味药以理血止痛。又近代业内，大多将养血药与补血药等同起来称“养血药，又叫补血药，就是用于治疗血虚病症的药物”。所以，难怪《方剂学》中四物汤功用为“补血调血”。主治为“冲任虚损。月水不调，脐腹疞痛，崩中漏下……”宗《太平惠民和剂局方》主旨病症方。细读《方剂学》，四物汤的功用与主治有明显不太协调之误。

那么，为什么养血不等于补血，补血剂不等于理血剂呢？这就必须从阴阳谈起。

人体中最重要的一对阴阳就是气与血。气为阳，血为阴。气血在人体中的生理功能同样遵循阴阳的功能和规律。《医贯·阴阳论》说：“阴阳又各互为其根，阳根于阴，阴根于阳；无阳则阴无以生，无阴则阳无以化。”这就是“孤阴不生，独阳不长”的阴阳互根规律。人体的气血阴阳失去平衡，产生了疾病，怎样治呢?《素问·阴阳应象大论》说:“审其阴阳，以别柔刚，阳病治阴，阴病治阳，定其血气，各守其乡。”《素问·天元纪大论》说:“天以阳生阴长，地以阳杀阴藏。”由此，中医在治病时是谨守天地阴阳法则的。故，张景岳在其《景岳全书·新方八阵·补略》中说:“善补阳者，必于阴中求阳，则阳得阴助，而生化无穷；善补阴者，必于阳中求阴，则阴得阳升，而源泉不竭。”

依据以上《黄帝内经》的警示和前辈医家的经验交流，我们可以这样理解：补是补充，养是滋养，所谓补血者，当有血的化生。那么，必须在补气的前提下才能阳生阴长而有血生。然而，当归、熟地、白芍乃至阿胶之属，以其滋润育阴，与血同气相求，有滋阴养血润燥不伤阴血作用，故只有养血作用。

又查四物汤，完全可能是唐代蔺道人宗仲景《金匮要略·妇人妊娠篇》中“芎归胶艾汤”去阿胶、艾叶、甘草而成。请看，有阿胶、艾叶、甘草三药，且不是“补血”功能更强吗?为什么“胶艾汤”原方被《方剂学》归类在“理血止血剂”中，而去了三味“补药”的四物汤还被确立为补血剂之首?其实，补血之剂，必须遵循补气之阳药与滋阴养血药同方，才能达到阳升阴长，气增血生的目的。没有补气之药同在，补血是一句空话，或补血之效不佳。这就是法阳升阴长的道理。

古往今来，其实晓知此理的医家是很多的。如《内外伤辨惑论》的当归补血汤，用黄芪一两、当归二钱，共建补气生血之名方。由于有形之血生于无形之气，故方中五倍黄芪于当归，补脾肺之气，以裕生血之源；当归量小，益血和营，以使阳生阴长，气旺血生。吴鹤皋在《名医方论》评本方时说得中肯："当归味厚，为阴中之阴，故能养血；黄芪则味甘，补气者也。今黄芪多数倍而云补血者，以有形之血不能自生，生于无形之气故也。《黄帝内经》云'阳生阴长'，是之谓尔。"所以，李东垣用此方治劳倦内伤，气弱血虚，阳浮外越，解虚实发热之惑，名扬千古。后人守气弱血虚病机，治妇人行经、产后血虚发热头痛，或血虚疮疡溃后久不愈合者，临床效果颇佳。

又读《兰室秘藏》，李东垣创圣愈汤，守当归补血汤原则，用黄芪、人参，配生地黄、熟地黄、当归、川芎而成，补气养血治一切失血或血虚引发之疾收效良多。《医宗金鉴·删补名医方论》也载圣愈汤，干脆用四物汤加人参、黄芪而成，用治一切失血过多，阴亏气弱，烦热作渴，睡卧不宁者收效也好。两条圣愈汤，虽然有一味药之差别，但是，都同用黄芪、人参与滋阴补血药共方，说明二位医家都深谙阴阳互根，阳生阴长的道理。

鉴于对阴阳原则配方的理解，笔者于上世纪70代初，经反复考证、推敲、验证于临床后，创"黄芪八珍汤方"，旨在双补气血，治临床气血两虚之证，或加味治疗因气血两虚引发的一切病证。临床五十余年，补气补血之功优于前辈气血双补之方。

黄芪八珍汤，由黄芪50克，当归、白芍药、熟地、川芎、人参、茯苓、白术、甘草（炙）各10克组成。方中四物汤有养血理血、调经化瘀的作用，四君子汤有益气补中、温养脾胃的作用。加入黄芪以后，本方中包含了一首当归补血汤，一首四物汤，一首补脾四君子汤，一首《素问·病机气宜保命集》补肺四君子汤，一首《医宗金鉴》圣愈汤。一首黄芪八珍汤，合五首补气补血方的功效于一方之中，极大地增强了本方气血双补的实效性，可以作为统治一切原因引发的气血两虚诸证的基础方。

两千多年来，名方、效方何止千万。捧读细研，无论是什么配方原则原理，阴阳配方原则是最基本、基础的原则和法则。可以这样说：没有任何一方可以脱此窠臼。比如四物汤是一首养血滋阴之阴方。然而当归养血益肝，熟地黄滋肾养血，白芍药养血柔肝，三阴药中，有川芎辛温，一味行气活血之阳药，形成三阴一阳的配方结构。《太平惠民和剂局方》四君子汤是一补中益气温养脾胃的阳方。其中，人参甘温，补中益气，白术苦、甘、温，健脾燥湿，炙甘草甘缓和中，三味阳药中，配一味渗湿健脾的茯苓。茯苓甘平，阳中之阴药。如此，四君子汤形成三阳一阴的配方结构。另如，仲景第一方的桂枝汤，五味药，桂枝、生姜、大枣、炙甘草皆四味阳药，唯白芍一阴以配之。形成四阳一阴的配方结构。

总之，阴性药物与阳性药物在方剂中的配合应用，是配方的一大基本原则和法则。可以说，阴阳组配，是其他配方形式和配方理论不能取代的。医者在临证配方时，千万要遵循这一法则，切记“治不法天之纪，不用地之理，则灾害至矣”的警言。

当然，在配方理论中，不是只有阴阳配方才是天地事物多维论的临床应用。其他如性味配伍，七情和合配伍，气机升降配伍等都是多维论的应用，君臣佐使配伍则是四维论的配伍。

药物配方，是对不同药物进行整合、组织、选择，那么能整体结合在一起就可以产生对人体增效，或有效，或无毒、少毒害的作用，进行一定形式的组合、化生，让其达到临床所需要的特殊治疗效果。相维是它们能组合的理论前提，不能相维就是有害的组合。《神农本草经》七情和合配伍原则（方法）中，相须、相使、相畏、相杀是有益于治疗的相维配伍，相恶和相反是有害的相维配合，有益则配，有害不配。总之，相互配合能产生别样的功能配合，它们都有相维的功能；相互配合，两者之间没有产生任何变化，说明两者之间没有相维功能。人们研究有益于增效治疗的相维配合，选择有益于减毒的相维搭配，预防忌用有毒的药物相配，这就是药物配伍的终极目标——“减毒增效”是医生研究相维论的最终目的。

三、五行学说的多维关系

中国传统文化视金、木、水、火、土为构成客观世界的五种基本物质。五物，不称物而称行者，在于表征这五类物质不是静止的，而是运动的、行进的。五行的称谓和含义，体现了中国文化朴素的唯物辩证世界观。《复杂性管窥》称：“五行学说是中国文化描述宇宙系统的唯象模型，刻画宇宙的运行结构，而非框架结构；是动态结构，而非静态结构。”中医睿智地将其引入，发展为本学科的重要基础理论，“把五行学说视为人体系统的唯象模型，把脏腑、感官、形体、体液等与金木水火土对应起来，描述人体内部的各种相生相克，揭示有关疾病的种种非线性关系”。不但如此，中医五行学说不愿将人体孤立起来研究，而是将天地阴阳、方向时序、自然五气、生化过程、脏腑内外、器官功能等等，用五行的含义和规律联系起来，研究对人体生理病理的影响，解释病因，分析病态，揭示病理，指导临床治疗。所以《非常中医》说："五行学说贯通自然规律。"

五行学说所揭示的规律，是自然界天地间现实存在的规律。这些规律有的是通过象而显现的，有的则是探赜钩深的。"法象莫大乎天地"，五行学说聚法象于一理，探幽揭奥，可用于解释、掌握、运用人体那些不能用解剖呈现的物质及其关系、现象和规律。对于复杂的人体生命形体而言，五行学说厥功至伟。

五行揭示的规律可总结为：相生规律、相克规律、相乘规律、相侮规律和制化规律。这五大规律，从局部看只是一种两维（二元）关系，但是，五种元素不是五个单体，而是五步循环的关系，这样就成了有联系的五维关系。所以，相生相克关系都可以从两维关系演变为五维关系。与相生相克相反的关系已是从二维到五维关系。不同的是，前者是正常相维关系，后者是不正常的相维关系。制化关系是将相生相克联系在一起来研究。这样一来，相生相克关系就演变成从二维到三维，再到五维关系。这些内容，前面章节也有阐述，此处就不再赘述。本小节只讲与相维有关的内容。

1. 五种物质品类间的相维关系

五材、五物、五要素，都是代表五个物质系统或五种物类。大千世界物种何止千万。古代哲学家们，一方面以大系统为范围抽象出五类物质，以它们的概括性、包容性、物种性代表宇宙物类；另一方面又要求有相关联的能相维的运动的物类才能归属五行。这种五行，一方面表示每种相关物质内部自身在运动变化，另一方面又表示相关物质的相对运动变化。正因为如此，母与子两种相关物类，才能因自身内部变化有相反相成的相生与相乘、相克与相侮的两种相维关系。这种二维关系的变化在自然界、社会生活中广泛存在。其实，物质的关系，就是世界关系、社会关系，这种二维关系可以向多维关系发展，揭示出宇宙关系和规律，有利于我们对人体生理病理的相维复杂性和变动性进行思考和研究。

2. 五行的非线性相维关系

相维论的价值在于它能理性地把事物间相互关联的现实存在揭示出来，把规律总结出来，使我们整体系统地看问题，研究复杂系统的存在，避免了我们用还原论的世界观去看世界，去研究复杂的人体。

西医学的思维方式有明显的线性思维特征，治疗干预直接指向病灶。中医的思维方式始终是非线性的，认为所谓病灶（疟）只是病变的表面现象，而引发病灶的内在因素还很多。这些内在因素，中医称本，所以，治病不但要治标，更要治本。这就要求，医生治病求本，辨证施治。所以就出现了一些不直接针对病灶的治疗方法：外病内治，内病外治；右病左治，左病右治；肝病治脾，脾病治肝等。这种治法，就是一种非线性思考的应用；而这种思维方法存在的前提和基础，就是以事物多维论作为主导思想。或者说非线性思维就是多维论在思维领域中的一种表达形式。

苗东升教授说："按照现代科学的确定论思想，两个事物若相生就不能相克，若相克就不能相生。五行学说与之相反，承认事物既相生，又相克，生中有克，克中有生。

此乃一类辩证关系，不能用形式逻辑刻画。”只能用非线性思维来刻画，用辩证思维来刻画。

五行描述的往复型思维、循环型思维或交叉型思维，都是从两元关系，到三元关系，到五元关系，都是一种从二维到多维的思维关系。只有中医的辩证思维，多维论思维才能解决这样复杂的多维体问题。所以，五行学说赋有的辩证思维智慧，对现代复杂性科学可以提供特殊的启示作用。

3. 五行的多层次相维关系

五行学说统贯天、地、人自然规律。它认为宇宙间自然界，天是一个层次，地是一个层次，人是一个层次。而天、地、人各层次中，又是多层次的。这些层次之间又有相对应的选择性联系，这种联系就是事物多维论规律完成的。对于这一认识，复杂系统科学家们解释为：“这是在开放性原理指导下的科学研究内容。特别值得指出的是，人体小系统的自组织中心与社会（自然）大系统的自组织中心之间存在一种相通和关联。”（《人体复杂系统科学探索》）对这种多层面的相通和关联规律，事物多维论可以作为它们的论理工具或归类方法。

关于天地的层次相维。其中方位、时序、五气、生化过程都归天的一类，它们之间，相联相维。而它们每一类中，又五类相维相联。如时序的春、夏、长夏、秋、冬，除了与木、火、土、金、水，东、南、中、西、北，风、暑、湿、燥、寒，生、长、化、收、藏相维相联外，它们自身已相维相联。《黄帝内经》指出的“生长收藏，终而复始”，“五运之始，如环无端”，“生长化成收藏之理，气之常也，失常则天地四塞矣”，“寒暑温凉，盛衰之用，其在四维。故阳之动，始于温，盛于暑；阴之动，始于清，盛于寒。春夏秋冬，各差其分”，“彼春之暖，为夏之暑，彼秋之忿，为冬之怒。谨按四维，斥候皆归，其终可见，其始可知”。

关于人的层次相维。中医五行学术把肝、心、脾、肺、肾五脏与木、火、土、金、水对应联系起来，以五脏为中心，又将人体层面的腑（胆、小肠、胃、大肠、膀胱）、窍（目、舌、口、鼻、耳）、体（筋、脉、肉、皮毛、骨）等有形组织器官联系起来，研究它们之间的相维关系、相互影响及生理病理改变。同时，又将这一人体有形的组织层面与天层面、地层面之间的关联及其受到的影响联系起来研究、分析和寻找相维规律。

不但如此，中医五行还以五脏为中心，研究与人体组织的可感知功能，如五声、五音、五味、五色、五志（怒、喜、思、忧、恐）等的相维关系，与人体生命的不可感知功能，如魂、神、意、魄、志等的相维关系。从人体自身个体而言，其涉及的层面相维又是三个层次。如果加上与天、地的大层次相维关系看，是多么大的一个多层次、多维度的宇宙自然网络相维模型啊。对于有关多层次相维的研究，《人体复杂系统科学探索》说：“层次之间存在自下而上和自上而下的双向因果作用关系，甚至存在跨层次的网络关联。这是复杂系统思想应用于人体系统的一个重要的原理性认识。……正确认识多层次开放性原理，对于理解生命现象有重要意义。”

4. 五行的网络模型思维

研究人体复杂系统的专家们，一方面赞誉五行学说是中国文化描述宇宙系统的唯象模型，可能对复杂性科学研究提供特殊的启示作用，但是，另一方面又深感五行的“这些特征有何系统学和医学意义，有待深究”。其实，数千年以来，五行学说与阴阳学说都是中医学的重要基础理论。《非常中医》说：“二元论的阴阳学说揭示的是宇宙间事物的阴阳属性归类与其平衡规律，起到了提纲挈领的作用。五行学说则是在阴阳论的统领下，揭示了宇宙物质现象之间的相互关系归类与其运动平衡规律，用于研究事物变化，有纲举目张的作用。虽然两者都不能穷尽真理，但它们的唯物辩证精神是一致的。中医把两种学说贯穿到自身学说的各个方面，二者琴瑟相应，相辅相成，为创建较为完整的中医理论体系奠定了基础。”

在中医临床上，网络思维一直以来为临床所用，能解决一些其他学说理论不能解决的生理病理和临床辨证施治方面的问题。但是，由于对传统文化和中医理论的无知以及“缺乏作为中国人的文化自信”与隔膜，往往被一些人误解为缺乏可操作性，甚至被迷信家恶意歪曲，因此中医五行的真正含义和价值发掘得不好。所以，有待于我们从更深更广的角度去开拓去研究，传承发展。

我们可以将五行的多层次、多联通的思维方式看成是中医学的一种网络思维模型。它出自两千多年前，可以说是初级的、萌发的、粗糙的；但是，这种多层次、多联通、多回路、多维度、非线性的认知通道的建立，对复杂系统多层面多层次的性质表述，是前瞻的、必需的，也是辩证逻辑发展的必要结果。这一传统的思维方式，它肯定与西方的主流思维科学、认知科学不同；但是，这种形象思维、灵感思维是复杂性系统思维的一部分，是人类真实存在的思维活动。这种思维活动，不但不应该被轻易地否定与不负责任地扼杀，还应该被纳入人类复杂系统思维模型的范围。“拓宽思维科学的研究领域，在这一基础上创建一个完整的思维科学学科，奠定一个完整的思维基础科学。”这样一来，就实现了思想研究方法的突破和创新。复杂系统科学研究者们，“提出了描述复杂思维活动的复杂概念网络模型”。《人体复杂系统科学探索》认为：“当然，这方面的研究刚刚起步，需要大量的有识之士，应用这里发展的复杂概念网络的思路，对各种典型的复杂思维过程（如中医的辨证论治、社会思维、灵感思维等）开展建模。”

我认为，中医的五行学说思维结构，实际上已经是一种体现网络思维关系的模型。它不但创立创建了两千多年，而且实践应用了两千多年；它体现了中医学的整体系统论、运动变化论、事物多维论等哲学思想；我们还可以将其视为中国复杂网络思维的摇篮。在这种思维方式的影响下，其实，中医学在认识天地人的复杂关系，人体生理病理的复杂关系，临床辨证的复杂关系方面都是多元多维、多层次非线性的复杂思维应用。尤其是中医从辨证论治到辨证施治，张仲景构建的就是一种有条理、有规律、成系统的思维方式。只不过，两千多年的理解和应用，后世医家传承的是什么？应用的是什么？发展创新的是什么？这是我们现代中医研究的课题。

四、五行多维论的临床应用

五脏，是指心、肝、脾、肺、肾。中医学认为，五脏是组成人体的五个功能系统，人体的所有组织器官都包括在这五个系统之中。这一认识体现了中医学的整体系统观。但是，人体这五个系统及所属组织器官，虽然各有其独特作用，但它们之间又密切相关相联、相互作用。这种关系，不但体现了五脏一体，更体现了运动相维。《素问·灵兰秘典论》说："凡此十二官者，不得相失也。"《素问·玉机真藏论》说："五脏相通，移皆有次。""五脏受气于其所生，传之于其所胜，气舍于其所生，死于其所不胜。"从以上三段经文可以看出，五脏系统的正常生理活动和病理变化，互相联系，相互依存，相互影响，移皆有次。外界因素，不破坏这种相维平衡，不使相失，人体则不产生病变；如果打破了这种正常相维平衡，人体就发生病变。

有鉴于《黄帝内经》所揭示的五脏相维的关系和规律，后世医家于临床应用十分广泛，以下举隅阐述以证之。

1. 关于张仲景用多维论治未病的思考

《金匮要略》说："夫治未病者，见肝之病，知肝传脾，当先实脾，……此治肝补脾之要妙也。肝虚则用此法，实则不在用之。"这里仲景说，肝病了，知道肝病必然会影响到脾，所以应该先补脾。这是《金匮要略》开篇首论，此后，解读此论的医家很多。有用以解读整体论的，解读五行病传论的，解读治未病的，其理至诚。笔者用于解读多维论，自认为还算贴切。

为什么见肝之病，就能知肝传脾呢？仲景是宗《黄帝内经》"各归不胜而为化"的规律。从五行传化来看，病邪是遵循五行相乘（所胜）的规律转化的。从病变部位来说，肝病传脾、脾病传肾、肾病传心、心病传肺、肺病传肝。仲景是《黄帝内经》理论的践行者，所以提出肝脏病了，不等病邪已经伤及脾再治脾，而是首先就补脾，提前防治，阻断病变发展，遏阻病传。并提出“余脏准此”，即每一个脏的治法都是一样，按这一法则治疗。

同时仲景提出“酸入肝，焦苦入心，甘入脾；脾能伤肾，肾气微弱，则水不行；水不行，则心火气盛，则伤肺；肺被伤，则金气不行，金气不行，则肝气盛，则肝自愈，此治肝补脾之要妙也”。这是仲景运用五行环形相维的规律，用相克和相乘的基本规律，辨证论治，强调见肝之病，当先实脾的正确性和重要性。这一论述在临床上是很有实用价值的。

仲景的本段论述，不但有辨证论治之理，而且还有辨证施治之用。他还提出，治肝虚病时，要用酸味药来补已病的肝，加上焦苦味药来帮助不病的心，还要用甘味药来调和其脾。也就是说，仲景认为：临证时，一脏有病，用药时，既要补所克之脏，又要补所生之脏，三脏联治，这正是五行多维论的临床应用；将《黄帝内经》“五味所入：酸入肝，辛入肺，苦入心，咸入肾，甘入脾”引入肝病的治疗。即用酸补肝，用苦助心，用甘补脾。至此，治五脏病，后世医家，施治有要领，用药有法度，被视为临床辨证施治之圭臬。

那么，临床治疗肝病，是否都是心、肝、脾三脏同治呢？为此，仲景说“经曰‘虚虚实实。补不足，损有余’，是其义也”，已明其义。也就是说“肝虚则用此法，实则不在用之”。我看，这才是辨证论治与辨证施治的纲领和准绳。

临床时，对于很多大病虚证的治疗，由于病因病机的复杂性，多维论的应用是非常重要的。现代社会因药源性、医源性等疾病的增多，虚证、重大病、多脏器损伤性疾病也相应增多，将多维的网络性思维方法用于辨证临床，不但能提高临床疗效和治愈率，而且确实能解决一些“非标”的棘手的疑难杂症，为患者带来希望。

临床上，肝硬化、肝癌的发病人群越来越多，越来越年轻化，这已经成为当今社会威胁人类生命健康的重大病种。引发本病的原因很多，现代医学对本病主要采用保肝治疗药物、利尿药物和对症治疗及相应手术。理论上认为“不可逆转”，收效十分有限。

在中医学中，并无肝硬化称谓，根据其病机体征，归属“症积”“鼓胀”“症瘕”范畴。中医学认为，本病主病在肝，但是，病变早已延及脾肾两脏，已经发展成为三脏器损害或多脏器同病机理。所以，中医在治疗本病时，着眼于本虚标实的病理机制，着手于多脏器相机同治的临床施治措施，能收到较为满意的效果。笔者每年治愈十数例肝硬化者已成事实。

慢性肾功能衰竭，是各种慢性肾脏疾患致使肾功能衰竭，尿毒症是慢性肾功能衰竭的终末阶段。

现代医学从理论上认为，本病一般“不可逆转”，治疗仍感棘手，治疗原则为去除诱因，控制蛋白摄入为主的饮食疗法，及时处理代谢性酸中毒，纠正水、电解质平衡失调，以及对症处理。慢性肾功能衰竭病人发展到终末期主要用透析疗法和肾移植。本病是当前危害人类生命健康的一类重大病种，并有呈年轻化的趋势，是医学亟待解决的重要课题。

从临床角度看，本病迁延到尿毒症期时，已是多脏器功能损害。病变从起始至终结，皆以人体内蛋白质丢失为基本病理病机。而导致人体精微物质长期的、累计的、大量丢失的原因有很多种。多种因素诱发的脏腑虚损，肾气日衰，封藏不密，大量精气（相当于蛋白质类）不能为人体所代化，致宗根不固，此是原因之一；又因脾气虚损，健运无权，水谷不化，后天不能充养先天，脾肾俱损，精血乏于滋生，湿毒壅塞中焦，上下格距越阻越虚，越虚越阻，恶性循环，此是原因之二；脾虚无气可生，无血可化，心肺皆虚，又肺为水之上源，有通调制节之能是，肺气一虚，清气不升，浊气不降，三焦壅阻，肾失开阖，气化无权，虚者更虚，此是原因之三；脾虚心亦虚，心火不旺，肾水虚损，或水不济火，或水气凌心，必致邪陷心包，肾虚风动，直致心肾俱败而终。由此可见，本病至少涉及心、肺、脾、肾四脏功能失职，那么临床上多出现水肿、关格、癃闭、腰痛等症，故中医将本病归属以上病种进行辨证治疗。

中医对慢性肾功能衰竭的治疗，首先是基于五行多维论的思维方法，综合运用中医的基础理论，以多脏器虚损为本，充分发挥中医药扶正补虚之功效，促其各脏器自组织功能由衰到健，直到逆转，是完全有希望办到的。在扶正补虚的同时，还要治标，即对病变产生的湿毒壅塞物进行清除，排除它们对机体脏器的更大损害。因为，这些毒素，既是病变的生成物，同时，又是加重病变的有害物质，必须在补虚扶正的同时，将其清除干净，以利恢复。这就是中医治病“标本同治”或“标本兼顾”的法则。这一法则，要求我们从两个层面、从多维度去思考临床治法治则。

鉴于这样的思考，中医学基础理论是支持的，而要让

"肾衰逆转"得到认可，当然就要用临床实证说话。这是一档医学大课题，不是一人、一方、一例站得住脚的，应当有一大批中医学人终生为之努力。

从上世纪60年代开始，笔者充分发挥中医对重大病、肝病、肾病的防治潜力和优势，潜心于中医对肝病肾病的治疗，收到了可喜的效果。2002年7月第43卷第7期《中医杂志》刊登了笔者撰写的《藿朴夏苓汤治疗急性肾功能衰竭的经验》，业内反响很好。2003年2月28日，"中华人民共和国人事部留学人员和专家服务中心"发出国际学术会议推荐函，分别将该文推荐参加：1. 由澳大利亚医疗协会、澳大利亚医药管理学会主办，于（2003年）8月在澳大利亚悉尼召开的"2003国际中西医学优秀成果学术交流大会"；2. 由德国卡尔·杜伊斯堡公益协会主办，于（2003年）7月在德国科隆召开的"2003国际医学优秀成果交流暨远程医疗网络技术应用研究会"；3. 由美国国际医疗联合会、美国保健科学研究会主办，于（2003年）9月在美国洛杉矶召开的"2003世界医学创新优秀成果展示大会"。与此同时，收到德国·科隆的国际医学会议邀请函："……大会主席汉斯·博尔曼博士代表大会主办单位热情邀请您作为特邀嘉宾在会上宣读论文，探讨学术。……"

在此，可以告诉读者的是，《藿朴夏苓汤治疗急性肾功能衰竭的经验》一文中的两个病员，追访至2016年，杨先生治愈28年，曾女士治愈18年，肾功能衰竭无反复。

学界的认可和来自病人、社会的肯定，坚定了笔者用中医药治疗重大病、肝病、肾病的信心和决心。我想，用中医药的理论、方药、治则、治法，再假以时日，突破

“不可逆转”论将胜利在望。

2. 五行多维论在配方中的应用

人体是有生命的复杂系统，疾病的发生、发展、传变与终结，更是非常复杂的。还原论用解剖关系，变多层次为单层次的手段，不能胜任对人体生命与疾病的完整把握和阐述。中医学用五行多维论一统自然的思维方法，联系人体脏腑器官组织，阐述揭示它们的相互多维关系，虽然不能穷尽人体生命本质，但是，确能解决复杂系统内有关生理、病理、辨证施治以及配伍组方诸多方面的临床难题。

(1) 六味地黄丸的配伍思维

六味地黄丸，出自《正体类要》卷下，为《小儿药证直诀》卷下“地黄丸”之异名。钱乙谓：“地黄丸，治肾怯失音，囟开不合，神不足，目中白睛多，面色皖白等方。熟地黄八钱，山萸肉、干山药各四钱，泽泻、牡丹皮、白茯苓（去皮）各三钱，上为末，炼蜜丸，如梧子大。空心温水化下三丸。”我想，六味地黄丸极有可能为《金匮要略》肾气丸裁去桂枝、炮附子而成。原本为治小儿肝肾阴虚不足之证，后世医家多以其滋补肝肾功用，用以治肝肾阴虚，腰膝酸软，头目眩晕，耳鸣耳聋，盗汗遗精，小儿囟开不合等症。

中医认为，肾为水火并存之脏，肾阴虚则阳易亢，亦即所谓“水亏火旺、阴阳失衡”之谓。故本方立法，以肾、肝、脾三阴并补而重在补肾阴为主。方中，熟地黄，滋补肾阴精髓，配泽泻，泻肾而降浊；山茱萸，滋养肾阴温肝，配丹皮，泻肝而降火；山药滋肾阴而补脾，配茯苓健脾而利水湿。方中三补三泻，大开大合，三阴并治，既有“壮水之主，以制阳光”之意，又有滋水涵木治水亏木旺之法，还有制肝风上旋之能，为补方正鹄，备受后世推崇。

本方从五行相维关系来解读，“滋水涵木”，为治肾而设，但是，肝木克脾土，脾土克肾水，肾水生肝火。所以，当肾阴水亏时，肝阴不生，阳必亢盛。故补肾滋水而养肝阴制肝火，即所谓滋水涵木法也。这一治法，在临证时确有实效。如果不用五行相维的思维方法是难以解读的，更不用说从脏腑关系层面解读这一方治三脏了。

另外，从中医五行配方理论来分析六味地黄丸的三补三泻配合，也体现五行相维的思维方法。三补是用熟地黄、山茱萸、山药分别补肾、肝、脾三脏；由于这三脏存在一个肾水生肝，肝木克脾，脾土克肾的五行小三角生克制化关系，所以，三味药相补相联，有相须配伍作用。用三味泻药，泽泻、丹皮、茯苓，分别对三味补药有相佐和相使的作用。这才是真正理解了“一阴一阳，知天地之道；一开一合，有动静之机”的运用。

这种配方用药关系，就是辩证思维。相联事物中，既有相生，又有相克，还有制化关系；相对事物中，既有相须相使，又有相佐相畏。这一类关系，宇宙间广泛存在，它不能用形式逻辑刻画，只能用非线性或立体、网络性思维解读。

（2）知柏地黄丸的配伍思维

知柏地黄丸，出自《医宗金鉴》，系六味地黄丸加知母黄柏而成。本方滋阴降火，用于阴虚火旺，骨蒸劳热，心烦盗汗，腰脊酸痛，遗精、咳嗽、吐血、不寐等症。从临床体征可以看出，上症多以心火亢盛而为，用本方滋肾阴而降心火是知柏地黄丸本旨。为什么呢？徐东皋说：“用于因肾水不足，真阳不升而心火独亢不得寐者。”此语是指，肾水亏虚，不能按正常生理上济制火，而致心火独亢无以克制，故产生一系列心火亢盛之症。临床上用补肾阴而使心火自降，诸症得除之法。此即“壮水之主，以制阳光”，肾阴得充，虚火自降，泻心补肾的“壮水制火”法。此亦是五行辩证思维二元关系在临床配方上的运用。

（3）归脾汤配伍思维

归脾汤，出自《济生方》，由白术、茯神、黄芪、龙眼肉、酸枣仁各一两，人参、木香各半两，炙甘草二钱半，当归、远志各一钱组成。治心脾两虚，思虑过度，食少倦怠，心悸不寐，怔忡健忘等证。从心悸不寐而言，若单用养心安神之药，不能解决问题。必须用归脾汤培土为主，同时兼养心神，使其脾土气旺，不致上夺母气，得心血充足而能下交于肾，心肾相交，则诸恙悉愈。

本证的治疗，从五行相维关系看，五行中任何一行，都有生我、我生、克我、我克四方面的关系。四种关系内部都在运动、变化、发展中相互依存、相互制约而达到统一平衡。相关两行，相生和相克，是生理现象；相乘相侮是相克中出现的病理现象。那么，生我和我生是母子间的生理现象；母病及子和子病及母是母子间的病理现象，即生理现象中出现太过或不足就可产生病理现象。

本证为脾虚累及心脏出现的病证，属子夺母气，子病及母范畴，所以用补土养心法能收全功。

（4）半夏白术天麻汤与“培土抑木”法

半夏白术天麻汤，出自《脾胃论》卷下，由半夏、白术、天麻、黄芪、人参、干姜、苍术、白茯苓、黄柏、泽泻、炒曲、大麦蘖面、橘皮组成。本方补脾胃、化痰湿、定虚风。

临床上往往因为脾胃虚弱、痰湿内阻、虚风上扰而致头痛如裂、目眩头晕、胸脘烦闷、恶心呕吐、气短懒言、四肢不温等症。从病机分析，由于脾虚而水谷不化，水泛为痰；土湿木郁，肝失条达而产生头眩呕吐等症。治疗以本方补脾土而使肝气条达，眩昏呕吐得治，属培土抑木法。

从五脏主病角度而言，头晕目眩是肝病主症。“诸风掉眩皆属于肝”正是此谓。中医认为，如果是肝的本脏病，肝经实火而致的头痛眩晕，用泻青丸、当归龙荟丸等直泻肝经实火便可治疗。但是，如果涉及他脏，就必须用五行相维思路来解决。如用人参丸补肺制肝，用半夏白术天麻汤培土郁木才能解决因肺、脾虚损而致的晕眩诸证。这些治法如果不用五行多维论辨证论治，就很难明确其病理机转而制定正确的治疗法则。

(5) 四神丸与“补火生土”法

四神丸，出自《内科摘要》卷下。由肉豆蔻、补骨脂、五味子、吴茱萸组成。有温肾暖脾、固涩止泻功能。用于脾肾虚寒，饮食不思，神疲乏力，腹痛五更泄泻等症。临床上，泄泻用健脾治泻。如命门火衰，不能生土之类的泄泻，用通利健运等法皆难于收功，只有用四神丸类方药，补火生土，恢复肾阳，脾土健运，才能止泻，才能有效。此乃补肾以健脾的“补火生土”法的运用。《医宗必读》说：“肾主二便，封藏之本，况虽属水，真阳寓焉！少火生气，火为土母，此火一衰，何以运行三焦，熟腐五谷乎？”即此之谓也。

（6）痛泻要方与“培土抑木”法

痛泻要方出自《丹溪心法》卷二。由白术、白芍、陈皮、防风组成，有补脾泻肝之功，用于治疗肝旺脾虚，肠鸣腹痛，大便泄泻，腹泻痛必之症。

临床上，往往有因肝木太过，戕害脾土而致腹痛泄泻，泻痛不减。这种情况，补脾而不抑木，或单补脾土，都不能收功，因为，腹痛乃肝气逆转，腹泻是脾气虚弱，只抑肝则痛止而泄泻仍在，补脾则泻止而疼痛犹存。病机是木过克土，用本法之“培土抑木”，才能万全于临证。

当然，泄泻是脾虚主症。但是，病机确实是复杂的。四君子汤只能治脾虚之泻，胃苓汤则是治湿胜之泻，四神丸就要针对脾肾之泻，痛泻要方又能治肝乘脾土。证似同而病机不同，治法不同，这也只能用五行生克制化相维论才能阐述清楚。

（7）金水六君煎与“金水相生”法

金水六君煎出自《景岳全书》卷五十一。由当归、熟地、陈皮、半夏、茯苓、炙甘草组成，有养阴化痰功效，用治肺肾虚寒，水泛为痰，血气不足，咳嗽呕恶，喘逆多痰之症。

临床上，单纯病因病机致病者很少，多为虚实错杂，多脏器同时感邪，治疗时必然选择多脏相维、多方面兼顾的治疗措施。

金水六君煎适用于肺实于上、肾虚于下的咳喘痰多，腰酸遗精等症。临床认为，肺实而专治肺，会使肾气更虚；肾虚而纯补肾，会影响肺实更重，唯有肺肾同治，才会相得益彰，不会顾此失彼。本法配法，是因肺属金，肾属水；金水相生，相依为命才能求得母子同安。本方配伍即是“金水相生”，母子同治的法则。

（8）都气丸与“壮子实母”法

都气丸，出自《医宗己任编》，由六味地黄丸加五味子而成，有滋肾纳气之功，用治肺肾两虚，肾不纳气之症。

中医认为，肺为气之主，肾为气之根。临床上如见肾虚不能摄纳肺气，所引发的咳嗽喘促，音低息短，少痰，动则气喘及腰酸尿频等症时，宜用补肾纳气之法治之。肾属水，肺属金，金本生水，但是肾水不足，也能影响肺金的化源，使之相生中断，母不生子。以五行相维关系，属“子盗母气”一类。用都气丸治疗，可以起到“子令母实”的作用。所以，都气丸的配伍法则属“壮子实母”法。

以上两方两法，病机都是肺肾同病，临床主症都是喘促有痰；不同的是前者为上盛下虚，肺实肾虚，故用金水相生法；而后者为上下俱损，肺肾同虚，则用子令母实，益子助母；所以同中有异，主次不同，思维多向，所以只有辨证入微才能应对临床病变的复杂性。

就肺病而言，咳喘是主症，而临床上大多不是单纯一脏感邪生病，而是两脏或多脏同时发病。所以《黄帝内经》有“五脏六腑皆令人咳”的提示。所以，临床时治咳治喘，方药多途，如小青龙汤散外寒逐里饮，参苓白术散补脾以利补肺，都气丸补肾以替补肺，金水六君煎泻肺实而治肾虚，黛蛤散泻肝补肺肾。都是治咳喘之方药，这些方与法，虽不出补虚泻实两大原则，但其辨证入微的机转关系，还只能用五行学说理论、多元多维理论才能说得通、道得明；才能更真实反映出临床病变复杂性与人体生理复杂性的关系；才能更贴近临床的真实性及提高临床辨证施治的实用性。

(9) 清心莲子饮的辨证应用

清心莲子饮，出自《太平惠民和剂局方》卷五，由黄芩、麦门冬、地骨皮、车前子、炙甘草、石莲肉、白茯苓、黄芪、人参组成，有清心利湿、益气养阴之功效。用于心火妄动、气阴两虚、湿热下注、遗精白浊、妇女带下；肺肾亏虚、心火刑金、口舌干燥、引饮消渴、睡卧不安、四肢倦怠；及病后气不收敛，阳浮于外，五心烦热等症。

从临床主治来看，本方虚实两调，气阴皆补，心、肺、脾、肾四脏病变，皆可应用。然而四脏病机，错综复杂，心、肺、脾、肾四脏成相克的生理病机，一旦四脏虚实相维出现太过与不及，都可以导致四脏相乘相侮，相互影响，传变趋恶。所以，本方配伍为清心泻火，补气纳肾而设。本方黄芩、麦门冬，清心火、泻肺热，合车前子、地骨皮导火下行，既解心火刑金之危，也解肾水无阳之急。清心宁水，心火得平，肾水自安，故可治遗精白浊，消渴、失眠等症。心肾相交，三脏受益。配黄芪、人参、炙甘草，补脾肺之气，升肺肾之阳，所以，对病后气不收敛，阳浮于外，四肢倦怠等症，再加用石莲子一味收敛药，旨在养心安神，益脾肾而固遗浊。故对妇女带下赤白，遗精白浊皆能收效。本方配伍，补气而养阴，泻心而益肾，通利而收敛，处一方而安四脏，不可不谓好方。然而，临床应用，又不可不谓少用。这是为什么？原因在于本方之用，四脏虚实夹杂，病机错综复杂，不易驾驭。今人往往辨证不能入微，病机鉴识不准，对症用药，何以收功？

临床时，如脾虚而及心气，乃子夺母气之不寐，当用归脾汤；心火旺盛，口舌生疮，当用朱砂安神丸，而你却用清心莲子饮，怎能取效？又如，因思想无穷，所愿不遂，日有所思，夜有所梦，以致遗精不止之症，宜用本方实为妥帖，你却用补肾固精，怎能收效？所以，辨证后配方与辨证后寻方，关键在于辨证，用中医学的基础理论进行多维的辨识病因病机，使临床的配方，有法、有方、有药，方为大全。

(10) 龙胆泻肝汤的辨证应用

临床常用的龙胆泻肝汤见于《医方集解》引《太平惠民和剂局方》，由龙胆草、黄芩、栀子、泽泻、木通、车前子、当归、生地黄、柴胡、生甘草组成，有清肝利胆，泻火除湿功用，治肝胆实火引起的胁痛、头痛，目赤口苦，耳聋耳肿，阳痿阴汗，小便淋浊，阴肿阴痛，妇女带下等症。

从本方证治可见，上至巅顶耳目，下至膀胱阴器，皆循足厥阴经经脉所络属部位病变而设，而且病性大热大湿，皆合肝胆本性。故用龙胆草大苦大寒上清肝胆实火，下利下焦湿热，作为君药，辅黄芩、栀子、柴胡苦寒以泻肝胆，车前子、木通、泽泻利湿下焦，作为臣药，佐以生地、当归清热养阴，使以生甘草，十药共凑清中有泻，补中有滋，收利开合，上下通达之方，故足厥阴肝经循经所发诸证乃可相应而愈。

龙胆泻肝汤的配伍思路，是遵循人体十二经脉在脏腑与体表的相互关系而设。中医认为，经脉在中焦受谷气之精微后，上注自肺开始逐经相传，下至足厥阴肝经而复上注于肺，构成十二经脉循环的整体。十二脏腑，在躯干内直接领导十二经脉，产生各自的直属关系，并与其相为表里的脏或腑发生联络关系。这种上下肢节，脏腑内外构成的复杂错综的往复交叉关系，就是构建的非线性的、交叉的、循环的网络相维关系。所以龙胆泻肝汤的配伍既有经络的，又有五行的相维思路。临床运用本方时更应遵循这种思路进行辨治。

比如，临床时，病人头痛胁痛，目赤口苦，这是木火刑金引发的“肝源性血压高、急性结膜炎”，治疗时可在本方内加清肝明目药。如临床时，有因悲愤抑郁，肝火偏盛而致遗精不止，此乃肝火旺，疏泄太过，影响肾脏封藏，出现遗精，这是子干母气，故应用本方“泻子实母”治疗。当然，由于肝胆表里实火引发的火毒热证，如现代医学的急性中耳炎、鼻耳疖肿、甲状腺功能亢进、急性胆囊炎、尿路感染、急性前列腺炎、外生殖器炎、急性盆腔炎、带状疱疹等，都可以用本方加味治疗。

五行的模式，其实就是多维思想论的一种方法论表述。它在中医学中运用广泛。配方的应用，也非常重要，因为它是临床从辨证论治到辨证施治过程中出成果的一个终端环节，它直接影响病变的发展和转归、终结与愈后，是中医的临门一脚。千万打开思路，充分运用五行思维及全部中医基础理论，好好配方，配出好方。

五、张仲景辨证施治的五个相维层面

辨证治疗是对中医临床治病法则的高度概括，是中医治疗学的思想论与方法论，是中医学原创的一大医疗特色。辨证治法，有辨证论治和辨证施治两大概念，其含义不同，不能混为一谈。

辨证论治是以中医基础理论为基础，以中医人体生命哲学观为指导，将人体生理病理变化的内含机理与病人个体征兆（病症），及相关致病因素进行综合分析，厘清它们的相维关系，查寻它们的病变机理，定性病变性质，制定出相应的防治法则，为临床实施治疗提供理论依据及前提，是中医“理、法、方、药”四大环节中的理、法环节。从四大环节而论，论理与定法是两大前提环节，没有前置的理、法，就没有后续的方、药。由此可见辨证论治在中医临床治疗中的重要地位。

辨证施治是中医实施临床治疗的过程，是理论联系实践在临床上的具体应用，辨证施治是中医“理、法、方、药”中方、药两个节点和后续实施过程，亦是检验理、法论证是否正确的重要环节，是辨证治疗的实践论。

现代医学淘汰了除中医学之外的一切“自然医学”“传统医学”，唯独不能取代中医学，这是为什么？原因是多方面的，最重要的是因为中医在《黄帝内经》完成了思想论和认识论的同时，又在《伤寒论》解决了中医临床治疗的方法论和实践论。由于既有基础理论，又有治疗法则，加之理论与实践的圆满结合又得到了长足的临床应用，其实用性和现实作用都得以增强、补充、发展和创新，这就是中医生命无限的主要原因。

从医学传承发展的角度看，张仲景的《伤寒论》创立了辨证治疗的基本原则，开拓了中医临证医学的新纪元，成为后世医家诊治疾病的准绳和重要的中医学术发展源泉。所以，张仲景是中医学传承发展的里程碑人物，《伤寒论》是里程碑式的经典著作。

张仲景对中医学的贡献是多方面的，但是，最重要的就是其所创立的临证辨治。临证辨治包括辨证论治和辨证施治两大方面。在《伤寒论》中，将论理和辨治熔为一炉，创立了“理、法、方、药”相结合的辨证临床体系，为中医学临床医学乃至中医多学科的发展奠定了基础。

《伤寒论》继承了《黄帝内经》《难经》的精华并结合临床经验，创立了六经辨证。六经辨证将错综复杂的外感病症及其合并症、并发症进行了归纳分类，作为辨证纲领、论证依据，使临床有法可遵。但是，后世医家在充分研究六经辨证的基础上，又发展创立了八纲辨证、脏腑经络辨证、卫气营血辨证和三焦辨证等。这些辨证都统属辨证论治学范畴，历代医家多有见仁见智之论，本小节不再赘言。

在每一种辨证论治学说实施时，都有一整套辨证施治法则配套于临床。我们临床时只有更全面、更完整地理解了辨证施治的重要性、层次性，才能更大程度地发挥中医药的治疗效应。所以，学习研究张仲景辨证施治的层次性方法，体现中医学的多层、多维的立体思维在临床上的应用就成为本小节的写作任务。

辨证施治粗略地分为五个层次：辨证施药（配方）；辨证施膳；辨证施护；辨证施禁；辨证施防。五个层次是临床时不同层面的五种法则。这五个层次，相辅相成，相联相维，巧妙地糅合、交融在一起，共同为治疗服务，为疗效负责，共同组成辨证施治完整的学术内容。

1. 辨证施药（配方）

所谓辨证施药，是辨证施治的第一项临床治疗措施，是在抓住了人体病变机理、确立了治则治法的基础上，实施配方用药的一个关键环节。

仲景用方，圆机活法，方法多样，选药精当，组方严谨，疗效可靠，充分揭示出其辨证思维的灵巧变化和多方面、多层次相维相联的思路，对中医临床具有重要的指导意义和借鉴价值。故仲景当之无愧地被后世医家赞为“众方之祖”，仲景配方是中医方剂学发展的基础。

(1) 平脉辨证遣方用药

临床之始，平脉辨证。这既是临床诊治的基本要求，也是诊者临床辨证的基本功夫。从《黄帝内经》《难经》以来，两千余年，平脉在中医四诊中都是一个重要环节。由于脉诊可以分阴阳、辨表里、判寒热、断虚实、定脏腑、测愈后、决生死，为临床辨证施治提供重要依据，在诊断过程中往往可以起到一锤定音的作用，所以古往今来都受到临床医生的重视。然而，人体“经络府俞，阴阳会通，玄冥幽微，变化难极”，平脉辨证，未必皆准。加之，“观今之医，不念思求经旨，以演其所知；各承家技，始终顺旧，省疾问病，务在口给；相对斯须，便处汤药；按寸不及尺，握手不及足；人迎、趺阳，三部不参；动数发息，不满五十；短期未知决诊，九候曾无仿佛；明堂阙庭，尽不见察，所谓窥管而已”。故仲景又叹曰：“夫欲视死别生，实为难矣！”由此以往怎能“上以疗君亲之疾，下以救贫贱之厄，中以保身长全，以养其生”？仲景之志，乃殚心思于轩岐，辨证候于丝发，著《伤寒论》时尤重于平脉辨证，脉症结合。从《伤寒论》开章第一卷，便是辨脉法第一，更可见其重脉辨证之心旨。

以“辨太阳病脉症”为例。“太阳之为病，脉浮，头项强痛而恶寒。”这是太阳病提纲，也是定义太阳病的重要条文。本条脉症结合，以脉为主而辨病。

仲景临床，辨病与辨证相结合，以辨证为终点。前条辨太阳病后，第二条，“太阳病，发热，汗出，恶风，脉缓者，名为中风”。本条以脉浮而缓定义“中风证”，中风证用桂枝汤主之。第三条，“太阳病，或已发热，或未发热，必恶寒，体痛，呕逆，脉阴阳俱紧者，名为伤寒”，本条以脉浮紧定义“伤寒证”，伤寒证用麻黄汤主之。我们从上三条可以看出，既要通过平脉辨证后，才能由病辨到证；又要辨证确立后，才能处方用药。

试问，病症的其他体征是否不足为凭？我想，有脉必有症，脉象与体征，都不完全是独立存在的，只是要看孰轻孰重，孰主孰次。就以太阳病而言，脉浮，脉浮缓，脉浮紧是起主导作用的病脉。六经病中也各有表证，唯太阳主表，故表脉为主，表证为次，而太阳独全。其三阳皆有浮脉，而证与脉的主次正好相反，只是脉体、脉势皆有所区别。

以桂枝汤为例。本方出自《伤寒论》第一方，用以治太阳中风证。区别中风与伤寒者首为“脉浮而弱”与“汗出”体征。但是在第 42 条，“太阳病，外证未解，脉浮弱者，当以汗解，宜桂枝汤”中可以看出，但凡外证未解，见脉浮弱（缓）者，即可用桂枝汤。这说明只取脉缓弱，而不在乎有汗或无汗。

第 240 条称：“病人烦热，汗出则解，又如疟状，日晡所发热者，属阳明也。脉实者，宜下之；脉浮虚者，宜发汗。下之与大承气汤，发汗宜桂枝汤。”本证是阳明病，表虚兼里实者，仲景明确提出以脉为据，见脉实者用大承气汤攻下；见脉浮虚的中风证脉时，乃用发汗解表之桂枝汤。凭脉遣方用药，表述得清清楚楚。

第276条称："太阴病，脉浮者，可发汗，宜桂枝汤。"本条是指在太阴病发病过程中，只要有脉浮表证，仍然要用桂枝汤发汗。这给我们提示出，只要有此脉、此证就应当用此方、此药，不必拘泥于是太阳病还是太阴病。故柯琴评曰："桂枝汤为伤寒、中风、杂病解外之总方。凡脉浮弱，汗自出而表不解者，咸得而主之也。即，阳明病脉迟汗出多者宜之，太阴病脉浮者亦宜之。"当然这也体现了仲景辨病、辨证一体，而以辨证为终点的辨证施治思想方法。

（2）随症辨证配方用药

仲景谓："观其脉证，知犯何逆，随证治之。"仲景辨证，依据脉证。有时重脉，有时重证；脉乃里象之外观，症是外形之必露，观其脉证，方知万全，知犯何逆，才能"随证治之"。由此可见，仲景不是唯重脉，亦不是唯重证，而是脉证相随，随证变化，当机立断，处方用药。

太阳病有伤寒证与桂枝证之分，主方有麻黄汤与桂枝汤之别。两证有"脉浮，头项强痛而恶寒"的共同脉证时，即可定义为太阳病。但是，定义伤寒的脉证是"脉浮紧，汗不出"；而中风的脉证则是"脉浮缓，汗出"。为此，仲景在第16条中警示医者"桂枝本为解肌，若其人脉浮紧，发热汗不出者，不可与之也。常须识此，勿令误也"。由此以往，临床更有桂枝汤证与麻黄汤证之谓也。

临床时，随症治之，凭症加减用药的例子很多。如第14条"太阳病，项背强几几，反汗出恶风者，桂枝加葛根汤主之"。此条即在有桂枝汤证时，尚有"项背强几几"症时，处方即为"桂枝加葛根汤主之"了。又第18条"喘家作，桂枝汤加厚朴杏子佳"。此条即素有喘病的人，同时发喘又有中风证时，就用桂枝汤加厚朴、杏仁疗效才好。又第 20 条“太阳病，发汗，遂漏不止，其人恶风，小便难，四肢微急，难以屈伸者，桂枝加附子汤主之”。第 21 条称，太阳病误用泻下法治疗后，脉现急促，胸部满闷的，当用桂枝汤去芍药主治。第 22 条认为，除了上条症状之外，还有微觉怕冷的，当用桂枝汤去芍药加附子主之。

以上例子还有很多，在《伤寒论》中，用桂枝入方或桂枝汤加减成方者达四十方，而桂枝汤加减运用就达十六条次。从上可以看出，桂枝汤以五味成方，不特为一病、一证、一经而设，便已变法变方，这即是仲景因脉因证而立方用药的心旨。

2. 辨证施膳

所谓辨证施膳，即是在临床治疗过程中，依据不同的病证、脉证，灵活运用膳食。膳食应用，仲景仍将其融洽在辨证施治过程中。有人认为，膳食应用是为了防止愈后复发，或临床的辅助治疗，但是，仲景的辨证施膳，不仅仅有食禁，更多是治疗用药的一个部分，甚至是其中重要的一个环节。

（1）膳食配合治疗

桂枝汤“为仲景群方之冠，乃滋阴和阳，调和营卫，解肌发汗之总方也”(《伤寒来苏集》)。然而，太阳中风，除却发热、恶风寒，还有汗出干呕等体征。如果用桂枝、生姜之辛温发汗解肌，就恐解表太过，汗出太多，更伤卫气。此处有解者谓，就因仲景用桂枝发汗，同时又用芍药止汗，所以服桂枝汤大汗后仍可用之更汗，其实谬也。

白芍苦酸寒，入肝补肝，有收敛汗液作用。黄芪，甘温，入肺脾，有固表止汗作用。仲景不用黄芪止汗而用白芍，其本旨在于用白芍敛阴液，生阴精，补肝脾，止肝风，避免木火侮金而再加重风热。同时，从小建中汤方义来理解，桂枝汤倍加芍药，为泻木邪之干脾。那么不倍加芍药的桂枝汤应当也有泻木护土义。

诚如上言，仲景既要解表又要解肌，用桂姜之辛实不可取，只有强其卫气，以固表泄，才能既防外邪入侵，又止心液外脱。由此，才有桂枝去皮，生姜用切之法以减少辛温发汗过多之弊。于是仲景用服一升温药汤，再加一升余稀热粥以助药力，促其胃和呕止。待谷气内充、脾气散精、卫气得生、营卫得护时，内邪则可由内外逐，外邪不得复入，诸证才可平定。同时，仲景还要求在治疗过程中："禁生冷、黏滑、肉面、五辛、酒酪、臭恶等物。"——此处禁食。这既可看成是施膳法，也可以看成是施禁法。

服桂枝汤已，须臾即加服热粥，此乃方外膳食协助治疗，当然也很重要，不可忽视。另外，尚有方内配膳的膳食用法。

（2）膳食加入配方

《伤寒论》第 26 条指出，服桂枝汤出了很多汗以后，大烦渴不得解，脉又现洪大的，用白虎加人参汤主治。此方由知母、石膏、甘草、粳米、人参五味组成。用法是"上五味，以水一斗，煮米熟汤成，去滓，温服一升，日三服"。本方的熬制可以看成是用米汤煮药，也可以理解为用米膳配方，只是，与桂枝汤用法相较，为一在方外，一在方内。其法旨都在于，用甘草、粳米养胃健脾、气阴双补、生津止渴，可解大汗与烦渴不止之症。从治汗的角度看，白虎加人参汤与桂枝汤的用法，都是用米食配甘草，补气养阴止汗，确有异曲同工之妙。

（3）治前药后膳养

仲景对治疗后的临床膳食十分重视，按说除却食禁之外，都可食用；但是，并不提倡大食、杂食，总以水粥清淡为主。因为，阳不足者，温之以气，阴不足者，补之以味，今水谷阴阳俱进，食入于阴，气长于阳也，阴阳合气，营卫增进，自然愈也。

以五苓散用法为例。《伤寒论》第 71 条称，太阳病用发汗药后，出了很多汗，胃中津液亏损，病人心里烦躁，不能安睡，若想喝水的，可少少地给一点暖水喝，使胃气调和就好了；如果脉象浮，小便不通利，微有发热，喝了水还觉口渴的，才用五苓散主治。同时，在五苓散用法中提示，多饮暖水，汗出则愈。对于本方的应用，仲景提出，用药之前和用药之后，皆用暖水由少到多的膳食辨证治疗法则，将辨证施膳和施护结合运用，可见仲景匠心之细，令人敬仰。

从治法治则来解读五苓散与饮用热水的前后，由少而多用水的意义在于，用五苓散合饮暖水，有利水而发汗之功。多饮暖水，使胃液得以充养，能使水精四布，上滋心肺，外达皮毛，溱溱汗出，令表里之烦热两降，亦与啜热稀粥之义同也。

《伤寒论》十枣汤，为治太阳中风，表解后，里气不和，下利呕逆，心下至胁痞满硬痛，头痛短气，汗出不恶寒者，为仲景最峻之下剂。由大枣、芫花、甘遂、大戟组成，方中甘遂、芫花、大戟皆辛苦气寒，性俱大毒。仲景并举而任用之，总以其气同味合，相须相济，决渎而下，大有一举而荡水患之意。然而邪之所凑其气已虚，毒药再攻，邪去，脾胃也会更加虚弱。仲景权衡之后，以大枣保胃培土，缓解脾胃伤损，又可制水势之横逆，还可和诸药之毒性，从而达到既不使邪气之盛而不制，又不使元气之虚而不支。仲景此法也算尽善。但是，仲景殚心思于生命，辨证候于丝发，仍怕伤及生命脾胃，于是在十枣汤用法中强调："上三味（芫花、甘遂、大戟）等分，各别捣为散，以水一升半，先煮大枣肥者十枚，取八合，去滓，内药末，强人服一钱匕，羸人服半钱，温服之，平旦服。若下少，病不除者，明日更服，加半钱，得快下利后，糜粥自养。"请看，仲景从配方，到用药，再到善后，至夺大邪于驭敌之前，尽仁心到微细之处，不可不谓万全。

3．辨证施护

所谓辨证施护，即是临床治疗过程中的护理方法。仲景依据不同的病、证、脉施以不同的护理措施，其中包括配方后，煮药前的药物再炮制；煮药时的用水、火候、药温、服法及护理等，一切临床治疗辅助、保护工作——仲景称之为"将息"法。将息虽然是治疗过程的辅助环节，但是，有时在治疗过程却能起到很关键的作用。所以仲景对这一层面的工作可以说考虑得事无巨细，一丝不苟。

（1）方药的煮前加工十分严谨

配方购进的配方药，一般已经按常规饮片炮制方法进行过炮制加工，可以直接配方应用。但是依辨证配方后，可能常规炮制法是不能完全满足特殊病证的，所以仲景很注重这一环节的第二次加工炮制。

以桂枝汤的临床用法为例。桂枝去皮、生姜切片、大枣擘开、甘草用炙，五味药㕮咀都是为了减少桂枝、生姜的辛温发汗作用，增强其补心、和胃、健脾、温里的作用。同时，“微火煮，取三升，去滓，适寒温，服一升”。这里用“微火煮，取三升”是为了避免唯一的少数辛散之力丢失，使桂枝汤失去和解表里的作用；“适寒温，服一升”是为了和胃适度，避免对胃有过大的刺激和负担，以平和胃脾为用。

以桂枝用法而言，《伤寒论》中凡用桂枝者几乎都言去皮，唯有桂枝人参汤注明桂枝“别切”（不同版本标注不同）。从方证而言，“太阳病，外证未除，而数下之，遂协热而利，利下不止，心下痞鞕，表里不解者，桂枝人参汤主之”。从条文来看，本证有表未解，当须解表；然本方似理中汤合桂枝，方中人参、白术、炙甘草、干姜皆为温中解里之药，唯桂枝一药有解表作用，故只能赖桂枝辛温之性以解外邪。桂枝辛散之性又在于表皮，故既不去皮，还言禁切，以此保留其完整的辛温发散作用。尤其还在用法中说明：“上五味，以水九升，先煮四味，取五升，内桂，更煮取三升，去滓，温服一升，日再，夜一服。”从以上用法可以看出，用桂枝后煮，其意在于保护其辛味发表之性，有利于本方表里双解功效的发挥。如果煮药时间过长，辛性散失，表邪就无药可解了。由此可以说明，本方桂枝别切是仲景本旨，非误注、笔误，请细心领会仲景经旨本意与方药第二次炮制的重要性。

再读《金匮要略》，仲景用桂枝四十九方次，而不去皮者占三十三方次，可见伤寒之桂枝去皮与杂病之桂枝不去皮，两者泾渭分明，也是桂枝用法的又一种规律。另外，如麻黄去节，煮后去沫；杏仁去皮尖、甘草用炙、大枣用擘、石膏用碎、半夏用洗、附子用炮，去皮、破片等等。总之，仲景对二次药物炮制十分严谨而认真，全凭辨证临证需求，绝不随意为之。

(2) 服药方法随证灵活

仲景对服用药的方法、温度、量次、药解程度以及禁忌等等都很灵活，不拘一格，但凭病证所需，随证而定。

如服桂枝汤，用药“适寒温，服一升。服已，须臾啜热稀粥一升余，以助药力。温覆令一时许，遍身漐漐，微似有汗者益佳，不可令如水流漓，病必不除。若一服汗出病瘥，停后服，不必尽剂。若不汗，更服依前法。又不汗，后服小促其间，半日许，令三服尽。若病重者，一日一夜服，周时观之。服一剂尽，病证犹在者，更作服。若汗不出，乃服至二三剂”。读以上桂枝汤服用方法，犹如医生在床边点点滴滴都在指导、观察、护理用药，见证用法，进退有度，医者仁心尽在其中。汤药的用法，将息方法，基本如此，全凭脉证变化需要。贵在灵活适用，不可拘泥。

汤药用法有法有度，丸药又当如何？以理中丸为例。理中丸用法，仲景说：“上四味（人参、干姜、炙甘草、白术各三两），捣筛，蜜和为丸，如鸡子黄许大，以沸汤数合，和一丸，研碎，温服之，日三四，夜二服。腹中未热，益至三四丸，然不及汤。”又介绍“汤法，以四物，依两数切，用水八升，煮取三升，去滓，温服一升，日三服。若脐上筑者，肾气动也，去术，加桂四两。吐多者，去术，加生姜三两。下多者，还用术。悸者，加茯苓二两。渴欲得水者，加术，足前成四两半。腹中痛者，加人参，足前成四两半。寒者，加干姜，足前成四两半。腹满者，去术，加附子一枚。服汤后如食顷，饮热粥一升许，微自温，勿发揭衣被”。以上，一证一法，一法一药，一药一护，丝丝入扣，灵活适用之至。仲景辨证，用药、施护细如丝发，仅以上一斑则可见施护之全豹也。中医不愧为临床医学，我们不得不慨然叹仲景之仁心仁术。

（3）辨证防护多种多样

药后用温覆防护，是用于防外邪入侵和阳气外泄的一种方法。如已服桂枝汤又服热稀粥后，“温覆令一时许，遍身漐漐，微似有汗者益佳，不可令如水流漓，病必不除”。

又如桂枝加葛根汤服法，“温服一升，覆取微似汗，不须啜粥，余如桂枝法将息及禁忌”。此条温服后，同样用覆取微似汗及其他桂枝汤法将息及禁忌。唯有不同桂枝汤服法者是“不须啜粥”。为什么？因为本方为桂枝汤加葛根、麻黄而成。方中已经有麻黄发汗解表了，何必加热粥，更何况本方症中无“干呕”，也不必用热粥温胃止呕。

关于本方中麻黄的应用，林亿等前贤多认为恐非仲景本意，为传抄之误。但是，如果将“不须啜粥”同麻黄的应用联系起来分析，就不必疑其“恐非本意也”了。当然，依据我的解读，更进一步证明了桂枝本意不在发汗解表才去皮，而用于发汗解表的在于服用热药与热粥之故耳。

再看《伤寒论》第35条麻黄汤方的用法中，也有“覆取微似汗，不须啜粥，余如桂枝法将息”。这与上方用法覆护相同。如果用笔者的思路去解读，一切便十分了然也。

用温粉外用止汗，是仲景又一防护之法。发汗为了解散表邪；汗出过多，伤津泄阳，于治不利。故仲景见汗出过多者，又不能用汤药收之，即用扑温粉法。如《伤寒论》第 38 条，大青龙汤的用法中有“汗出多者，温粉粉之”的防护法。

导便法、灌肠法是仲景防护施治中的两种治法。凡大便内结，干燥、硬结、里实者，仲景创配大承气汤、小承气汤、调胃承气汤、麻子仁丸等，以攻下、通下、润下，用汤药、丸药、口服以治之。然而，如阳明病本来就出汗，如再发汗，小便又通利的，这种体内津液缺乏的，虽然大便硬，也不可用攻下，就应当等到病人自己想大便的时候，用蜂蜜煎成坐药塞入肛门来导便，也可以用土瓜根和大猪胆汁灌肠通便的方法配合治疗。

4. 辨证施禁

所谓辨证施禁，即是在辨证治疗的全过程中，医者依据辨证需要，病证演变，愈后防变等，禁止医生及病人采用不利于疾病治疗的用药、用膳和不恰当的防护措施，这是仲景将息法则中的禁忌内容。

（1）法则、方药的辨证禁忌

《伤寒论》第 16 条提出：桂枝汤的作用本来是用来解散肌表的病邪，若是病人“脉浮紧，发热，汗不出者，不可与之也”。并警示“常须识此，勿令误也”。这是方药辨证的禁忌。

《伤寒论》第 17 条提示：如果平时喜好饮酒的人，“不可与桂枝汤，得之则呕”，这是好酒的人不适宜用甜味药的缘故。这是素体辨方的禁忌。

《伤寒论》第 23 条提示：太阳病经过八九天之后，有像疟疾似的发热怕冷，发热时间多，怕冷时间少，病人不呕吐，大小便正常，上述症状一天发作二三次。如果此时出现“脉微而恶寒者，此阴阳俱虚，不可更发汗更下更吐也”。这是脉症变化法的禁忌。

《伤寒论》第 29 条提示：患伤寒病，有脉浮、自汗出、小便次数多、心烦、微微怕冷、脚抽筋等症的，不能用桂枝汤解表邪，如果“反与桂枝汤，欲攻其表，此误也，得之便厥”。又第 34 条提示：有桂枝汤证，只能用桂枝汤，如果不守辨证“医反下之，(会）利遂不止”。第 38 条提示：大青龙汤证中“若脉微弱，汗出恶风者，不可服”大青龙汤。这是辨用方的禁忌。

《伤寒论》第 36 条提示：太阳与阳明二经同时发病，气喘而胸中满闷的，“不可下”。第 44 条总提示：太阳病，凡是表征没有解除的，“不可下也，下之为逆”。这是辨用下法的禁忌。

《伤寒论》第 49 条提示，脉见浮数的，按理应当发汗病就可以好了，但是误用泻下药，以致出现身体沉重和心跳的，就“不可发汗”了。又第 50 条提示：太阳病，脉浮紧，身体疼痛，应用发汗治疗，但是“假令尺中迟者，不可发汗”，这是因为荣气不足，血脉空虚，故此不能发汗。之后，仲景又连续提出“咽喉干燥者，不可发汗”，“淋家，不可发汗，汗出必便血”；“疮家虽身疼痛，不可发汗，汗出则痓”；“衄家，不可发汗，汗出必额上陷，脉急紧，直视不能眴，不得眠”；“亡血家，不可发汗，发汗则寒栗而振”；“汗家重发汗，必恍惚心乱……”；“病人有寒，复发汗，胃中冷，必吐蚘”。这是汗法辨治的禁忌。

《伤寒论》第 132 条称：“结胸证，其脉浮大者，不可下，下之则死。”又第 286 条称：“少阴病，脉微，不可发汗，亡阳故也。阳已虚，尺脉弱涩者，复不可下之。”这是下法辨治的禁忌。

总之，仲景对太阳病，妄用、过用、误用，汗、吐、下三法是非常忌讳的，故设下众多禁忌条文供后者学习。从辨证施禁的角度来解读张仲景，他在应用多种法则治疗疾病时，非常重视护正治疗，处处都在顾护病人的正气、津液等，所以，我们可以认为仲景是典型的护正派医家。

治疗中，法则、方药的辨证禁忌，是辨证施治中非常重要的一个环节，只有细心体察病症的微细之处，才能从辨证入微到施治入微。同时不要将“用”与“禁”对立起来看待，而是应当将其对比起来，相互参照，胆欲大而心欲细，才能在治疗中将辨证施禁用好。

（2）食膳的辨证禁忌

在临床治病过程中用饮食配合治疗，其实包括当食与不当食两个方面，本小节所指的是不当食应该禁或忌的部分。治疗中或愈后的禁忌都有助于发挥药力，有助于减少病证反复、向恶的作用，应该予以重视。

仲景在桂枝汤用法中提出，服用一剂尽，一日一夜病证都还未解时，应该继续服用。如果仍然不出汗，应当再服至二三剂，在治疗中应“禁生冷、黏滑、肉面、五辛、酒酪、臭恶等物”。由于一剂、再剂都不见药效时，应该联想到是否脾胃受药不好，于是禁止食用对胃有刺激的食品，保护脾胃吸收，以利药力的发挥。这是仲景提出的在治疗过程中的饮食配合“禁”例。

又如，桂枝加葛根汤、麻黄汤等，见其方中有麻黄入方者，仲景都提示“不须啜粥”。由于用桂枝汤解肌解表，因无麻黄发汗，药已，须臾就要啜热粥以助药力。所以，仲景在用麻黄发汗解表时，再服热粥，唯恐发汗太过，故提出“不须啜粥”，作为用麻黄时，当“忌”的食则。

病人愈，有时微有不适情况的，仲景提出“损谷”的忌讳多食以促恢复。如《伤寒论》第398条提出，从病人的脉象来看，病已痊愈，但到黄昏的时候，有轻微的心烦，这是因为病刚好，不能勉强病人多进饮食，只要减少食量就会好的，不必用药——“损谷则愈”。

辨证施禁，在仲景的字里行间还有很多内容，如禁针、禁灸、禁沐、禁味等等，本文不能一一赘言。只是提请医者重视辨证施禁这一层面的应用。

5. 辨证施防

所谓辨证施防，听起来很陌生，其实就是“治未病”的相关内容。关于治未病，仲景尤为重视。他在《金匮要略》一书中，开宗明义提出上工治未病这一课题，并以五脏病传规律作为治未病的模型。“见肝之病，知肝传脾，当先实脾。……此治肝补脾之要妙也。肝虚则用此法，实则不在用之。……余脏准此。”但是，这只是五脏病邪传变的一种规律，临床病证，千变万化，仲景在《伤寒论》中又为我们创建了以辨证为主旨的，随脉证变化而防变的治未病的思路和方法。

《伤寒论》第19条告诫：“凡服桂枝汤吐者，其后必吐脓血也。”这条提示我们，用桂枝汤要呕吐的病人，今后必定要吐脓血，让我们提前防范。

《伤寒论》第24条指出，因太阳病服了一次桂枝汤后，病邪没有解除，反而心烦的，应当采用先刺风池和风府穴，然后再继续服用桂枝汤，病就会好。这是对治疗中出现问题提出的防治措施。

《伤寒论》第65条称，发汗以后，病人感到脐下部跳动的，是奔豚病将要发作的征兆，用茯苓桂枝甘草大枣汤主治。又见第117条称，用烧针法使病人出汗，若针刺部位受了风寒，皮肤起红色核块的，将会发生奔豚病，似乎有气从少腹部向上冲心，应该在红色核块上各灸一炷，同时给服桂枝加桂汤。以上两条都是治奔豚的方法与方药，虽然引发奔豚的原因不一样，但是只要抓住“脐下悸”与“气从少腹上冲心”的发病先兆，就可以抢先治疗，取得先机，未病先防。

《伤寒论》第89条提示：“病人有寒，复发汗，胃中冷，必吐蚘。”这一条提示两个问题：一是但凡病人平素胃中虚寒，注意不要反复发汗；二是凡是反复发汗，胃中发冷者，应立即应对，避免吐蛔虫。这是一种治前治后都必须考虑未病先防的预警方法。

《伤寒论》第363条提示：“下利，寸脉反浮数，尺中自涩者，必清脓血。”这是一条从脉与证相参而以脉象为主，预警病将便脓血的条文。有了预期警示，治疗从先，医生便可从容治疗了。

《伤寒论》第365条提示：“下利脉沉弦者，下重也；脉大者，为未止；脉微弱数者，为欲自止，虽发热不死。”本条完全是从脉象来预示病症的变化和提示预后。第一句说，下利下重而脉沉弦说明证脉一致，肛门会有坠重的症状；第二句表明脉大邪热旺盛，说明腹泻尚未停止；第三句，脉象微弱而数者，微弱是脉证相合，较数者是病势趋向好转，可以自然痊愈，虽然发热也不至于成为死症，预后会好。

在《伤寒论》中，关于辨证施防的内容还有很多，本节不能完全例举，希望读者从以上几条即可领会仲景通过辨病、辨证、辨脉、辨分泌物、排泄物等预示、预判、预警未病的发生、发展及预后的顺逆、良善。说明医者如果能积极主动地超前干预、防治未病，那么，虽病也不晚。

辨证施治是中医学实施临床治疗的完整模型。它从五个层面展开，从不同的方面、不同的角度，用不同的思考、不同的法则，对病、证、脉、人体的一切生理活动和病理现象，进行非线性的多维度思考、观察、分析后，再进行全面、完整的实施治疗。这是应对人体复杂生理病理变化的，当前最科学合理的治疗手段。尽管它从两千年前传承而来，但是，现在还有比辨证论治和辨证施治治疗复杂系统、复杂病变更好、更完整的方法吗？所以，我再次为生命无限的中医学点赞：越是传统的就越有生命力。

中医天地事物多维论就写到这里，这是一个古代哲学命题，但是，它犹如天地宇宙空间的至理，不但引领了中医学几千年的无限思维空间，同时，对现代复杂系统科学也可以提供借鉴。希望其为思维科学的深入发展以及智能搜索提供引擎，让中医学的多层次思维、形象思维、灵感思维、抽象思维理论——中医的天地事物多维论，不但为中医学的传承创新，还为更多的科学领域提供新的思考空间做出贡献。要实现这一伟大目标，要求我们现代中医学人，让思想长上翅膀，上升到哲学与医学的无限空间去翱翔。

第六章 中医取法自然论

所谓取法自然，即中国古人在历经了长时空的生活实践与生产实践后，凭借其对宇宙社会的唯物辩证观察和分析，睿智地发现大自然中事物之间存在着一种互联互通应象互动的紧密关系和规律。人类只要获取其自然存在或存在于自然的这些规律和法则，加以利用和效仿，便可以便捷地寻找到有利于生活、生产实践的相对恒远的规律和法则；便可以顺利地创造出更丰盛的物质与实践工具。人类这种寻觅自然规律真理以为己用的实践就叫作取法自然。

真理是人类理性认知达成的一种稳定的公共认识。在古代文明中，获取理性认知的唯一正确途径是人类长时间、大空间的生活实践和生产实践。而哲学是人类总结、表达、应用理性认知的基本形式。当然，随着科学技术的进步，人类社会在极大地丰富理性认知体系的同时，人类文明史上最庞大的知识体系也逐渐形成。这时，由于对自然、宇宙、人类社会的复杂性认识，“恒远性真理”与“相对性真理”必将产生碰撞，“传统真理”与“现代真理”的挑战将会更加突出。

有人认为，取法自然是幼稚的、粗糙的，但我认为，越是传统的就越有生命力。

中医人体生命哲学是中华古代哲人对自然、宇宙、人类社会的一种深刻的哲学的系统思维思考。中医学观是传统的真理观。所以，它不但重视时间的相对性，也重视空间的相对性；不但重视哲理的表述性，还重视应用的实践性。追根溯源，它不但是现代理性认知的源头，更是复杂系统科学思考的方向；它不但能解决中华民族几千年的繁衍生存，更能破解未来世界的生存挑战。有鉴于此，中医学人不但要厘清中医人体生命哲学的思想论，同时还要强化中医人体生命哲学的方法论。

取法自然既是中医学理性思维的认识论，又是中医学辩证思维的实践论。

在古代，人类发病以后，从听天由命到主动治疗，经历了一个极其漫长的时空认知过程。而主动治疗，又有一个从靠巫祝神佑的非理性认识到用药、石、汤液的理性认识过程。中医学在两千年前就已经逐渐废止了巫医鬼神的非理性治疗手段，而睿智地采用了针、药、食、养的理性治疗方法，从而才使得中医学能一脉相传至两千多年后，还能发扬光大，引领风骚。

那么，中医的治疗方法从何而来？——在中医哲学思想理论的指导下，从生活实践中来，从生产实践中来，从临证实践中来，从自然宇宙中取法而来。

第一节　取法自然论的源头

远在春秋战国时期，中国历史上曾经出现过一个诸子蜂起，百家争鸣的文化高潮。中国古代哲学先贤们，以朴素的唯物辩证法理念，观察自然宇宙，观察人类社会万事万物的特征、运动变化的规律、生活生存的法则，以追寻探索自然万物之赜奥——哲学之道，从而基本形成了中国古代三大哲学体系：①以文王为代表，《易经》为经典的自然宇宙哲学体系；②以老子为代表，《道德经》为经典的社会人文哲学体系；③以岐黄为代表，《黄帝内经》为经典的人体生命哲学体系。这三大哲学体系，共同筑建了中华伟大的民族文明基础，成为中国古代科学诞生的摇篮，也是中国医药学取法自然的源头。

一、《道德经》论道法自然

老子认为，天地之间存在着很多奥妙隐秘，形迹与边际，大则无边，小则微尘。天地万物之外，奥无不有；天地万物之中，奥也永存。一切阴阳，都以此为根本；一切动静，都以此来依循——这即为道奥。故《道德经·道奥章》说："道者，万物之奥。"

老子又说："道生一，一生二，二生三，三生万物。"（《道德经·冲和章》）老子在这段经文中强调了："道能生万物，万物在道中。"那么，人们寻道有什么用呢？老子又说："人法地，地法天，天法道，道法自然。"（《道德经·混成章》）对于这段经文的含义，释家很多。从中医学的角度，我是这样理解的：地承载万物而养育群生，人存天地之气而有始终，要认识人的生存法则，就应该效法地道，即人法地。而地道的四时顺序，阴阳交泰都是顺应天气的变化而运变，故地应效法天德，即地法天。天地人三才变化于开合，确立万物的本性，恢复万物的生命，终于万物而始于万物的过程，都是天地间自我维系生存的必然结果，故天的法则藏奥在道中，即天法道。这即是"人法地，地法天，天法道，道法自然"的本旨。天地人三才环环维系，万物负阴抱阳，其道全部蕴藏在宇宙与自然之中。故人类寻道，应效法天地，取法自然，才是生存的至理。

二、《易经》论天地法象

《易经》说："古者包牺氏之王天下也，仰则观象于天，俯则察法于地，观鸟兽之文，与地之宜，近取诸身，远取诸物，于是始作八卦。”这段经文是讲八卦的起始由来。它告诉我们，八卦的创作不是凭空杜撰臆想出来的，而是通过观天之象，察地之形，由天上地下，远近取法而成。这种方法虽然十分原始，但是，它给了我们一个最基本的最正确的研究万物的工作方法：唯物辩证的思维方式。所以，冯友兰先生在《中国哲学史新编·易传的哲学思想》中说：“易传哲学的主要贡献在于它的辩证法思想。……汉以后的哲学家，尤其是宋明以后的哲学家们，经常从易传哲学中吸取辩证法的观点，以论证自己的关于万物运动和变化的理论。”由此，我们感怀两千多年前的中国哲学理论研究，先哲们就能站在唯物辩证的思想高度去观察宇宙世界，就能从现实生活实践、生产实践中去获取真知，可见这是多么难能可贵和伟大啊！

《周易·系辞上》说：“圣人有以见天下之赜，而拟诸其形容，象其物宜，是故谓之象。”这段经文明确告诉我们，“象”就是客观世界的形象，是表示天地万物复杂情况变化的符号或公式，可以表示自然界和社会的原则和规律，即“道”或“理”，可以代入万事万物，可以用哲理表达，可以指导人类生存活动。故《周易·系辞上》说：“是故法象莫大乎天地，变通莫大乎四时。”

《周易·乾》说：“同声相应，同气相求，水流湿，火就燥，云从龙，风从虎，圣人作而万物睹，本乎天者亲上，本乎地者亲下，则各从其类也。”本段经文以相近的声音可以互相呼应响应，相投的志气就会自然而然地融合到一起，来比喻天地间的同类事物会互相感应、适应和结合，同样性质的事物也会接近和归类这样一种“各从其类”的自然现象和规律法则。《易经》不但认识揭示了这一自然的规则，而且还将其哲理化，并且提升为一种“归类学”加以理论化和实践化，用以指导中国古人生活斗争和生产斗争的实践。

《易经》不是空谈哲理，而是将哲理的思想方法论与哲义的实践应用结合在一起，用哲理指导应用，以应用升华哲义。所以，它对象和法的理解正根植于这一总的宗旨。它认为象中有法，法必呈象，故着眼于象，着手于法，于自然中取法而行。谬者以为粗俗浅薄，其实理至赜道。

三、《黄帝内经》的源流与哲学地位

中国近代哲学（史）家冯友兰先生在《中国哲学史新编·易传的哲学思想》中写道：“就中国古代哲学的发展看，讲辩证法有两个系统：一个是以老子为代表的道家系统；一个是以易传为代表的儒家系统。这都是春秋战国时期巨大的社会变革在思想上的反映。”冯先生认为：易传哲学的辩证法思想贡献“成了先秦辩证法思想发展的高峰，对中国古代辩证法思想的发展起了深刻的影响”。

展开历史长卷，如果以道家学派与儒家学派而言，老子与孔子同属春秋时期伟大的思想家，都带有鲜明的朴素的辩证法思想和唯物主义色彩，对后世影响均十分深刻。

《黄帝内经》是这一时期的许多杰出医学家，在客观环境的影响下，全面地总结了春秋战国时期和之前的医学成就，以朴素唯物论和辩证法思想作为理论基础，用阴阳的辩证概念和五行的运动变化法则等自然哲学理念构建成中医学理论体系，以此来解释人与自然的哲理关系和人体内部脏腑的相互运动变化关系；并在整体观、系统论、运动变化论等理论原则指导下，阐述有关人体的生理、病理、诊断、预防、治疗等等医学上的一切问题；并从此奠定了祖国医学的思想理论基础和临床治疗法则，指导着整个中医药学的发展，历时两千余年，一脉相承，不断演绎、不断补充，构成今天这么丰富多彩的中国医学——人体生命哲理医学。

《黄帝内经》的确切成书年代尚无法考证。但是，可以肯定的是，它不是出自一时一人之手，而是长时空的早期众多学者的传承总结结晶。《黄帝内经》的功绩，不只是中国古代早期朴素唯物辩证法哲学思想的贡献，更重要的是它在“应用哲学”方面的贡献，是哲学理论用于人类生存实践方面的贡献。《黄帝内经》对宇宙自然哲理的阐释，对人文社会哲理的应用，对人体生命医学的实践与指导，一直到今天，仍占据举足轻重的地位。可以这样说：它是春秋战国时代，继道家系统、儒家系统之后的又一哲学系统——中医人体生命哲学系统。

《黄帝内经》不但在两千多年前就提出解剖概念，还创造了“解剖”一词，更难能可贵的是对活人经脉与经水运行的通道走向、远近浅深、水血多少，以及气行脉度的长短、时段皆有中肯记载。凡此等等，有对尸体死的有形解剖，有对活人动的无形解剖，它在将一个“活生生”的人体生理表述得详尽得体的同时，又将人体病变解释得周全得理。它既有对生命微观的认识，又有对宇宙宏观的见解，其内容之丰富令人惊叹！所以说《黄帝内经》堪称“应用哲学”的典范，也是中国古代贤哲对人类的一大贡献。因此，《黄帝内经》作为研究人体生命的医学哲学巨著，作为春秋战国时期与道家哲学体系、儒家哲学体系比肩的人体生命哲学体系，是中国哲学史上的一块丰碑，是人体生命哲学上的一座高峰。

第二节　《黄帝内经》与道家、儒家的“取法自然”交融

冯友兰先生认为，中国古代讲辩证法的道家系统和儒家系统，对中国古代辩证法思想的发展有深刻的影响。汉以后的哲学家，经常从中吸取辩证法观点，用以论证自己的关于事物运动和变化的理论。其实在大约出自同时代的《黄帝内经》中，其朴素的唯物辨证法思想已经成为这部经典著作的学说主导思想。与道儒两家辩证哲学思想相比，《黄帝内经》不但更系统、更深入、更完善，而且更重要的是，其辩证哲学的认识论和方法论已经密切地结合在一起，用于从宏观和微观两个方面，对人体生命与宇宙自然的关系，从宇宙大一统的联系中去进行研讨，开创了辩证哲学对自然界复杂系统及人体复杂系统的哲学理论研究与哲学理论和实践运用的研究，促进应用哲学有了更大的发展空间和升华。从这一点讲，《黄帝内经》作为中国古代三大哲学体系之一的人体生命哲学体系，对实践辩证法思想不但有巨大贡献，而且也成为先秦辩证法思想发展的又一昆仑。

一、从“阴阳”观看道家与中医的学说渊源

“阴阳”是古人类对事物具有相反相成的两个方面的

哲理性认识，是古代哲人表征事物属性、态势、位置等的一对哲学名词和概念，是中国古代哲学对事物两面性存在的充分刻画和高度概括，是中国古代哲学贤达奉献给人类的一个宏观哲学观以及对自然哲学的不朽贡献。

关于阴阳的提出，有一个漫长的历史形成过程，我们很难准确认定是哪家哪系的世界观和方法论。鉴于它的唯物、辩证、运动性特质，在古代那些朴素唯物辩证哲学家的著述中，大多交融互参，逐渐明朗完善而成为本家学说的主导思想。

1.《道德经》的阴阳“道”学观

捧读《道德经》，直接阐述阴阳概念的经文只有一条：“万物负阴而抱阳，冲气以为和。”(《道德经·冲和章》)然而，在全书中对整个人文社会的哲理思考，无处不体现事物阴阳的哲理性。老子在本段经文中，提出了万物都有抱负阴阳的两个方面：阳须负阴，阴要抱阳，阴阳才能谐和，谐和才能变化，变化才有生命。同时，提出了“冲气”与“和气”这一对阴阳关系。由于有事物的运动变化，冲气才能变成和气。当事物没有变化时，和气也要变成冲气。同时，阳气没有变化，阴气也不会谐和，天地也不会产生万物，“一生二，二生三，三生万物”就无从谈起。

请看，老子通过这段经文，向我们提出了关于阴阳的多重哲理观：阴阳对万事万物中的主导性，阴阳的互动变化性，阴阳的和谐共存性。并且老子以其作为说理工具，在经书中几乎处处以阴阳之理为纲，法天地自然，用以阐述他对人文社会的道德理念，从而形成了老子的人文社会哲学观。

关于阴阳通过运动变化才能生万物的论点，是通过“道”这一哲理概念来表述的。老子在《道德经·冲和章》中说：“道生一，一生二，二生三，三生万物。”老子的逻辑是，大自然为一统，即“无极”而“太极”；一统中又含阴阳二；阴阳交合运动而生三，即天地人三才；有了天地人，万物又可重生，这就是宇宙自然的大道，是自然的奥秘。这个道奥可以从自然中去找到，其实就是大自然的规律和法则。只要用哲学慧眼对天、地、自然进行观察探赜，道就在其中。所以，阴阳是道，道含阴阳；自然有道，道法自然。

2.《黄帝内经》的阴阳“道”学观

林亿在《重广补注黄帝内经素问序》中开篇便讲，昔黄帝坐于明堂“临观八极，考建五常。以谓人之生也，负阴而抱阳”，直接引用老子的阴阳原句经文，可见其认可老子阴阳说对内经阴阳学说的深远影响。

展开《黄帝内经》，阴阳学说已经被广泛用于解释天地人之间的多维关系和规律法则，用于阐述人与自然及其生理病理变化的关系，用以垂法中医诊断治疗的各个方面，并将其提升为中医学的基础理论。“内经阴阳学说”一枝独秀，出类拔萃，无愧为中国古代自然哲学大花园中的一朵奇葩。

关于阴阳的哲学属性和规律，在《黄帝内经》中表述十分详尽，不胜枚举，故本节但举一斑已足见其全豹也。

《黄帝内经·上古天真论》开篇便提出：“上古之人，其知道者，法于阴阳，和于术数，食饮有节，起居有常，不妄作劳，故能形与神俱，而尽终其天年，度百岁乃去。”此段经文开宗明义提出人的生存应效法阴阳和于术数，即懂道者，必知阴阳和术数才能健康长寿，尽终天年，长度百岁。并且提出由于四时阴阳的运动变化，人的生存之道又有不同：春天三月为了生“志”勿杀，赏而勿罚，应“夜卧早起，广步于庭”以应春气，为“养生之道”；夏天三月，为了使“志”无怒，华英成秀，应“夜卧早起，无厌于日”，以应夏气，为“养长之道”；秋天三月，为了“使志安宁，……使秋气平”应“早卧早起”以应秋气为“养收之道”；冬天三月，为了使“志”伏匿，去寒就温，应“早卧晚起”以应冬气为“养藏之道”。此处讲人类生存之法必应四时之阴阳。故《黄帝内经·四气调神大论》强调：“夫四时阴阳者，万物之根本也……故阴阳四时者，万物之终始也，死生之本也，逆之则灾害生，从之则苛疾不起，是谓得道。道者，圣人行之，愚者佩之。从阴阳则生，逆之则死；从之则治，逆之则乱。”所以，我们可以这样认为：天地阴阳者，人类生存之道，健康之道，治病之道也。由此，天地阴阳之道也即成为中医学的医道。之后数千年中医遵循顺应自然、顺应人生、顺应病机、和调阴阳、以平为期作为中医的养生治疗主旨，并成为中医学顺应治疗法与西医学对抗性疗法的根本区别。由此也可以看出，中医对阴阳的理解和应用，与老子的“万物负阴而抱阳，冲气以为和”及“道法自然”的学说观是一致的。其结合天地人的说理还更深刻、更物质，更能应用于人体生命的整个实践之中。

二、从“道”“象”变动观看中医同儒家的交流和发展

《易经》中的唯物辩证观与中医的交流，相比《道德

经》就更丰富、详尽。甚至，在两经中有些地方连文句也颇为相似，由此可见其两者的思想脉络渊源。

1.《易经》《黄帝内经》的道象观相应相参

《易经》言八卦之起，由观象于天，察法于地，“近取诸身，远取诸物，于是始作八卦”，以通神明之德，以类万物之情而成。而《黄帝内经》则是黄帝与岐伯“上穷天纪，下极地理，远取诸物，近取诸身，更相问难，垂法以福万世”而作。请看两者的观象取法唯物观基本同出一辙。

《易经》认为，“一阴一阳之谓道”，“形而上者谓之道”。非常明了地告诉我们，道是事物的性质和法则。这一命题的提出体现了《易经》具有极高的抽象概括能力和深邃的哲理。《黄帝内经》则将道更加通俗化、深刻化和形象化了。《黄帝内经》认为，对于人来说，凡能“法于阴阳，和于术数，食饮有节，起居有常，不妄作劳”者为知“道”的人；凡人能懂得四时阴阳是万物的终始和根本而能从阴阳者则是得“道”的人。同时，《黄帝内经》进一步说：“若夫法天则地，随应而动，和之者若响，随之者若影，道无鬼神……”这里不但提出了寻道之法，而且十分难能可贵地提出了“道无鬼神”的唯物世界观。

关于阴阳、象数与道，《黄帝内经》说：“夫阴阳者，数之可十，推之可百，数之可千，推之可万。天地阴阳者，不以数推，以象之谓也。”又说“夫变化之用，天垂象，地成形……地者，所以载生成之形类也……仰观其象，虽远可知也”，同时近者，观其象，虽隐也可知也。以上两段经文，不但将寻道而法象的唯物辩证观表述得十分清楚，同时，还将《易经》“变”的世界观表述了出来。

2.《易经》《黄帝内经》的变动观相和相通

《易经》说:“易之为书也不可远，为道也屡迁，变动不居，周流六虚，上下无常，刚柔相易，不可为典要，唯变所适。”此言明确指出《易经》是一本以言变为宗旨的经典。确实,《易经》也不是一本纯自然哲学的书，它也讲应用。它的应用旨在用于预测事物的变化，所以，它十分重视事物的变易，变易是它的重要命题。故此提出“易穷则变，变则通，通则久”的论点。这一论点告诉我们，从自然宇宙到人类社会，无时无刻不在发生变化，世上没有不变的事物。那么，事物的发展到变化，有什么条件呢?那就是“穷”。只有穷才能变，只有变才能通，只有通才能长久。这个穷，在这里不是指贫穷，而是指“极点”。原意是，当事物发展到一个极点的时候，运动就会产生变化，变化才能求得通达，通达之后方可得以长久。这是事物运动变化的规律和法则，也是唯物辩证的哲学观。所谓“物极必反”“穷则思变”是也。

《易经》这一宇宙运动变化世界观与中医的运动变化论相通，或相似，或相一致。《黄帝内经》将运动变化理论作为自身学说的思想理论基础，用以认识研究宇宙自然、人类社会、人体生理、病理病变、治疗预防、辨证施治等每一个方面。关于这一内容，本书也在第四章《中医运动变化论》中有所阐述。本节仅以几处极其相似相通的运动变化论点进行比较，以图论证《易经》与《黄帝内经》的学说渊源相互交流和相互影响。

《易经》的“易”的含义有三种:不易、简易和变易。尤其变易之说，以为宇宙，瞬息变化，天地之间，万事万物随时随刻都在运动变化之中。为此，孔子干脆就说“生生不息之谓易”。《黄帝内经》称“变”为“非常”，非常则反常，反常则变易矣。变易则民病在眚。如《黄帝内经·六节藏象论》说：“苍天之气，不得无常也。气之不袭，是谓非常，非常则变矣。……变至则病。”这里的“至”是指变易之气至。这个“至”，是“甚”与“极”之同义，与《易经》的“穷”义相一致。另外，在《黄帝内经·天元纪大论》中说得就更明白了：“天地之道也，万物之纲纪，变化之父母，……故物生谓之化，物极谓之变。”由以上各段经文可以看出，“两经”对宇宙万事万物的恒动性和极变条件与规律的认识都是十分相通和一致的。

《道德经》有“道生一，一生二，二生三，三生万物”，《易经》有“天地氤氲，万物化醇；男女构精，万物化生”的关于有运动就有变化，有变化就有生命的论点。那么我们再看《黄帝内经》又是怎样阐述的呢？《黄帝内经·天元纪大论》说：“在天为气，在地成形，形气相感而生万物矣。……太虚寥廓，肇基化元，万物资始，五运终天，……生生化化，品物咸章。”于此《易经》又说：“大哉乾元，万物资始，乃统天，云行雨施，品物流形。”孔子亦说“天何言哉，四时行焉”，均是同等话题同等意义。就此可见，关于运动，关于化生的有关思维和论点、三大经典是多么一致，多么和合，多么通达，如出一辙。

三、取法自然的三大基本理论

在众多学者眼中，无论中西，自然哲学都是建立在笼统、直观和天才的臆测之上的一门学问。关于中医，钱学森认为：“中医理论是经典意义的自然哲学，是事实和臆想以及猜测的混合。”对于钱老而言，作为一位著名理工科学家还能在耄耋之年熟读《黄帝内经》并将其定义为“经典意义的自然哲学”，这在认识上已经有了很大的突破，十分难能可贵。

从中医学人的视角去理解钱老关于“经典意义”的内涵，中医学中的臆想和猜测与其对事物事实的认识，对实践经验的总结，对辩证唯物哲学理论的应用，绝不是瑕瑜互见，而是瑕不掩瑜已一目了然。就此，我们可以进一步认为,“经典意义”即在于，中医学已经从普通自然哲学升华为人体生命哲学这一重大意义。

在数千年前，古人不可能拥有现代这么多先进而“科学”的工具（仪器设备），甚至可以说当时的工具非常简陋。那么，用什么来认识宇宙世界、改造自然、创造工具、维持生存呢？古代贤哲认为：“形而上者谓之道，形而下者谓之器。”由此可见，古人睿智地做了扬长避短的选择——寻道造器。哲学是寻道的学问，哲人是寻道的行者。

中医学人是医道的寻觅者、践行者。中医人体生命哲学观认识万事万物，及其与人体生命的关系，以及用于养生、防治疾病的工具、药物、治疗等等方面的法则，都是依据通过寻觅自然界所得的道来进行推理获取的，而推理的逻辑又是遵循自然哲理来进行的。这即所谓“道法自然”。显然中医学的法则是从“取法自然”而来，同时，它还将其上升为理论，并反复在实践中进行检验、对比、核实、应用，最后提升为取法自然的基本理论：相应相参论、取象比类论、同气相求论。

1. 相应相参论

所谓相应相参论是中医学的一种世界观和方法论。它认为，人与天地自然是一个整体；而人又是这一整体中的一个系统和部分；同时，人与天地自然之间又有密切而不可分割的规律和关联；人类可以依据这些认识，对事物进行逻辑推理，去认识寻找更多的新认识和新规律，并制定成生活、生产实践中有利于人类生存的法则，去适应自然，利用自然，造福人类。

相应相参论是中医相应论与相参论学说的合论。相应是相参的前提和依据，相参是相应的逻辑推理和实践应用。所以，相应论多作为中医思想论的说理工具，而相参论又多作为中医实践论的说理工具。

人与天地相应，在《黄帝内经》中多有论述。如在《灵枢·邪客》中为了证明天有什么形态，那么，相应的人也有什么形态。诸如“天有日月，人有两目”；“天有风雨，人有喜怒；天有雷电，人有音声”；“天有冬夏，人有寒热”；“天有阴阳，人有夫妻”等等。例举众多，极尽方圆以说明天与人之间，其形态有相对应的规律，以此论证“人与天地相应也”。当然，有学者批评其比喻“牵强附会”，我认为有失公允。列宁说过：“判断历史的功绩不是根据历史活动家没有提供现代所要求的东西，而是根据他们比他们的前辈提供了新的东西。”

古之中医哲人之所以提出人与天地相应的论点，是他们唯物辩证世界观的表述。他们用哲学理念看世界、看人体、看人生，其本旨在于揭示人与自然有一体两系统的相关联系和规律，揭示自然界中一切变化都可以相应地影响人类。人类要适自然，求生存，也要与之相应而获取平衡。这种获取平衡的理论依据就是——既能相应，便可相参。由此相参论就顺理成章地提出来了。

《灵枢·岁露》说："人与天地相参也，与日月相应也。"提出月满之时，"人血气积，肌肉充，皮肤致，毛发坚，……虽遇贼风，其入浅不深。至其月郭空，则海水东盛，人气血虚，其卫气去，……当是之时，遇贼风则其入深，其病人也卒暴"。于是提出：得三虚者，其死暴疾也；得三实者，邪不能伤人也。《黄帝内经》在这段经文中，将人与天地相参、与日月相应的实例阐述得清清楚楚，并为防治贼风邪气提出虚不能粗，实不能危的法则。

人与天地相应，在《素问·针解篇》中提出，人上应天地四时阴阳："夫一天、二地、三人、四时、五音、六律、七星、八风、九野，身形亦应之，……人皮应天，人肉应地，人脉应人，人筋应时，人声应音，人阴阳合气应律，人齿面目应星，人出入气应风，人九窍三百六十五络应野。"本段对天地相应的比较，又唯实得多了。由于将天地相应作为一种规律和法则提出来，所以在《素问·气交变大论》中要求："善言天者，必应于人，善言古者，必验于今，善言气者，必彰于物，善言应者，同天地之化，善言化言变者，通神明之理，非夫子孰能言至道欤!"由此，相应而相参成为中医认识自然世界、人类社会的哲学至理及法则，并用于实践之中。

《灵枢·九针》中，中医古之贤者制九针，就是参天地之大数，应人之脏腑，"一以法天，二以法地，三以法人，四以法时，五以法音，六以法律，七以法星，八以法风，九以法野"。"取法于巾针""取法于絮针""取法于黍粟之锐""取法于剑锋""取法于氂针"，"取法于毫毛""取法于綦针”“取法于锋针”……总而言之，参天地自然之形气规律，效法象自然之形态功能，相应而参，取善而从。

2. 取象比类论

“象”的概念可见于《易经》“易者，象也；象也者，像也”。又说：“圣人有以见天下之赜，而拟诸其形容，象其物宜，是故谓之象。”这就是说，“象”即是指客观世界的形象或征象，是表示天地万物复杂情况的符号或公式，可以表示自然界和社会事物的原则和规律，即“道”或“理”，可以代入万事万物。也就是说，“象其物宜”是可以由“形象”到“表象”去进行抽象思维。

《易经》说：“其称名也小，其取类也大。其旨远，其辞文，其言曲而中，其事肆而隐。”这就指出，此类的名不甚重要，而其表示的彼类事物或甚重要；此类甚近易知而彼类甚远难知；不直说彼类，由此类可见彼类事物的道。这就明确了人们在了解事物的过程中，可以通过取此类事物的象去比较彼类事物，即可见彼类事物。这种方法就成为由形象到表象，再到抽象，到比象；由此类，到彼类，再到范畴，到公式。

中医学用取象比类认识人与自然，认识人体生理病理，认识药物治疗就是哲学推理。它不是臆想，不是猜测，是唯象、唯物推理。取象比类是中医学由浅入深，由表入里，由此及彼的一种唯物辩证哲学推理公式。关于象的理论评价，冯友兰先生说：“在中国哲学史中，……人类在能作抽象思维的时候，就已不自觉应用范畴和公式，但是，自觉地应用范畴和公式，这不是以后的事情。”是的，中医学在两千多年前就能应用“取象比类”这一思维方式思考、推理、认识事物和人体生理病理，足见《黄帝内经》在中国哲学史中的地位及中医学家们的哲医思想已经发展到了一个相对比较高的程度了。

中医人体生命哲学观的高度，在于它的唯物辩证哲学观；而唯物辩证观的着眼点和立足点，又正在于它对天地事物形态变化——“象”的观察、总结、分类和运用。《重广补注黄帝内经素问序》中说：“上穷天纪，下极地理，远取诸物，近取诸身，更相问难，垂法以福万世。”“天地之象分，阴阳之候列，变化之由表，死生之兆彰。不谋而遗迹自同，勿约而幽明斯契。稽其言有征，验之事不忒，诚可谓至道之宗，奉生之始矣。”即是说明了这一道理。关于应该用象才能表述的事物，有以下诸多方面。

不可以类推的大众类事物，应该用象来表述。比如“夫阴阳者，数之可十，推之可百，数之可千，推之可万。天地阴阳者，不以数推，以象之谓也”（《素问·五运行大论》）。

远而遥不可及的一类事物，可以远观其象用以表述其事物。比如《素问·五运行大论》说：“夫变化之用，天垂象，地成形，七曜纬虚，五行丽地。……仰观其象，虽远可知也。”

象者像也。象有远近，有高下，观象察形，《黄帝内经》已经有了透视辨物的唯物概念，“是以象之见也，高而远则小，下而近则大”，并提出“此象之常也，必谨察之”。同时提出观象的规律和特点要与观察人相应：“象见高下，其应一也，故人亦应之。”这即所谓“天地之大纪，人神之通应也”。由此再次提出：“善言天者，必应于人，善言古者，必验于今，善言气者，必彰于物，善言应者，同天地之化；善言化言变者，通神明之理。”

关于比类，《素问·示从容论》提出：“及于比类，通合道理”和“别异比类，犹未能以十全，又安足以明之？”这就是说，万事万物，分类复杂，人之脏腑病变赜微莫测，必须分别其类异进行比较，才能通合道理。所以提出：“夫圣人之治病，循法守度，援物比类，化之冥冥，循上及下，何必守经。”警示：“不引比类，是知不明也。”

援物比类是中医援引物象来对人体的幽隐之处进行探索和认识，同时以制定治疗法则。所以，取象比类就成为中医取法自然的一大基础理论。

3. 同气相求论

“同气相求”出自《周易·乾》：“同声相应，同气相求，水流湿，火就燥，云从龙，风从虎，圣人作而万物睹，本乎天者亲上，本乎地者亲下，则各从其类也。”本文是孔子解释乾卦之寓语。其含义是，相近的声音可以互相应和，相同的“气”味可以互相融合。在日常生活中，比喻同类事物会自然地结合到一起，心性相同的人会互相响应。“相应”与前面的相应相参其义相通，“相求”则是相互寻找、相向相趋。同时《说文》有求者索也，《增韵》有觅也乞也之义。即所谓同声相应，有求也必应也。

关于同气相求的“气”，不能单纯地理解为气味，而应理解为广义的“类”，同气即同类。比如上文中所举之例可解释为：水与湿类，火与燥类，云从龙类，风从虎类，天者上类，地者下类。“各从其类”即可解释为“各从其气”；同气相求，便可以理解为同类相从。

取象比类的比法归类是以“象”为中心、为基准。其象的含义有表象、形象和义象的意义。关于象义，《易象通义》说："义者，象之所以然，义之所当然。"这里的形象是用，义理是体，有象即有义。故而，象的含义即是在表象、形象的基础上有了升华，更进了一步。所以，取象比类可以用外在的形象和内在的义象来进行比较取类，这种类是相像一类。

同气相求的类是"气类"。气味相投的才是一类，这是气类。这个"气"的含义不在形象及其意义，而是性质。也就是说，同气相求是指事物特性和特质的归类，还有地势、位置等方面的归类。这里的气是体，求是用。

在《黄帝内经》中，直接用文字表述同气相求的文句经段并不多；但是，直接以事物同气相向相应，以求深入浅出而文达意赅的描述却比比皆是。例如，《素问·五常政大论》说："气寒气凉，治以寒凉，行水渍之。气温气热，治以温热，强其内守。必同其气，可使（气）平也。"中医认为，同病应当异治，不能固守一法一方。这是中医适天时、适地利、适人异的一种体现哲学至理的治法，也正是备受现代医学诟病，不能"一药一方治百病"的缺陷所在。其实，这正是中医"科学"之处，特色之处。这一治法，正是中医秉承"治病者，必明天道地理，阴阳更胜"。用同气相求，以使气平的法理。

《素问·六节藏象论》说："天至广不可度，地至大不可量，……草生五色，五色之变，不可胜视，草生五味，五味之美，不可胜极。嗜欲不同，各有所通。"本段经文谈物生之众，禀化殊异，目视口味，尚无能尽之其详，况于人心，乃能包括耶？言色味之众，虽不可遍尽所由；然人所嗜所欲，则自随己心之所欲耳。此乃同气相求之理。又说："天食人以五气，地食人以五味。"五味入五脏：臊气凑肝，焦气凑心，香气凑脾，腥气凑肺，腐气凑肾也；酸味入肝，苦味入心，甘味入脾，辛味入肺，咸味入肾。何以各归各脏？因为清阳化气而上为天，浊阴成味而下为地，各得其所，同气相求，乃天地之纲纪。

同气相求是自然界事物的一种归类认同规律，是天地间一种大自然法则。即《周易·乾》说的“本乎天者亲上，本乎地者亲下，则各从其类”之义。自然界万事万物，有情则相聚相合而聚类。中医应用这一自然规律并将其升华为一种归类认物的法则、哲理，用以作为其取法自然的理论和践行的依据、推理和分类的逻辑，这是十分可贵的。

4. 取法三论的内涵与异同

相应相参论、取象比类论、同气相求论，总称取法三论。它们既是自然哲学的世界观和物质观，又是中医人体生命哲学的认识论和方法论。取法三论是古代哲人对自然界万事万物固有的存在、类别、变化、关联与影响的哲理揭示；是建立在唯物辩证哲学思想基础上对物质高度概括的物质观；是哲学理论与实践应用相结合，用于复杂事物研究最直接、正确的思路；是唯物推理与辩证逻辑体用结合的成功模式；是中医人体生命哲学创建基础理论的重要思想工具。

取法三论，其唯物性、哲理性和体用关系是它们的共通之处。“形”、“象”与“气”都是参之有物、比之有物、求之有物的推理认知研究。相应相参论中，相应是体，相参是用；取象比类论中，取象是体，比类是用；同气相求论中，同气是体，相求是用。取法三论，体用结合，泾渭分明而又浑然一体。

相应相参是利用宏观物质有相互对应存在的这一规律，去参照、分析、推理其他物质的相对存在。这种相互参照，既有性质的，又有形态的，还有义理的，是一种对物质性态位置范畴的推理研究法则。多用作中医整体系统理论研究的说理工具。

取类比象是利用自然界物质只要具有相像的外部形态时，就可能具有相同的内在功能这么一种特定规律，去用已知的物象推衍未知的物质内在功能。这种以象比类，推导物质内在功能的法则，即是“有诸内必形诸外”的古代物信论。中医学是用于研究系统论、多维论的一种说理工具。

同气相求是利用天地间的物质，在具有相同的性能及内在含义的情况下，即可寻求归类组合的一种自然规律，作为中医学系统论、多维论的说理工具和取法自然的方法论。

总之，取法三论既是中医学的物质世界观，又是中医学构建基础理论的认识论、方法论和实践论。取法三论，不但坚持了物质客观存在性和可知性原则，还经受了中医学两千多年的应用实践的考验，证明了它的科学性和哲学至理性。

第三节　取法自然是中医学的方法论和实践论

中医是人体生命哲理医学，是哲医一体的典范。中医学的本旨是为人类的生命健康谋福祉。在古代，人类从懵懂到开智经历了一个无限的空间和漫长的时间。在这个进化过程中，从古到今，医学和哲学的关系十分密切，水乳相融。在经历了“巫祝医学”“神庙医学”“哲学医学”的优胜劣汰后，唯物主义哲学终于淘汰了唯心主义哲学，人类开始沿着健康的从哲学到医学的正确道路发展。

中医学大约从黄帝时代，就开始有了唯物辩证的哲医结合萌芽，到《黄帝内经》问世，标志了中医学的朴素唯物辩证哲学医学特质，从此奠定了祖国医学的理论基础，并指导着整个学术思想的发展，历经两千余年，一脉相承，不断演绎、不断补充、不断创新，构成了今天这样丰富多彩的祖国医学。

从大自然中摄取哲学至理，用以构建自己学科的理论体系和临床治疗体系，是中医学前瞻的、唯实的、正确的不二决策。所以，取法自然即成为铸塑中医学哲医体系的方法论和实践论。对于研究人体复杂系统科学和人体生命哲学而言，古来今往，它不但有历史意义而且有实用价值。

一、取法自然构建中医基础理论

中医学同时具有古代朴素唯物主义和辩证唯物主义形态。它的理论大厦是实实在在构建在唯物、唯实、唯变、唯化的基础上的，它“上穷天纪，下极地理，远取诸物，近取诸身，更相问难，垂法以福万世”的实践，即是取法自然的生动写照。就是通过这样一个对自然事物存在实体的采撷过程，推导出它们之间各种形态关系，才产生了自然哲学；又由于对哲学的应用和实践，才产生了以哲医相结合的人体生命哲学的基础理论。

1. 取法天地派生阴阳学说

《素问·上古天真论》说："贤人者，法则天地，象似日月，辨列星辰，逆从阴阳，分别四时，将从上古，合同于道。"这段经文清楚表述了从上古至今，取法都是从大自然入手，一切规则都是从天地间撷取。怎样取呢？从日月的象开始思考、分析、归纳、分类。他们通过日月的明亮差别分辨而定阴和阳。以日光明为阳，以月亮晦为阴；以白天明亮为阳，以黑夜晦暗为阴——这是以日月的明暗之象定阴阳。又如，以天在上为阳，地在下为阴——这是以上下的位置之象定阴阳等等。之后古代唯物主义哲学家们，就在此基础上对阴阳事物进行了总结归类：凡是运动的、明亮的、上升的、外向的、温热的等等都属阳；凡是静止的、晦暗的、下降的、内向的、寒凉的等等都属阴。总之，阴阳被升华成中国古代哲学的一对范畴，一对两元论概念，一组天地间万事万物的属性分类法则。这样一来，天地间繁杂庞大的事物便可简约地用阴阳两词做表征，以简驭繁，用以推导出更多、更广、更深、更可遵循的超时空的规律，用以顺应自然，共处共生；同时，又可以依据阴阳具有的相互对立制约、互根互用、相互消长平衡、相对运动转化的内在规律进行引申应用。

中医学贤哲敏锐地捕捉到了阴阳学说阐述了宇宙间事物生存规律的哲学至理。中医学又是一门包容性、实践性非常强的学科，所以睿智地将其引入中医学，创建了中医人体生命哲学的基础理论——中医人体阴阳学说。

《素问·阴阳应象大论》说："天地者，万物之上下也；阴阳者，血气之男女也；左右者，阴阳之道路也；水火者，阴阳之征兆也；阴阳者，万物之能始也。"并认为

“阴阳者，天地之道也，万物之纲纪，变化之父母，生杀之本始，神明之府也，治病必求于本”。从这两段经文可以看出，阴阳法则已经作为中医治病的根本法则。

由于中医学提出“人与天地相参也，与日月相应也”，“人生有形，不离阴阳”之后，便认为人体是一个充满着阴阳概念与规律的统一整体，人体的组织结构，上下内外，表里前后，脏腑器官，气血精液，甚至它们的生理功能，病理变化，临床诊断，辨证施治的各个方面都可以用阴阳规律及其关系来推理论证、拟定治则、归纳药性、实施治疗、预防疾病等等。

总之，阴阳概念是古代哲学家们用取法天地自然的实践，获取了物形、物象、物动、物态、物义等自然界物质存在的一切宏观依据，引而申之、化而裁之，最终升华为中医学的重要基础理论——中医人体生命阴阳学说，为构建、推动中医学的发展起到了不可估量的作用。

2. 取象比类构建五行学说

所谓五行，有两个概念：“五”是指自然界水、火、木、金、土五种物质；“行”是指这五种物质的相对运动变化。《尚书·洪范》说：“一曰水、二曰火、三曰木、四曰金、五曰土。水曰润下、火曰炎上、木曰曲直、金曰从革、土爰稼穑。”这是中国古代哲学家对五行的物象称谓及物质动态的直观描述。这是古人直观体察自然、认识自然、分析自然、总结自然所得出的朴素唯物概念；是一种对事物执简驭繁的归纳总结。在生活、生产实践中，随着对物质和物性及其相互关系认识的加深，人们认为可以把五者的不同特性及其运动关系，作为对一切事物的归类方法和推演事物间的相互联系及其变化的一种论理工具。于是在“天生五材”的基础上，进一步将其引申为自然界几乎一切事物，都是水、火、木、金、土这五类基本物质之间的内部运动及相对运动变化而生成，并在相互协调中获得平衡，这样一个事物的基本存在和规律。由此，就诞生了自然哲学的五行学说。

有人说，五行学说牵强附会。其实，五行学说十分难得。它的可贵之处在于，五行学说的基础是物质，五行的内涵是运动变化。它体现了我国古代哲学唯物辩证的物质观及其物质运动的根本属性。

东西方科学认知事物都采用形式逻辑推理和归纳之法。不同的是，西方是在课题实验的基础上进行抽象、归纳和推理，东方是在直感实践的基础上进行比类、归纳和推理。两相比较，实验研究事物相对要单纯一些，微观一些；直感实践研究事物相对要复杂得多，宏观得多。

天地间的万事万物，人体内的生理病理都属于复杂系统科学范畴。在古代，如果没有这种由古人在长期的生活和生产实践中，对水、火、木、金、土五种基本物质的朴素认识，并在此基础上取象比类、相应相参，逐渐归纳推理形成的理论概念，并用以分析宇宙间各种物质现象的属性、相互关联和运动变化的法则，就不可能有现在的中医学，就不可能有经受两千多年实践检验而不被现代医学淘汰的中华民族医学。古代中医学家，将古代自然哲学的五行学说打造成中医人体生命哲学的五行学说，真可谓“垂法以福万世”也。

中医五行学说同样是中医学的重要基础理论。《素问·藏气法时论》说：“五行者，金木水火土也，更贵更贱，以知死生，以决成败，而定五脏之气，间甚之时，死生之期也。”诚如此云，可见其五行学说在中医基础理论中的显贵之处。

《非常中医》说：“阴阳学说揭示的是宇宙间事物的阴阳属性归类与其平衡规律，起到了提纲挈领的作用。五行学说则是在阴阳论的统领下，揭示了宇宙物质现象之间的相互关系归类与其运动平衡规律，用于研究事物变化，有纲举目张的作用。虽然两者都不能穷尽真理，但它们的唯物辩证精神是一致的。”阴阳学说是二元论，五行学说是五元论，它们都突破了形而上学唯物主义片面、孤立、静止地看问题，否认事物内部矛盾以及古代朴素唯物主义的缺陷，用具有辩证唯物主义的世界观和方法论研究复杂系统事物及复杂的人体生理病理，在当时是十分超前的，在现代也是前瞻的。中医学将两种学说贯穿到自身学科的各个方面，二者琴瑟相应，相辅相成，为研究复杂的人体生命，为创建完整的中医基础理论系统奠定了基础。正是从这一点看中医：它是人体复杂系统科学的摇篮。

五行学说是取法论的标准产物。它用取象比类来设定水、火、木、金、土五个标准象类，再用相应相参来联系天地人与自然界相像的事物，又以同气相求将人体内外有形和无形的物质（精、气、神、魂、魄、意、志等）联系在一起，将大自然的物质归纳分类作为纵的五个相互联系的系列，同时又将五行与人体组织器官的相互关系归纳为横的一类系列。这样一纵一横都以五行为中心，视其事物的属性、形象、功能、气义、状态，分属为五个系列，纵横交错，一统自然。

只有物质归类关系，当然不能解释大自然、人体生命及其之间的复杂关系。于是，五行学说又用“行”来表述它们之间相对的复杂运动变化关系。这就是五行的相生、相克、相乘、相侮、相制、相化关系。五行的这种物质运动变化关系，在两千年前就能用唯象模型刻画宇宙人体的运行结构，突破框架结构；以动态结构突破静态结构；以多体关系突破二体关系；以非线性关系突破线性关系。《复杂性管窥》说："五行学说是中医的重要理论基础，五行相生相克关系属于强非线性、本质非线性，甚至应该说比非线性更深邃复杂，现代科学无法描述它。……现代数学无法描述五行学说。"

协同学的建立者，德国理学家哈肯对五行所强化和系统化的中医整体观念有很高的评价："我认为协同学和中国古代思想的整体观念有很深的联系。""虽然亚里士多德也说过整体大于部分，但在西方，一到对具体问题进行分析时，就忘记这一点，而中医却成功地应用了整体思维来研究人，从人体的防治疾病这个意义上讲中医比西医优越得多。"

是的，五行学说是取法自然的产物，但更是中医人体生命哲学思想的产物。它无处不体现中医整体系统论、运动变化论、天地多维论等思想理论在中医学实践中的应用。它是中医的方法论和实践论。

当然，虽然五行学说在中医治疗中应用广泛，并且确有一定实用价值，能解决很多人体复杂的生理病理关系及其病变的治疗，但是，它毕竟是两千多年前的自然哲学理论的提升，其局限和附会之处在所难免，当然更不能穷尽所有人体疾病的本质和传变规律。然而，可贵的是，它教给我们考虑解决复杂问题的思考方法是纵横交错、非线性思维，促使我们在面对人体生命时，必须宏观地、运动地、多维地、实事求是地、因变制宜地、客观自觉地去考虑人体自身与自然之间诸因素的相互关系和影响，去选择防治法则。

客观地说，五行学说（包括其他中医基础理论）是古人对自然全面观察后运用东方人的智慧、运用自然哲理创建的理论，它本质是朴素的唯物观和自觉的辩证法。几千年前总结出来的客观实际及生理病理、辨证施治规律，能较为正确地反映事物存在的基本形态、性质和相互联系，不但在当时有前瞻性、先进性，今天还能有效地指导中医学的治疗实践。我们应当从临床实际出发，发扬挖掘它的内涵，取善而从，使之为中医学的发展、为人类的健康事业做出更大贡献。

美国科学史专家乔治·萨顿博士说："光明从东方来，法则从西方来。"其实我认为："越是传统的就越有生命力，东方既有光明，又有法则。"

3. 藏象学说的取法思路

"藏象"一词首见于《素问·六节藏象论》。其含义，张景岳在《类经》中说："象，形象也。藏居于内，形见于外，故曰藏象。"藏象学说则是指，研究人体内脏机能活动表现于外的正常人体生理状态和病理状态下的脏腑机能活动及其相互关系，是中医学的重要基础理论之一。

研究人体各脏腑器官组织的生理功能、病理变化及其相互之间的关系，不用直接解剖人体内脏器官来获取，而是用观察研究人体外在的生理病理变化来解决，这一问题一直为西医所诟病。然而，这不但不是中医的"辫子"，反而体现的是中医的优势和特色；体现的是中医对人体生命，对复杂系统科学研究的独特思路。

中医学是真正的人体生命医学。它不把解剖人的尸体所获取的死知识作为唯一依据，而是把人体生命活动全过程中的资料作为研究依据，这样才能真正获得人体生命中最完全、最真实的第一手资料和它的全部要素。所以，虽然中医很早就做人体解剖，在当时也是领先的，但是，却不把它作为研究人体生命活动的唯一依据。

中医藏象学说的形式，既有古代的早期人体组织器官解剖知识，又有长期对人体生命活动的生理病理现象观察依据，更有在医疗实践中被证实的治疗效应和对生理功能的反证结论。所以，它对阐明人体的生理功能和病理现象，对指导临床实践都具有普遍意义和实用价值。由上可知，中医对人体生命活动现象的长期观察积累和反复实践的印证总结，是极其重要的一个环节。然而，通过对这些第一手资料进行分析、推理、升华，成为藏象学说理论的说理工具，则是取法自然理论。

取法自然论的理论表述是“有诸内，必形诸外”。《丹溪心法》说：“欲知其内者，当以关乎外；诊于外者，斯以知其内。盖有诸内者形诸外。”观察内脏的外形就是取象，以象归类、推类、用类即比类。所以，取象比类是藏象学说的方法论。

中医藏象学说与其他中医基础理论一样，它们都是在其思想论、认识论和实践论、方法论的基础上共同构建的。五脏的外象（表象）与内象联系，就集中体现了中医的整体系统论、运动变化论、天地多维论、阴阳学说、五行学说等人体生命哲学思想。

我们以人体的肝（脏）为例。肝性喜条达而恶抑郁。对自然而言，它与木性可曲直、有生发相类同，故肝属木行。由于木与春风、春发等自然事物同象同性，故肝与木行、春季、东方、天气、生化、青色、酸味、角音等联在一起，产生同气相求、同气相应的归类结果。对人体而言，肝性又可同脏腑形体的胆、目、筋，情志的怒，五声的呼，变动的握等体态相比类。如此，五脏外联自然，内应人体，五个系列归属分类，运动相联，既可解释人体生理，又可以明辨人体病理，为临床应用服务。

例如，《黄帝内经》病机十九要中，肝性多动，故诸风掉眩，就皆属于肝；肾性寒藏，故诸寒收引，就皆属于肾等等，如此，五脏就与天之五气联系在一起，用以辨其病机，制定治法，才能施治。

又如，《素问·宣明五气篇》中的“五味所入：酸入肝，辛入肺，苦入心，咸入肾，甘入脾，是谓五入”。这是同气相求形成的一种规律。治疗用药时便将这一规律用于治疗。《素问·五脏生成篇》说：“心欲苦，肺欲辛，肝欲酸，脾欲甘，肾欲咸，此五味之所合也。”应用同气相求论之，所以，治肝用酸引，治肺用辛引，治心用苦引，治肾用咸引，治脾用甘引。此五引就是将五味入五脏的规律用于药物归经理论，并用于治疗实践。

综上所述，中医藏象学说的创建，虽然有一定的古代人体解剖知识作为基础，但是，却不受制于局限的人体解剖。它是在宏观的天人合一大前提下，用整体系统论、运动变化论、天地多维论等唯物辩证思想去认识研究复杂的人体生命与人的生理病理及其错综复杂的变化，局限而单一的实验研究是不可能办到的。再者，时不我待，古人不能等到有了精良工具才开始研究自然宇宙，才开始认识人体生命。虽然天大不可度，地广不可量，然而天地之道奥就在大自然中。老子提出“道法自然”是自然哲学至理。

中医学利用“取法自然”作为认识、研究人体复杂生命系统的方法论和实践论，也是应用哲学至理。非此，不能创建人体生命哲学，不能诞生以研究人体复杂系统为宗旨的中医学。

二、取法自然在中医临床实践中的应用

取法自然是中医学的方法论和实践论。所以，它在中医临床实践中，从辨证施治到理法方药，无一不是遵从天地之道，摄取自然法则以为己用。我想，无论古今，乃至以后，摄取哲学至理，捕捉自然规律，用以传承创新祖国医学，充实丰富临床辨证施治，都会有很广阔的想象空间和实践坦途。

1. 张仲景怎样取法于自然

从现代而言，中医学是世界上唯一没有被现代医学淘汰的民族医学，同时，从某种意义上讲，还成为现代复杂系统科学的摇篮。其中最重要的原因是，《黄帝内经》系统地完成了中医学对人体生命和疾病规律的认识论，而《伤寒论》又成功地解决了中医临床治疗的方法论问题。正是由于这两大经典夯实了中医的理论、实践两大体系，所以中医才能一脉相承、不断演绎、不断补充、不断完善、不断创新并发展到今天，成为名副其实的祖国医学。古代中医学家张仲景厥功至伟。

桂枝汤是《伤寒论》第一方，张仲景群方之冠。历代医家多认为是“滋阴和阳，调和营卫，解肌发汗之总方”。其说，又见仁见智颇多发挥。近代，尤其是近半个多世纪以来，我国高等医药院校《方剂学》教材，均将其定义为

“辛温解表”之剂。桂枝汤证病机则是“风寒外感，卫强营弱，肺胃失和”的表虚之证。然而，经笔者半个多世纪的临床实践观察，对桂枝汤证的病机描述应当为“内外受寒，营卫皆虚，肺胃、心脾、肝肾群体失调”之证。

值得注意的是：从“肺胃失和”到多脏器“群体失调”的病机认识，是一种飞跃。所谓肺胃失和，是单纯的线性思维认识；而脏群失调，是复杂系统的非线性思维认识。用非线性思维才能更真实、更本质地揭示人体生命的生理过程和病理变化，才能更理性地辨“太阳中风”病证与桂枝汤方药之间的临床施治契合点；才能突破桂枝汤的应用藩篱，真正发挥仲景第一方的潜在作用。

正如《素问·评热病论》说：“邪之所凑，其气必虚。”伤寒中风，里虚是本，伤寒外感，风寒是标。仲景投桂枝汤温里补虚以治本，足见其对治病必求其本的理解和运用。

桂枝汤不是辛温解表剂，而是温里补虚剂，可以从以下几个方面给予佐证。

第一，仲景在《伤寒论》第 16 条中开宗明义警示后者：“桂枝本为解肌，若其人脉浮紧，发热，汗不出者，不可与之也。常须识此，勿令误也。”本条为仲景“辨证施禁”的条文，明确指出桂枝汤不能用于解表发汗，不能用于麻黄汤脉证。解肌法与解表法是有很大区别的。解肌是解肌肉之寒邪，用温里调和营卫法，用桂枝汤；解表是发散腠理之寒邪，宜麻黄汤。《伤寒论》第 13 条“太阳病，头痛，发热，汗出，恶风者，桂枝汤主之”的表述，强调太阳中风证已有内肤之汗自出，不必用发汗剂，桂枝汤为主方。所以，仲景本旨，不用桂枝汤“解表发汗”。

第二，从桂枝汤方煮药前的二次炮制（市售饮片之前的药物处置为第一次炮制，配方后煎煮前的药物处置为二次炮制）的处理也可以证明，仲景用桂枝汤旨在温里和中、解肌祛风、调和营卫，而不在于解表散寒。以下从方中药味进行分析。

桂枝，外皮棕红，表面有纵横棱纹。内黄白，气清香，味甘甜，微辛。用取象比类归经法和临床实践归纳法理解，其性辛、甘、温，入心、肺、膀胱（或五脏）。由于桂枝性辛甘温入肺，故有发汗与解肌的双重作用。仲景为了除去辛发作用，取其入心通络，补其心阳，阳密则固，以止汗泄。故桂枝煮前须“去皮”，即是防其发汗，利其解肌。此论柯琴亦说：“桂枝之去其皮，去其粗皮也，正合解肌之义。”又说“桂枝，赤色通心，温能扶阳散寒，甘能益气生血，辛能解散风邪，内辅君主，发心液而为汗”。至此，可以证明，仲景用桂枝作本方君药，实为取其温补心、脾、肺之阳气，固汗保阴，熄风镇水，不为解肌发汗。

生姜，外皮灰黄白色，具纵皱纹及环节纹，筋脉明显，肉质坚白黄，气芳香性温，味辛辣，入脾、胃、肺及心、肝。生姜辛温发散，辛善解表，发散风寒；温能暖中和胃，力善止呕。太阳中风，“鼻鸣干呕者乃肺胃气虚寒邪袭阻，肺窍不利，胃海不和，用生姜之辛温既可佐桂枝解肌，又可和胃止呕”。然以姜桂之辛而共谋太阳中风，势必发汗太过，为了减轻生姜表皮发散风寒之力，提高解肌散寒及温里和胃作用，故生姜用刀切片。每切一次，表里之发散和温里作用将相对成倍减增。切片越多，温里越强；解表越弱，发汗作用越少。生姜用切入煮，又可见其发散轻而温里重。仲景辨证施药（方），用心之细可见一斑。

甘草，外皮红棕色，具显著皱纹呈暗黄色；肉质坚硬，呈棕黄色。性平，味甘，入肺、脾、胃、心（或十二经），《珍珠囊》注："生甘，平；炙甘，温。"本方用炙甘草而不用生甘草，足见是为了发挥炙甘草的甘温和里，安内攘外之能，以及温养气血，和解表里，调和诸药之能事。至此我们对其用炙甘草温中补土，和胃止呕，增强心肺气血，促进营卫调和的本旨，就应该有了更深刻的理解。

大枣，表面暗红光泽，果肉松润，气微弱，性平、味甘。入脾、胃、心，助十二经。李杲赞其"温以补脾经不足，甘以缓阴血，和阴阳，调营卫，生津液"。仲景以取象比类法，令其同入心脾，故在煮前"擘开"大枣，一分为二，不令归经偏颇矣。足见大枣之用，以"甘助芍药以和里，阴阳表里，并行而不悖，是刚柔相济，以为和也"。

芍药在桂枝汤中是唯一的阴性药物，传统都认为"芍药敛阴和营"，以为本方臣药。柯琴说：桂枝汤方中，四药"皆辛甘发散，唯芍药之酸苦微寒，能益阴敛血，内和营气，故能发汗而止汗。先辈言无汗不得服桂枝汤，正以中有芍药能止汗也。芍药之功本在止烦，烦止汗亦止，故反烦、更烦与心悸而烦者咸赖之"。柯氏在解桂枝汤中芍药的应用时，由益阴敛营归纳为两止：一是止汗，二是止烦。然而，芍药在桂枝汤中的独立特行作用还有一止——止风。故将其放在四药之后探讨。

芍药，表皮淡红棕色或粉白色，质坚实而重，微灰白或微棕色。味微苦，酸，性凉，入肝、脾、心经。《本草经疏》:“手足太阳引经药，入肝、脾血分。”《医学启源》:“安脾经，治腹痛，收胃气，止泻痢，和血，固腠理，泻肝，补脾胃。”

《伤寒论》第 12 条，“啬啬恶寒，淅淅恶风，翕翕发热，鼻鸣干呕”的文字描述，对寒风湿邪刺体怕冷之状，寒风着体怕风之态，发热开合，鸟羽欲张之形，鼻鸣，口呕之声，皆有生动形容。有声有动皆“风”之象，可见仲景在本条中突出风动之象的描述，绘声绘色，不使“中风”之名空洞无物。风者，寒可动风，热亦可动风，风寒热三气交呈于皮毛皆为肝风涌动之象也。风之体在于动，风之用在于声，仲景用芍药寒凉酸苦，因其能入心肝脾之血分，故能调和肝脾营血，使肝脾阴阳得和，风无处生。此乃“治风先治血，血行风自灭”的典型应用。故芍药加盟桂枝汤有三大作用：第一，凉肝血以熄风；第二，收心液以止汗；第三，养脾阴以除烦。

仲景之用桂枝汤，为了去其解表发汗作用，强化温里和中功能，可谓做足了功课。为了达到这一目的，更专注处方后煮药前的二次炮制功课，如桂枝去皮，甘草用炙，生姜切片，大枣擘开，都是为了弱其解表，强其温里。之后，仲景为了强化诸药入胃达脾的功能，明文“上五味㕮咀三味（或右五味㕮咀)”，之后才用微火煮。为什么要㕮咀？有解释为:“古时无刀，所以用口将药咬碎如麻豆状，相当于现在把药切碎的意思。”(《伤寒论语译》，中华人民共和国卫生部中医研究院编，人民卫生出版社 1963 年版）我以为，仲景令㕮咀桂枝汤诸药，意在借唾液引领诸药入脾胃之义。此乃同气相求法的应用。查阅《脾胃论注释》（湖南省中医药研究所）在解释李东垣“补脾胃泻阴火升阳汤”煎药前要求“右（上）件㕮咀”时说：“㕮咀，咬细，代表切碎的意思，又叫咀片。”然而，本方原文中已有要求“苍术（泔浸、去黑皮、切片、晒干、锉碎炒）”。那说明㕮咀与切碎是煎药前两种不同的要求和含义。在《脾胃论》中，共创六十三方，要求㕮咀者计二十七方，切、锉、捣、研者达三十六方。可见，㕮咀在东垣方中要求二次炮制却另有深义。由此可见，仲景希望本方诸药直入脾胃，而不在于达表。这又多一明证。

第三，诚如上论，桂枝汤的作用在温里和中，补益心脾，调和营卫，熄风镇水。那么，解肌祛风、发汗解热是怎样完成的？《伤寒论》第12条说，桂枝汤“服已，须臾啜稀粥一升余，以助药力。温覆令一时许，遍身漐漐，微似有汗者益佳，不可令如水流漓，病必不除”。从上文可以看出，服桂枝汤后，并不期望本方在温胃止呕后还能发汗。仲景是借助啜服一升余热粥后，逐寒外出，微汗而解。太阳中风乃肺卫气虚，毛孔洞开，营阴不固，心液不收，汗出肌表。外风乘卫之空虚，寒邪乘隙侵犯肌腠，与心液相搏，发热、恶风、汗出聚于肌腠。此刻，仲景用“温覆令一时许”的辨证施护方法。一可阻挡外袭之风寒犯表入侵；二可护卫肌腠之外络凝冱，外寒不入，内邪外出，发热可解，恶风亦除。同时，谷入于胃，化气生血，肺卫坚强，可克肝风涌动，一法三益，不可不谓至巧。至此，可以看出，太阳中风用桂枝汤“发汗”的作用不是桂枝汤的功能，而是仲景啜粥、温覆的辨证施护起到了立竿见影的辅助治疗作用。

第四，在《伤寒论》中，有十条脉证用桂枝汤：太阳病两条次；阳明病一条次；太阴病一条次；厥阴病一条次；霍乱病一条次；可发汗病一条次；发汗后病一条次；可下病一条次；发汗吐下后病一条次。尤其突出的是，在《金匮要略》妇人妊娠病中，桂枝汤用于治“妇人得平脉，阴脉小弱，其人渴，不能食，无寒热”的妊娠恶阻，以其“阴脉小弱”而用。至此，桂枝汤治里而不解表又增一条确据。

第五，桂枝汤既然不只是为太阳中风而设，自然就不能以“辛温解表剂”身份而论。关于这一点，柯琴在《伤寒来苏集》“桂枝汤证上”中说：“此条是桂枝本证，辨证为主，合此证即用此汤，不必问其为伤寒、中风、杂病也。……四证中，头痛是太阳本证。头痛、发热、恶风，与麻黄症同。本方重在汗出，汗不出者，便非桂枝证。”柯琴在解第 14 条时说：“外证初起，有麻黄、桂枝之分。如当解未解时，唯桂枝汤可用，故桂枝汤为伤寒、中风、杂病解外之药方。凡脉浮弱，汗自出而表不解者，咸得而主之也。即阳明病脉迟汗出多者宜之；太阳病脉浮者亦宜之。”同时，柯氏又以临床实践加以肯定，在《伤寒附翼·桂枝汤》下说：“愚常以此汤治自汗、盗汗、虚症、虚痢，随手而愈。”至此，桂枝汤不是解表之剂则已一目了然。

当然，柯氏之论不只是一家之言。《本经疏证》归纳桂枝汤有六大作用：和营、通阳、利水、下气、行瘀、补中。所以，本方在《伤寒论》《金匮要略》内伤杂病中，但见类似太阳中风脉弱者均可应用。

那么，桂枝汤的众多作用是怎样完成的呢？以下将其治疗机制做一非线性梳理。一方面可以加深对仲景辨证施药、辨证施护、辨证施膳、辨证施禁等法则的运用和理解；另一方面又可以学习仲景在临床辨治过程中，随证取法于自然的思路和细微精进之处。

仲景辨证治方，首取主证病机。太阳中风汗出、脉缓是主证主脉。柯琴说："桂枝证以自汗出为提纲。"一般医者把太阳中风病机解读"为风伤卫，而卫强则发热，营弱则有汗，营阴不能内守，而总的称为卫强营弱，营卫不调"。治则为调和营卫，解肌（表）发汗，而笔者认为，此说有曲解仲景辨治本病本旨。

《素问·灵兰秘典》说："心者，君主之官也，……故主明则下安，……主不明则十二官危。"仲景当然晓此至理。太阳中风之汗出脉缓弱，这正是心君里虚之确据。汗为心液，心气虚不能固汗，心液不收，不虚何为？营在脉中，营周不休，充脉养心，气血异名而同类，汗血同体，心液丢失，脉体不充，不虚又何？固心君之气营两虚是本证主要病机。正如《素问·调经论》说："今血与气相失，故为虚焉。"所以，仲景用桂枝作为桂枝汤君药以安君位是其本旨；同时围绕补心气，敛心液，养心血，充心体，清心热，止心烦，强心营，和营卫，为法、为方、为药，这是仲景的治则治法主旨。

仲景倚重桂枝辛温甘甜，入心、脾、胃，补心气而固汗，止心液外泄。汗多更可亡阳，导致玄府不闭，风寒乘虚而入。桂枝走而不守，通达营卫，和益营阴，解肌防风。汗生于谷，桂枝甘温和胃，止汗而保精，多途不歧，相得益彰。由此，柯琴说："桂枝赤色通心，温能扶阳散寒，甘能益气生血，辛能解散风邪，内辅君主，发心液而为汗。"所以，用桂枝作桂枝汤君药是仲景辨证配方的不二选择。

《灵枢·营气第十六》说："谷入于胃，气传之肺，流溢于中，布散于外，精专者行于经隧，常营无已。"为了达到补心肺强营卫目的，用桂枝汤法，以热汤热粥强化胃脾的治疗，脾厚土坚既可克肝风之妄动，又可制肾水之奔豚，温中健脾，五脏皆安。

仲景为了增加温胃和里，安中止呕，养胃生津的作用，进一步加入切片的生姜、炙熟的甘草、擘开的大枣，共同温里和中，生养气血，安内攘外，调和表里。

仲景为了加强止汗和生津的两重作用，于是巧妙地以芍药酸苦微寒，有益血敛阴、内和营气、生津止汗的作用，以酸入肝养肝、柔肝以制风护土；汗为心液，生于谷，酸与甜合，酸甘化阴，增生心液，保护汗源。

《灵枢·痈疽第八十一》说："肠胃受谷，上焦出气，以温分肉，而养骨节，通腠理。……渗孙脉，津液和调，变化而赤为血，血和则孙脉先满溢，乃注于络脉，皆盈，乃注于经脉。"仲景深知这一至理，单用桂枝汤温补心脾是不够的，妙用一升余热稀粥温胃、和中、增液、补气，以助药力，逐寒外出，方能达到桂枝汤内补，同时也能治外的作用。为此，柯琴说："用桂枝汤啜稀热粥，先发其汗，使阴出之阳，谷气内充，而卫阳不复陷，是迎而夺之，令精胜而邪却也。"可见柯氏真知仲景者，真不枉其为仲景功臣。

以上，从桂枝汤法的临床应用，可见仲景辨证施治之细，取法自然之妙，治则治法之巧，方药运用之活，令后学者永远尊崇之，发扬之。

林亿等撰《伤寒论序》时称："《伤寒论》十卷，总二十二篇，证外合三百九十七法，除重复，定有一百一十二方。”然而柯氏存疑：“如三百九十七法言之，既不见于仲景之序文，又不见于叔和之序例，林氏倡于前，成氏程氏和于后，其不足信。王安道已辨之矣。”看来，处一百一十二方，用三百九十七法于临床，历代医家多有歧论。不过，从“仲景殚心思于轩岐，辨证候于丝发”，“求民之瘼，恤民之隐者”，其心行旨在“垂法以福万世”来看，肯定不是一法或一方；而是不拘病名、唯求病证机情，某方某法，取其自然，随手拈来，无不活法也。就桂枝汤而言，以五味药物成方。一方多法，方中多方；临床见症，症变法变，法变方变，一增一减，又成一方；数法临证，煮前炮制，去皮一法，炙又一法，切开一法，擘又一法；治疗护理，啜热稀粥一法，温覆又一法，汗多一法，汗少又一法；治疗禁忌，膳食禁忌，皆常症有禁，变症亦有禁；异症有禁，有禁则有法，有法则有禁。如此等等，一方用于临床，多法齐上，辨证入微。仲景一百一十二方，何止三百九十七法？仲景取法自然，制方临床，拟定治则，严谨而灵巧，真乃千古宗师也。

2. 取法自然指导药性归经

《非常中医》说：“归经，是中医学以脏腑经络理论为基础，经过长期的临床实践和疗效观察，总结揭示出的药物对于人体某一或多个病变部位所产生的特殊选择性功能。中医认为，经络是沟通人体内外表里、组织、器官、四肢百骸的通道。人体一旦发生病变，各部组织器官之间都通过经络而相互影响，体表的病证可以通过经络而影响内在的脏腑，脏腑的病变也可通过经络而反映到体表。每一种中药都有它的特定效能，这些效能可以有序地、有选择地、优化地进某经络，入某脏腑，快捷准确地作用到病人的病变部位。”

归经概念首见于《黄帝内经》。《素问·宣明五气篇》说：“五味所入：酸入肝，辛入肺，苦入心，咸入肾，甘入脾，是谓五入。”《黄帝内经》将物种的五种口味，纲领性地归纳到人体五个脏腑系统中，用以揭示这五种药物口味对五脏系统的“入”，是一种有特别针对性的选择。后代医家就把这种特殊性能称为药物的归经。

现代医学把治疗药物疗效应该到达的病变部位称作药物的“靶点”。我们用现代观点来回顾解释中药两千多年的归经特性，其实就是对中药靶点作用的认证。

中医理论是建立在整体系统论和天地多元多维论的基础上的哲理医学，必然把五味等物质信息与五脏系统有机地联系起来创造归经理论。用古老的归经理论与现代的靶点理论相比较，其实质都是总结和揭示物种间“物性相亲”的规律与关系。利用这一理论，有利于对药物进行分类、研究，对临床配方用药进行指导，对提高临床治疗实效有很大帮助。不同的是，归经来自两千多年前的实践总结和同气相求哲理的应用，而靶点理论则是现代的科研结论和临床实践总结。

当然，《黄帝内经》总结的归经规律不只是“五味各走其所喜”，而还有“五色各有所宜”，“色味”“五走”“形态”“象类”等等诸多概念与内容，都与脏腑系统联系起来，构成一个内容十分丰富的归经理论。总之，其是将人体生理病理与天地相参，于自然取法，用于中医理论的构建和临床应用。

黄芪，性温，味甘，入肺、脾经，为补气要药。“为其补气之功最优，故推为补药之长，而名之曰耆也。”然而近代名中医张锡纯治“王氏女，年二十余，心中寒凉，饮食减少，延医服药，年余无效，且益羸瘦。后愚诊视，其左脉微弱不起，断为肝虚证”。张氏用“黄芪八钱，柴胡、川芎各一钱，干姜三钱，煎汤饮下，须臾左侧即可安卧，又服数剂，诸病皆愈”。当即其父复疑而问曰：“黄芪为补肺脾之药，今先生用以补肝，竟能随手奏效，其义何居？”张氏答曰：“同声相应，同气相求，孔子之言也。肝属木而应春令，其气温而性喜条达，黄芪之性温而上升，以之补肝原有同气相求之妙用。愚自临证以来，凡遇肝气虚弱不能条达，用一切补肝之药皆不效，重用黄芪为主，而少佐以理气之品，服之复杯即见效验，彼谓肝虚无补法者，原非见道之言也。”

这是张氏病机与药性同气相求的妙用实例，验之临床确有良效。故为医者，不当守旧，“当以理通而法通，法通而治通”，这才是“见道之言也”。

黄芪与人参皆为补气要药，味甘，入肺脾经，大略比较，黄芪微温而人参性平。然而，临床功效则不尽相同。以补气而言，黄芪补气升阳，治中气下陷，内脏脱垂；人参大补元气，挽救虚脱；以治汗而言，黄芪治表虚自汗，人参治亡阳脱汗；以补脾而言，黄芪补脾生肌，人参补脾健胃；以水液而言，黄芪利水消肿，人参养阴生津；以不同功能而言，黄芪还能益气活血、通络利痹，人参更可养心安神、定志止忡。

有关黄芪、人参以及更多的药物功能和临床作用是怎样获得的？数千年前在没有现代科技设备和实验平台的前提下，根本不可能对中药进行现代成分分析和药理鉴定，但是又要对药物的性效功能进行认识和临床应用。古代先哲们睿智地选择了用“道法自然”的哲学理念做指导思想，用临床实践结论作为依据，较为完整地反映了药物宏观面的功能作用，这是十分理性和可行的。客观地讲，古代医家用“老办法”认识中药的深度，用现代科研手段，恐怕在很长一段时间也不一定能企及或真正反映出药物功效、配方变化、临床应用后复杂变化的真面目。

张锡纯取法自然对中药的功效应用，同历代医家一样行之有效，切合临床就是最好的证明。关于对黄芪、人参的作用区别，他说：“人参、黄芪皆补气兼能升气者也，然人参补气之力胜于黄芪，黄芪升气之力胜于人参。”那么，黄芪升气之力是怎样产生的，升陷汤方重用黄芪又为什么？他说：“以黄芪为主者，因黄芪既善补气，又善升气。且其质轻松，中含氧气，与胸中大气有同气相求之妙用。”有关黄芪补肝一说也见于张氏：“肝属木而应春令，其气温而性喜条达，黄芪之性温而上升，以之补肝，原有同气相求之妙用。”

张氏善用桂枝，关于桂枝的性效，张锡纯解说：“仲景苓桂术甘汤，用之以治短气，取其能升真气也。桂枝加桂汤，用之以治奔豚，取其能降逆气也。……其能升陷者，以其为树之枝，原在上，桂之枝，又直上而不下垂，且色赤属火，而性又温也；其能降逆者，以其味辛，且华于秋，得金气而善平肝木，凡逆气之缘肝而上者，桂枝皆能镇之。”张氏用取象比类法解读桂枝的“双向调节功能”，将本药内涵外放的赜隐，钩深致远而大白于天下，是何等简洁而明白。

3. 取法自然指导病机探索与组方配伍

流产或先兆流产，中医称堕胎或滑胎，为妇人恒有之病，自古以来医者十分重视。市医有保胎恒用白术、黄芩之习。寻之源头出自《丹溪心法·产前九十一》："堕胎，乃气虚、血虚、血热。黄芩安胎，乃上中二焦药，能降火下行。……产前安胎，白术、黄芩为妙药也。条芩，安胎圣药也。"陈修园笃信之，以其为夫人保胎，服用白术、黄芩连续堕胎五次。复查《神农本草经》谓黄芩下血闭，惊疑丹溪粗忽如此，之后认定用黄芩保胎不唯无益，而反有所损。于是，改为服四物汤加鹿角胶、补骨脂、续断而胎安得子，之后陈氏保胎恒用大补大温之剂，谓"使子宫常得暖气，胎自日长而成"。

张锡纯在临证时考验，"具有屡次流产者，其人恒身体强壮，分毫无病；而身体软弱者，恐生育多则身体愈弱，欲其流产，而偏不流产"。于是，张锡纯认为，流产"不尽关于妊妇身体之强弱，实兼视所受之胎善吸取其母之气化否也"。之后，张氏取象比类，在"千百味药中，得一最善治流产之药，乃菟丝子是也"。再选桑寄生、川续断、真阿胶，共同配组成"寿胎丸"用以固胎保胎，恒用有效。那么，张锡纯在选药时是怎么思考的呢？"菟丝无根，蔓延草木之上，而草木为之不茂，其善吸他物之气化以自养可知。胎在母腹，若果善吸其母之气化，自无下堕之虞。且男女生育，皆赖肾脏作强。菟丝大能补肾，肾旺自能荫胎也。寄生根不着土，寄生树上，又复隆冬茂盛，雪地冰天之际，叶翠子红，亦善吸空中气化之物。且其寄生于树上，亦犹胎之寄母腹中，气类相感，大能使胎气强壮，故《本经》载其能安胎。续断亦补肾之药，而其节之断处，皆有筋骨相连，大有连属维系之意。阿胶系驴皮所熬，驴历十二月始生，较他物独迟。以其迟，挽流产之速，自当有效，且其胶系阿井之水熬成，阿井为济水之伏流，以之熬胶，最善伏藏血脉，滋阴补肾，故《本经》亦载其能安胎也。”以上是张氏配方组合寿胎丸时，运用取法自然对病机的认识和选药的研考，捧读《医学衷中参西录》，字里行间随处可见在辨证施治、选药配方、临床治疗时，其法、其方、其治道法自然，信手拈来。张氏堪称临床取法自然的智者。

4. 运用取法自然创新临床辨治

作为一名中医中药学人，传承是宗旨，创新是责任。然而，传承与创新是水乳交融的，传承中有创新，才会发展；创新中有传承，才能提高。

临床时，我们常常会遇到很多见所未见、闻所未闻的病证，或早有耳闻，众医束手，未得其法的疑难杂症。怎么办？我认为，这个时候，应用取法自然对其做病因病机分析，作组方配伍治疗，当不失为一种积极的选择。中医是临床医学，以就近快捷解决病人疾苦为己任。如果等查到了先例，寻到了“证据”，才能动手施治，那么不成了病已重而后药之、乱已成而后治之，譬犹渴而穿井，斗而铸锥，不亦晚乎了吗？

愚临床半个多世纪，常遇奇难疑症，率手而治，巧中解难是常有之事。以下略举一二病例以期增加对临床取法自然实用性的认同。

（1）女婴夜啼病案

1966年7月4日，一夜啼女婴来诊。乳母谓，女婴早产，一月后日渐夜啼，已延五十余日。昼卧夜啼，反复如是，扰动四邻，全家焦灼，多方求解，未有治效。看过西医大夫，检测无果，用药多有迟疑束手。遇胆大者，用镇静类药，家长不敢一试。望小儿面瘦不丰，欠红润，眼圈现隐隐黑晕，腹部皮下微有红晕。时值上午九时，女婴微似睡眠状。舌红不润，三关脉紫红隐隐。家长补充说："除夜啼不休声音嘶哑外，其他并未见有太多异常。"

当时笔者初入临床，学验菲薄，陡然遇此一案，顿觉懵懂无知。急向父亲"求救"，父亲淡然一笑说："天地之大，取法自然。"情急忆想《黄帝内经》有云："阳气盛则阳蹻陷，不得入于阴，阴虚故目不瞑。"可用半夏汤通阴阳，"阴阳已通，其卧立至"。由于此症此方在《灵枢》中较为独特，故记忆深刻。然"新手上路"哪敢贸然妄用半夏五合者。忽然，一昼鸣夜卧之物闯入脑际——蝉蜕。当时想，蝉虫夜伏日鸣之状态，与小儿夜啼日睡之情形正好阴阳颠倒，不如用它入方，求其引阳入阴，以治夜啼。于是，嘱病婴家长取蝉壳两个，水煮一沸而待其温，再频服之。两日后，病婴家长与邻居都来喜告：女婴夜啼告愈，一切均好。

初出茅庐，一战告捷，大喜过望，更觉中医取法自然之新奇。之后查阅《证类本草》《本草纲目》，皆有蝉蜕治夜啼之论。尤以《医学衷中参西录》蝉蜕解说得分明："蝉于昼鸣夜静，故亦止小儿夜啼，蝉声清脆，又善医音哑。"读毕，一方面自惭自己孤陋寡闻，另一方面感赞先哲才智聪颖。张氏于一蝉蜕中，既用了取象比类，又用了同气相求，可见其取法自然，已牢记于心矣。

（2）寻根风疹团

风疹团，又名"瘾疹""痦瘟"等，是临床常见的过敏性皮肤病，现代医学称荨麻疹。病因是先天性过敏性体质，在某些致敏物质作用下引起的皮肤黏膜血管扩张，通透性增加而出现的一种局限性水肿。其临床特征为瘙痒性风团。易起易消，消退后无痕迹。治疗采用抗组胺药或用维生素C、硫代硫酸钠、葡萄糖酸钙静脉注射，急性发作严重时应用肾上腺皮质激素治疗及外用洗剂、粉剂。但是，由于这些药物对中枢神经有抑制作用，同时还易产生耐受性和副效应，临床治疗并不理想，故很多病人都选择中医治疗。

中医业内认为，本病病因病机是腠理不密，汗出受风，正邪相搏，瘀肤发疹，日久化热，伤及阴液，气虚血亏，久病不愈。按中医辨证论治，可分为风寒外袭证、风热乘肺证、风盛血瘀证、气血两虚证、卫气不固证、心脾气虚证、冲任失调等十证。治疗以祛风为主，并根据其夹寒、夹热的不同，酌用清热或散寒之法；若体虚者，气虚配益气法，血虚配养血法，冲任不调，调摄冲任；有血瘀者，用活血化瘀法。余用之临床，疗效并不满意。

我不赞同这种对本病病因的确立。从临床入手，本病的主症是瘙痒，抓搔能缓解痒感。这是为什么？抓搔皮肤，能扩张表皮毛孔，令其腠理疏松，释放皮下水气。有时，必须达到抓破皮肤，水湿外溢，瘙痒才能减轻。这种抓搔皮肤的做法，其实如一种“解表”治法。本病的另一主症是，风团突起，易起易消。为什么突起？这是皮下局限水肿现象。易起易消者，如风逐水波，波浪涌动；风停水静，水肿消失。这说明，本病皮下腠理之间，水湿停聚，随风热而起，风热水湿交争，搏击于皮腠之间，散发不能，渗利不得，发为痒与肿。

根据以上分解，风疹瘙痒水肿是水湿风热搏击于皮下，这才是痒和肿的机理。治疗一方面应当选择发汗解表，开泄腠理，让风与水气从表面透出，疏散风邪水气；另一方面应当选择凉血熄风，渗利水湿，令血凉风灭，水波不兴。其治法应当是，发汗透表疏通腠理，清热熄风，渗湿消肿，方合病机。

根据以上治法，既要解表，又要清皮下瘀热，应当首选《伤寒论》麻黄连翘赤小豆汤，去杏仁、生姜、大枣，合《金匮要略》五苓散去桂加味组合而成。全方组成：麻黄5克、连翘10克、赤小豆10克、桑白皮10克、甘草10克、茯苓10克、猪苓10克、泽泻10克、苍术10克、薏苡仁30克、地肤子10克、白鲜皮10克煎水服，每日一剂。

我以此方治疗风疹时，又根据寒热虚实随症进行加减，收到了疗程短、见效快、无后遗症的效果。所以，我认为，用取象比类法对疾病病机进行分解，有利于简捷直观地捕捉到疾病病机的本质，更有利于确立治法和组方遣药。

（3）釜沸脉病案

脉诊是四诊之一，是中医诊断疾病全过程中一个重要的诊查手段，它能分阴阳，辨表里，判寒热，断虚实，定脏腑，决生死，能为临床辨证施治提供重要依据。在诊断过程中，有时可起到一锤定音的作用，是四诊中不可缺失的重要环节，是中医学的特色之一。

张仲景《伤寒论》是中医经典著作中唯一一部将脉法理论应用于临床实践而自成体系的名著。然脉诊之部位，从《难经》到《脉经》“独取寸口”已成为脉诊的主要部位和方法。然而，在寸口短短的一条经脉（血管）上，要将血液流动的状态以及经脉所表现出来的，医者食指、中指、无名指顶端的感觉，作为临床诊断的参考依据，是何等难啊！何况还要将脉位、脉体、频率、节律、脉形、脉势、脉体弹性等很多状态用文字表述出来，让医者学者能理解，能应用，能表述，这又是多么难啊！

对此，中医学的唯物辩证思维观就可以起作用，临床时便可十分自然地应用取法自然予以化解。取象比类既深入浅出，又形象直接。于是，脉象就成为中医表述脉况的基本手段。临床时，用脉象命名，用脉象和脉象主病与临床脉诊联系在一起进行学习、研讨、诊治。关于脉象用于命名和状态的描述，以及主病，以下举例说明。

清代叶霖《脉说》在描述十大死脉时说："死脉，虾游，脉如虾游者，如虾在水，冉冉而起，寻复退没，沉时忽一浮，再寻又不知所在是也。……釜沸，脉如釜沸者，三部脉来如釜中沸水，火燃而汤沸，有出无入，阴阳气绝也。旦得夕死，日中得，夜半死。……"初学中医时，家父曾叮嘱再三，怕遇死脉而不知者，且不误人误己，故诵记于胸。

1978年1月10日，受邀给邻居先老先生出诊。病人倒床十日，自觉小恙，家人给服中成药如藿香正气丸等维持。病人语音低微，起床困难，半卧床榻，厚衣覆被，谓其无力欲睡，不欲进食，口干、咽干、鼻干、眼睛干，欲饮无益，二便未行。家人解释为进食太少所致。

见老人瘦黑，两目喜闭，语音低细，能表述不适，舌红无苔，舌体干小，床边有异臭扑鼻，自以为小恙无意服药。我举手把脉，六脉浮数之极，三部不成一线，多个搏动面，似有很多气泡顶指，此起彼伏，频频数急；如沸汤中气泡，有出无入，中取、沉取皆无，有如釜中沸汤之状。我不觉脱口而出：釜沸脉。病人是一老教师，略通中医，急问：“此脉有无大碍？”我迟疑了一下，说：“主病重。”病人微闭双眼没再问询。我急出病房，叮嘱全家：“先老师病危，建议送医院。”然而，家人不以为然，病人不以为重，不愿住院，催我处方。我见病家情切，反而怀疑自己误诊，又领家人“遍切其脉”后，以天王补心丹加味，处一气血双补，养阴生津之方一试，再四叮嘱，连夜服药。

次日是星期天，按例回家看望父母，并汇报釜沸脉一案。家父半信半疑说：“我一生未遇，如果真是釜沸脉，昨晚得脉，今天日中必死。”晚上，由家回转工作单位，路经先家已是张灯挂孝，忙于后事。其家人见我，后悔不及地责怪自己没有听我的叮嘱，还没有给老人用药。大约十二点钟的时候，老人去世。真是釜沸脉！我和厂卫生所的医务人员均惊叹唏嘘中医药的博大精深。

中医学属复杂系统科学的一部分，两千多年前它就以朴素的唯物辩证观为主导思想，研究宇宙、自然、人类、社会及其相互关系，揭示其潜在的自然规律，用以解决人类的生存、疾病和生命问题。这是一个宏观的巨系统，这一大系统中的各种关系，不能用简单的线性思维和方法去解决，只能用非线性思维和方法去解决。中国人民大学苗东升教授将中医学的非线性思维法和工作法总结成“过犹不及型非线性”“循环型非线性”“滞后型非线性”三种，用以说明和肯定中医人体生命哲理医学的认识论、方法论和实践论不但正确，而且前瞻地引领了人体复杂系统科学的研究。苗东升教授对非线性思维和工作方法的总结，通俗的说法就是“解麻团”的思维法和工作法。麻团虽乱，但是，只要厘出头绪即可顺理而解。取法自然就是一种简捷的解麻团的思维和工作方法，是典型的强非线性的方法。所以，两千多年来，卓有成效地解决了中医药学的很多认识、方法和实践的法则问题。我想，不管以后科学怎样进步和先进，取法自然的认识论、方法论和实践论对我们传承创新中医学，探赜索隐人体复杂系统科学都能沟通致远，不可或缺。

第七章 中医人体正气中心论

中医学是以朴素的唯物辩证哲学观，作为自身学说的思想理论体系去认识宇宙、世界、社会及人类，所以，它的基础理论不但融会贯通了哲学至理，而且多具普适性和前瞻性，经传承实践数千年后，还能显现出无限的生命力，焕发光辉异彩。

中医对人体生理结构和病理变化的认识，是从微观到宏观逐步形成的。数千年前的中国古人对人体就有相当多的解剖实践经验，至《黄帝内经》时已有“其死可解剖而视之”的方法记载和丰富的解剖人体的认识成果。但是，中医的微观还原实践，正如钱学森所说，“还原到适可为止”，就不再继续还原了；而且，来了个 180° 的大转变，向宏观领域进军。这是还原论学者们不可想象和理解的。但是，这一转变，却造就了古人宏观哲学系统科学，诞生了中医人体生命哲理医学。

中医学的亮点，或者说高明之处，就在于它将人体保留在一个完整的大系统内去认识、分析和研究，而不去分割、破坏原貌，以求其真知灼见。如此一来，中医的思维、视野便豁然开朗，从此将有生命的人体，不能用解剖刀认识的人体生命物质部分及其层次结构揭示出来，为有生命的人体生命医学构造了模型，搭建了人体复杂系统科学研究的平台。

中医学对人体的描述，人体复杂系统至少能体现三个层次：第一，形态可见和解剖可视的，如脏、腑、血、脉、骨、肉、皮、毛等为一级系统层次；第二，借助工具可感应存在的，如经络、穴位、腠理、分肉、膜原等为高一级系统层次；第三，用整体生命活动体现存在的，如精、气、神、魂、魄、志、意等为又高一级系统层次。同时，多系统层次又围绕一个中心物质系统运动变化而产生、维持、完成人体生命活动。构成人体生命的这些物质系统层次，只有最初级的才能从解剖尸体上看到，而高层次的物质系统，只能用中医的哲学概念与方法才能表述。当然，用现代复杂性科学的涌现性理论也很容易阐述清楚了。

那么，在生命人体的复杂系统中，什么物质是最重要的部分，具有领导作用的或称中心作用的生命物质呢？这就是人体的正气，一种具有统摄作用，化生生命物质，维持生命运动变化，抗御外因破坏等功能的人体高级生命精微物质。

本章拟从以正气为人体生命中心的思路去展开、探讨、研究、阐释正气的存在本质与功能，发掘其在人体生命活动全过程中不可替代的主导作用，以及顾护正气在保健、预防、治疗、善后中的核心意义，希望能为人类寻找一种既简、便、效、廉，又对人体“无伤害”的医疗思路和治疗措施。

第一节　气的物质概念与本质

气是宇宙世界的至宝，是古代哲人与中医几千年不懈研究论述的超结构形态命题。它蕴含了宇宙与人体生命真实存在的奥秘，但是，又是人们最不能理解，有最多质疑，存在最大盲区及误区的一个领域。

一、历代贤哲对气的认识

气的存在本来无可置疑，但是，常人，既看不到，又摸不着；学者，既不能用解剖实证，又不能用数学形式化、程序化描述。所以，常人及还原论学者都很难认同气在人体中的存在。不过，人们在日常生活中不但认可人体中有气，而且认为宇宙空间也处处有气，同时还常常在日常生活中应用。如天象气候称天气，地上水湿称地气，人的鼻息称呼气、吸气，口中吸纳称口气，肛门放屁称矢气，等等。总之，民间老百姓认可气的存在，只要联系相对的事物，气是可以人人感知的。

1. 古代贤哲对气的阐述

《易经》曰“一阴一阳谓之道”，“精气为物”，“天气氤氲，万物化醇”。这些描述，不但认为天地之间有气，而且气是物，是运动变化的。气之道是古代哲学描述事物性质、规律、物质、运动、变化、发生的两大基本概念。气是道的基础，指物质，指存在；道是物的表征，指性质，指规律。

《庄子·知北游》曰：“人之生，气之聚也；聚则为生，散则为死……故万物一也……通天一气耳。”庄子认为，气是统聚生命万物的核心。

《素问·气交变大论》曰：“善言气者，必彰于物。”《素问·宝命全形论》曰：“人以天地之气生。”“天地合气，命之曰人。”《黄帝内经》这三段经文明确了气在自然界的存在，虽然无形无态，但只要有相关的物象表现，便可彰显出来。同时，人的生命是靠天地二气才能生成的。

《素问·生气通天论》曰：“阳气者，若天与日，失其所，则折寿而不彰。”《难经·八难》曰：“气者，人之根本也。”这两段经文阐述了人的根本是气，有气，人才能有寿命和形体活动的彰显。

后世医著阐述亦多，如《类经·摄生类》曰：“人之有生，全赖此气。”《医门法律》曰：“天积气耳，地积形耳，人气以成形耳。惟气以成形，气聚则形成，气散则形亡。气之关于形也，岂不巨哉？”《黄帝内经》之后，历代医家无不围绕气的存在、气的功能、气与人的关系进行阐述，见仁见智，主旨分明。

总之，古代医家对气的概念与作用的认识主要有五个方面。第一，宇宙空间气的运动存在无处不有。第二，天地事物无一不是气的产物。第三，气是构成人体生命活动最基本、最原始的精微物质。第四，自然界的气是维持人体生命的主要物质。第五，人的生命是气形合一的结果，气着于形则生，气离于形则亡。

从以上描述中我们了解到古代贤哲对气的概念、作用、功能的宏观认识。气是生命的至宝，是人体生命赖以生存的基本物质，是数千年古代哲人与中医学家不懈研究的超结构形态命题，是蕴含于宇宙、人体生命中真实存在的奥秘。

2. 近代学者对气的关注

自从《黄帝内经》奠定了中医学的理论基础以来，历时两千余年，指导着整个学说思想（气学说思想）一脉相承，不断演绎，不断补充，为临床提供了宏观的思维空间和理论依据，经受了临床实践的检验，得到了学界超时空的首肯。但是，近一百多年来，当列强用坚船利炮轰开中华国门之后，民族自信、文化自信、学说自信受到了严重冲击，民族虚无主义得以抬头；于是，中医学受到攻击，中医气理论更是遭到否定。近代，在中医存废的风浪碰撞中，气学说受到无数学者的关注。

1915年，陈独秀在《新青年》创刊号上发表文章，批评中医“不知科学”“不解人身之构造”，质疑气的存在，称：“其想象之最神奇者莫如‘气’之一说。其说且通于力士羽流之术；试遍索宇宙间，诚不知此‘气’之为何物也！”

陈独秀的观点，代表的是还原论的观点。他们用解剖决定存在，不能用解剖刀实证的东西是不存在的。这是一种片面的、局限的、狭隘的学说观。中医对有生命人体的剖析已经从“解剖到适度而止”，上升认识到解剖之前、解剖之后、解剖之上了。这是一种超越解剖的，能认识非解剖结构层面的认识和研究，这是面对生命人体认识研究的飞跃，是有局限的还原论不能企及的。只有这样，生命人体的复杂结构、生理病理，才能被真实地揭示出来，有利于“无伤害医学”的拓展。

然而，青年时期的毛泽东就能从辩证思维的角度去思考中医气的存在与本质，其论还颇为精当：“医道中西各有所长，中言气脉，西言实验。然言气脉者理太微妙，常人难识，故常失之虚；言实验者专求质，而气则离矣，故常失其本，则，二者又各有所偏矣。”（中共中央文献研究室《毛泽东早期文稿》）

毛泽东对人体气的认识，不但肯定气的存在，而且认为气是生命之本，解剖是求质，而本不复求矣。由此可见，毛泽东对气和中西两医的认识确比常人深刻而在理。

对气的认识，在时空跨越两千年后，各科学者对中医气的真实内涵都有进一步的思考和认识。时为中国科学院院士、中国科学技术大学校长的朱清时认为，气是大量细胞和器官组装态势的一种“功能增量”。他说：“气实际上是大量细胞和器官相互配合和集体组装形成的一种态势。这种态势正如战争中兵家的部署，士兵组织好了，战斗力就会大增，这种增量就是气。”

也有专家认为，“气”是人体的一种生命“信息”，是以人体生命存在为基础的一种类信息态存在。如西南师范大学杨玉辉教授说：“中医对人体形、气、神相互关系的认识与现代的物质、信息、意识相互关系的认识是基本一致的。这种一致性充分显示中医学在人体认识上的科学性与合理性。”

还有专家认为，气是用以阐明整个物质世界统一性的核心概念，是中国哲学与医学相结合的产物。如中国工程院院士、北京中医药大学终身教授王琦说：“气是中国哲学与医学最本质的结合。气是中医学从理论上解释人和自然的关系，人体生理、病理变化规律的核心概念。气的一元论思想阐明了整个物质世界的统一性。”

时至今日，各学科专家对中医气的认识越来越深刻，尤其是王琦教授，从中医学的角度，从人体生命的本质去认识中医气的概念，十分中肯，一语中的。

3. 人体复杂系统科学对气的思考

《人体复杂系统科学探索》认为，人体“生命是一个量子现象”。“气”是中国传统文化及中医学贡献给人类的与生命相关的最广泛的概念，它是“重要的科学概念”。“气就是对人的生命个体的宏观量子态的一种形象化的描述。”气场则是宏观的量子场，“同样具有物质性”。它与生命体息息相关，并反映在人体生命的每一个过程中，“水谷之气存在在消化吸收过程中，肾气存在在思维过程中，经脉之气存在在血液输运过程中，等等”，同时认为，气还具备一些经典物理场所不具备的特性。关于元气、精、神等“都是人体量子态的组成部分”。总之，气的概念、复杂系统是用量子物理学的角度去解读，那么，气的物质性、运动性、能量性等，就不再神秘而不可理解了。

对于中医所谓的元气，复杂系统科学是这样理解的：“个体生命系统的自组织中心在于生命自身，即‘生’，即运动。……这一运动特别包含形式丰富的意识和精神活动。生理结构是多层次的，意识结构也是多层次的。核心层通常拥有系统的最高能量。这一核心‘内层’，也正是人生的意义和价值所在。对这个核心的‘物质’层面，古人称为‘元气’。”从以上这段论述，可见复杂系统科学不但对于气，而且对人生的精神意识活动层面的表述都可以用物质、运动、能量等的物质性、结构性进行阐述。

《复杂性管窥》对气的理解则是从“涌现论”角度去阐释的，苗东升教授说：“气是人体系统的本而非质，不是构成人体的基元，不能用分子、原子、基本粒子来说明。故对人体解剖、还原必定导致气的离散消失，气离则失去人体之本。”这一认识，同毛泽东对气的认识基本一致。

总之，复杂系统科学对中医“气”的概念、作用、状态等的描述，学者们从不同的角度去理解、分析、定位，真可谓见仁见智，为中医气学说的研究又敞开了一扇大门。

二、气病学研究在中医学发展中的重要意义

气，是古代哲人对构成宇宙的一种不断运动变化、无直观形态的基本精微物质的总称谓。中医学引进气学概念之后，成功地与人体及其生命活动结合在一起，用以解释人体生命过程、人体生理病理变化、方药治疗机理；指导辨病、辨证、施治、养生、预防、善后等，与人体生命活动有关的方方面面。天地六合，一世人生，气是人体生命至宝，也是人体生命活动的核心，气学是中医学的一大研究课题，值得中医学人为之不断深入探索。

1. 人体生命医学研究的起点

中医引进气学概念之后，成功地创建了中医气病学理论。气病学理论最重要的实际意义，在于它是中医人体生命哲理医学研究的起点。

大家知道，现代医学是以还原论为认识论、人体解剖为方法论的一整套系统哲学观为理论基础的医学。它对人体、事物的认识，只停留在一种单纯的有形物质结构单元的认识和研究水平上；而对于认识包括生命现象在内的复杂系统事物，尤其是人的生命，还不能真正将非生命体和生命体做本质性的区分，还没有真正认识到机体功能程序系统比单纯的结构单位系统更有实际意义。尤其是医学生命层面，不应该不重视有生命力表现的、功能以上的、解剖以外的、“无形”物质在人体生命中存在的重要事实和作用；而去强调有形结构单位的，注重有形物质的依据，并以此为“真理”“科学”去否定其他的哲学观，尤其是复杂系统哲学观。由此，还原论的局限性，还原论对人体生命复杂性的认识，就越来越受到世人的广泛质疑。于

是，中医学对宇宙、对人体的整体系统的哲学观认识，不但受到现代复杂系统科学的首肯，而且为复杂系统的研究，创造新哲学观的实践，在两千年前就引了路、奠了基、开了道，这不能不说是一大学说奇迹。

作为基础层面的研究，首先认识有形结构是毋庸置疑的。中医学在公元前 3 世纪以前对人体就有了大量翔实的解剖实践和记录，否则《黄帝内经》中就不可能记载那么丰富的人体解剖资料和数据。这些宝贵的资料数据，在当时世界解剖实践中也是相当领先的。其实，这在古代已经创造了一种辉煌。

中医学在长期解剖实践中发现，解剖刀只能认识尸体层面的形态器官结构，不能认识活人才有的而尸体中没有的，对人体生命至关重要的、超形态的、功能系统的、意识系统等层面的“无形”物质结构——形而上的，以气为主导的，经络、神、魂、魄、志、意等高级精微物质结构。所以，中医就“还原到适可为止”，丢下解剖刀，定格在研究有生命现象的、有功能活动的人体器官及有表示生命体征的“无形”的物质存在的宏观领域中去探讨、实践。

从这一角度看中医学对气的研究，让中医走了一条从还原论起步，再上升到整体系统论探讨人体生命复杂系统的研究之路、实践之路。有气，才有生命，有气学研究，才有生命研究。所以，气学研究是人体生命学说研究的起点。

如果，我是说如果——中医没有气学研究的闯入，继续将人体还原进行到底，再过一千多年之后，中国人的人体解剖学成就将不逊于比利时医生维萨里教授的《人体之构造》。但是，中华民族就将失去中国传统文化保存最完好的一个重要部分和领地；失去中国古代哲学——科学文化的样板和活化石，以及它所保存着的中国古代科学文化的全部要素；中国人将失去解开中国古代哲学、医学、复杂系统科学结合之谜的唯一的一把金钥匙；全人类将失去世界上保存完好的，唯一的一份古代人体复杂系统医学文化遗产。

2. 中医唯物唯心两途的分水岭

从古至今，无论中外对自然世界的认识都有两种观点：一是唯物的自然观，一是唯心的自然观。越是远古，唯心自然观对人类思维的占领越是起着主导作用。随着人类生活实践和生产实践经验的不断积累，朴素的自然哲学观得以逐渐形成，人类的思维才得以开智，唯物自然观和唯心自然观就开始产生不间断的碰撞，当唯物论战胜唯心论之后，人类文明开始了大踏步前进。

世界上，古希腊的自然哲学家们也提出过唯物的类似元素学说和原子学说的论述。例如：泰勒斯认为万物的本原是水；阿拉克西米尼认为是气；赫拉克利特认为是火；德谟克利特提出，世界万物是由微小的不可分的原子构成等。这些学说，其实有些已近似于中国古代或接近于近代的一些观点；但是，它们的笼统性、模糊性、粗糙性缺陷抵消了它们的直观性、思辨性优点，尤其是没有经受长期的、系统的、理论与实践相结合的检验，所以，使得它们在中世纪受到神学唯心主义自然观的冲击，又必然地为形而上学自然观所取代。

早在3世纪之初，罗马大军征服了希腊人之后，基督教占统治地位，宗教逐渐成为统治一切的力量。宗教神学否定自然界的物质性，认为“上帝”创造万物，是万事万物的创造者和始动者。于是上帝的“圣水”包治百病，虚幻的唯心自然观统治了欧洲思维一千多年。直到1543年《天体运行论》出版，波兰天文学家哥白尼的自然科学“独立宣言”问世，西方人才从神学束缚中解放出来。

中国远古亦然，唯物与唯心的自然观斗争非常激烈，打得你死我活。在上古，神权高于一切，巫祝占统治地位。至春秋战国年代，医巫就已经开始分业。中医宗祖扁鹊秦越人，在公元前4世纪至前3世纪，已经明确宣告世人：“信巫不信医”是“六不治”之一，公开宣示医与巫不同道，并且用医疗实践成功地证明了中医药的普适性和奇特疗效。最后，他惨遭杀害，为了捍卫中医药学，付出了自己的生命。

《黄帝内经》是中医学第一部经典著作，早于希腊《希波克拉底全集》。它成功全面地总结了春秋战国时期及之前的医学成就，以朴素的唯物辩证观、自然哲学观作为中医学的理论体系，以此来解释人体生命与自然宇宙、人类社会的关系，以及人体生命结构间的关系；并应用系统的宇宙哲理和实践知识来阐明有关人体生命的生理、病理、诊断、预防、治疗等，还有人体生命医学中的一切问题；形成了有着完整理论和实践体系的独立的人体生命哲理医学体系，奠定了中医学的理论基础。历经两千余年一直指导着中医学的发展，一脉相承，演绎不断，补充不断，构成了我们现在这样丰富多彩的祖国医学。

如果说，《黄帝内经》是中医学构建唯物辩证自然观的里程碑，那么，它的人体生命气学研究理论体系，则是划清唯物体系和唯心体系的分水岭。

中医在医学中对唯物和唯心的表征，就是医与巫。医是唯物的，巫是唯心的。欲论证两者的区别，《黄帝内经》用了两种手法：一是自证构成人体生命活动的一切概念都是物质的，不是空幻的，不是神或巫创造的；二是开宗明义、旗帜鲜明地否定警示，神或巫在人发病和治疗中没有任何作用，将医和巫区别开来。这给予了中医学发展的无限空间和无限生命力，给中华民族争取了两千余年的挣脱唯心论思想束缚的时间和空间。

中医学认为，气是构成宇宙间一切事物的最基本物质，气还是人体生命活动的最核心物质和基础。所以，对气的研究、对气是物质的自证在中医基础理论中的阐释可以说是第一位的。

中国古代哲学对气的物质性是肯定的。如《易经》曰“精气为物”，即认为精气是指物质类的精微，并可以通过天地酝酿气化而成万物。故《易经》曰：“天地氤氲，万物化醇，男女构精，万物化生。”

《黄帝内经》是古代三大唯物哲学体系之一。它对气的物质性及其对人体生命的关系，较之《易经》《道德经》又有更深的理解和应用。

人是气的形象彰显，气是构成人的最基本物质。如《庄子·知北游》曰：“人之生，气之聚也；聚则为生，散则为死。”《素问·宝命全形论》曰：“人以天地之气生，四时之法成”；“人生于地，悬命于天，天地合气，命之曰人”。《难经·八难》曰：“气者，人之根本也。”这就是说，人体是天气与地气的产物，气是构成人体的基本物质。所以《医门法律》表述更加形象：“人气以成形耳。唯气以成形，气聚则形成，气散则形亡。气之关于形也，岂不巨哉?”

人体的生命活动，需要气提供动能，气是人体生命活动的原动力。如《素问·六节藏象论》曰:“天食人以五气，地食人以五味。五气入鼻，藏于心肺，上使五色修明，音声能彰；五味入口，藏于肠胃，味有所藏，以养五气，气和而生，津液相成。”这段经文表述十分清楚，只有天地给人提供五气、五味，人才能有功能活动，才能化生彰显，维持人体生命的更多物质。试想，气能让人体产生生命功能活动，没有物质基础能有动能吗?同时，没有物质基础，人体生命活动生成的产物就将是无源之水。所以,《类经·摄生类》曰:“人之有生，全赖此气。”

《素问·五常政大论》曰:“根于外者，命曰气立，气止则化绝。”这里的气指的是自然环境中的物质、能量的总称。正是由于气是物质的，所以，在人的生命活动过程中，才有各种不同形式的转化过程。以下主要从三个方面予以说明:

第一，气、血、精都是由物质所化生。《灵枢·邪客》曰:“五谷入于胃也，其糟粕、津液、宗气分为三隧。故宗气积于胸中，出于喉咙，以贯心脉，而行呼吸焉。营气者，泌其津液，注之于脉，化以为血，以荣四末，内注五脏六腑，以应刻数焉。卫气者，出其悍气之慓疾，而先行于四末、分肉、皮肤之间，而不休者也。”本段经文，短短数语，将人体生命活动中，谷物由“质”化“气”的转化过程讲得十分清楚。人体的宗气、营气、卫气均由谷物经胃的消化而转化，一旦谷化为气之后，随即产生功能。宗气,“贯心脉而行呼吸”；营气,“注之于脉，化以为血”；卫气,“行于四末分肉皮肤之间，而不休者也”。试想，气是由谷物所化生，化气之后，又产生生命功能活动，气，不是物质是什么？

同时，《灵枢·五味》还强调："天地之精气，其大数常出三入一，故谷不入，半日则气衰，一日则气少矣。"《灵枢·平人绝谷》又进一步解释："平人不食饮七日而死者，水谷精气津液皆尽故也。"再证食与气的转化与人体生命的关系。请看，"人七日不食则死"，证明水谷、精气、津液都是维持人体生命的重要物质。从这一点也可以看出，中医对人体生命的物质性世界观认识，强调在构成人体生命活动的诸多元素中，不仅气、血、精气、津液是物质，而且精、神、魂、魄等皆是物质的。

《灵枢·平人绝谷》曰："神者，水谷之精气也。"《灵枢·卫气》曰："五脏者，所以藏精神魂魄者也。六腑者，所以受水谷而行化物者也；其气内入于五脏，而外络肢节。其浮气之不循经者，为卫气。其精气之行于经者，为营气……"这就是说，水谷食物由六腑消化生成精气，入藏五脏，化为精神魂魄。未入五脏而外络肢节的不循经的浮气为卫气，行于经的精气为营气。由此可见，精神魂魄、卫气营气都是由物质化生的，存在于人体生命中不同部位的精微物质，而非虚构的猜测、臆想的东西。为此，人生有气，才有生命活力——精神魂魄；人死气绝，生命活动与精神魂魄则消失无踪。注意，有物质基础，有变化发生，能提供生命活动之运动能量，不是物质是什么？

第二，气是人体生命能量的源泉。体温是人生命活动存在的一个重要标志。正常人体的温度昼夜往复在36.5℃~37.5℃做相对稳定的变化，并随外界季节气候的改变而有相对的自我调节，以维持人体脏腑经络的正常生理功能及其生命活动。气绝人死，一切生命活动停止，通体冰冷，生命终结。所以，体温变化是人健康与否甚至判断生死最直观的表现之一。气绝身凉，让人关注到生命与体温和人体生命活动的直接关系。

在《黄帝内经》中有多处阐述论证，气是为人体提供体温的物质。

《灵枢·经脉》曰："手太阴气绝则皮毛焦，太阴者，行气温于皮毛者也。故气不荣则皮毛焦……毛折者则毛先死。"这就是关于气能"熏肤，充身，泽毛"的进一步形象的阐述。

《灵枢·痈疽》曰："肠胃受谷，上焦出气，以温分肉，而养骨节，通腠理。"这段经文言简意赅，阐述气由谷物化生，由上焦（肺心）宣发，有温暖人体、濡养骨节、通行腠理的作用，并进一步阐明气的物质基础，气能为人体提供生命活动所赖以生存的热能。

第三，气的人体存量决定生命的动量。关于气对人体生活有至关重要的影响，《素问·刺志论》曾言："夫实者，气入也；虚者，气出也。气实者，热也；气虚者，寒也。"《素问·评热病论》曰："邪之所凑，其气必虚。"这就是说，气充身的多少可以用热和寒的体感来感知。气虽然不能用眼看，用手摸，但是完全可以用人体这一媒介来感知和认识。同时，气实与气虚又可以作为是否感受病邪的重要内在因素。

总之，人体可以用生理功能来体现气物质的存在：用气的推动作用，表现气的功能；用温煦作用，表现气的热能；用防御作用，表现气的自组织能量；用固摄作用，表现气的吸附能力；用气化作用，表现气的运动变化能动等等。这些作用和功能说明了，没有气的存在作为基础，就没有人体生命活动的存在。试问，气不正是一种具有高度运动变化、有很强能量的精微物质吗？数千年前，华夏古人用取象比类，用气来命名有何不妥？是否一定要用分子、原子才科学？

几千年前的古人对自然世界的认识，能从虚幻到物质的改变，不知经历了多少个进化历程。中医学在两千多年前，就能达到医巫划界这一步，已是十分难能可贵的了。但是，只有对气的物质性与功能作用的研究，还不行，还必须做否定巫祝、否定虚幻、否定唯心的研究，才能将中医定位在唯物辩证、医哲结合的康庄坦途上发展。

从人体医学角度讲，人类的生老病死由什么力量主宰，这是神权医学、巫祝医学，还是辩证唯物哲理医学的分水岭。中医正是由于对物质气的深入研究，对巫祝的批判，才能在唯物辩证、生命哲理这个基点上站起来，传承发展。

《素问·上古天真论》曰："虚邪贼风，避之有时，恬惔虚无，真气从之，精神内守，病安从来。"《黄帝内经》第一篇就开宗明义阐明人的病变，是由外因的虚邪贼风来袭，内因是由真气（正气）不能内守而引发的，只要正气从内守护，外避病源邪气，人是可以不生病的。这就从正面否定了疾病由魑魅魍魉引发的邪说。

《素问·生气通天论》紧随上篇提出："阳气固，虽有贼邪，弗能害也。""内外调和，邪不能害，耳目聪明，气立如故。"这些都是强调正气对人体的防卫作用。同时又警示我们，"病久则传化，上下不并，良医弗为"。这是指，病久必变，病入膏肓，再好的医药也是无法治愈的。这里客观唯物地提出了医药治病不是万能的。这就体现了中医的求实、唯物的学说姿态，与巫祝的“万能”不一样。

《黄帝内经》一方面充分地证明了人体生命活动的各个环节，各种生理病理现象，都与气物质的存在有关联；另一方面，又随时注意批驳、分辨邪鬼致病与医药治病的区别和界限，强调人体生命的物质性。

中医认为，但凡治病须对人体做全面的诊察，以确定病变。比如人体的上下情况，审视脉所反映的证候，观察其志意的状态与其所受的病情，作为治病的依据。对于那些信奉鬼神的人，希望依靠祝由而能治愈疾病的人，不必与他们谈精神志意方面的理念。就像厌恶针石治病的，就不必与其讨论针刺技巧。不许你给其治病的人，有病必定无法治愈，治也收不到效果。这就是《素问·五脏别论》所说：“拘于鬼神者，不可与言至德。恶于针石者，不可与言至巧。病不许治者，病必不治，治之无功矣。”

中国古人，治病依靠祝由移精变气来治疗。在《素问·移精变气论》中，专门探讨批驳了祝由能通神明，病从而愈的谬论。认为古今有异，意识有别，并从发病有内因和外因两个方面进行论辩，强调不用中医的理论治病，大病必死，小病必甚。它说：“当今之世不然，忧患缘其内，苦形伤其外，又失四时之从，逆寒暑之宜，贼风数至，虚邪朝夕，内至五脏骨髓，外伤空窍肌肤，所以小病必甚，大病必死，故祝由不能已也。”本段论说人体发病，因果缘由据理一辩，很有说服力，对于中医治病之能，祝由误病之误，说得清楚明白，无强词夺理。

中医学认为，“人以天地之气生，四时之法成”，天地之道，人亦应之；相生相克，万物并至。治病、针刺之道，法天则地随应而动，其疗效可以如响应声，如影随形，得心应手，取效若神，离合出入，自有独见。这“岂复有鬼神之召遣耶？盖由随应而动之自得尔”。《素问·宝命全形论》如是说：“若夫法天则地，随应而动，和之者若响，随之者若影，道无鬼神，独来独往。”

中医治病，取法天地，道法自然，揭示和遵循的都是天地间的哲学至理，治病的方法都是经过了长期的实践检验，故在临床中常常效如桴鼓，与鬼神绝无关系。

古代有一种病，谓之“尸厥”。患这种病的人，多有尸鬼幻觉并且猝然暴亡。俗人多以尸鬼作祟释之。《黄帝内经》从人的五脏虚损，天地外邪相侵，加之内养失节，造成“三虚”而致此病来进行分析；提出五脏均藏有人体最高的物质精华——神，以及神对于人体生命的重要性“得神者昌，失神者亡”，强调五脏不能失神，否则神光不圆，即可发生尸厥病变，绝不是尸鬼作祟。《素问·本病论》如是说：“人犯五神易位，即神光不圆也，非但尸鬼，即一切邪犯者，皆是神失守位故也。”

《灵枢·贼风》几乎可以看成是一篇否定巫医祝由的檄文。它从发病机理入手，否定无明显诱因的发病为鬼神所为，否定病证怪诞为鬼神所祟，否定祝由愈病为鬼神之功。

本篇首先提出，人体发病是由外来的贼风邪气伤人，这是外因致病；亦有无外邪进犯，“不离屏蔽，不出室穴之中，卒然病者”，这是人体内往日故邪致病；还有内脏已虚，精神意志失守而发癫的，这是内因致病。文中指出有多种原因加在一起后，虽不遇贼风邪气亦要发病。

本篇还专题讨论“无原因”生病是否鬼神作祟的问题。“其毋所遇邪气，又毋怵惕之所志，卒然而病者，其故何也？唯有因鬼神之事乎？岐伯曰：此亦有故邪留而未发，因而志有所恶，及有所慕，血气内乱，两气相搏。其所从来者微，视之不见，听而不闻，故似鬼神。”本段说得清楚：有的人发病，虽无外邪，但因有故邪内留，有气血内乱，发病微，视不见，听不闻，被人误以为是鬼神作祟，其实为内因发病。

本篇又讨论，祝由应验是否鬼神有作用的问题。“黄帝曰：其祝而已者，其故何也？岐伯曰：先巫者，因知百病之胜，先知其病之所从生者，可祝而已也。”本段经文提出了一个尖锐的问题：古人用祝由治病，也有应验如愿的情况，这应该怎样解释呢？关于这种情况，岐伯称古代巫医，他们本来就知道人的正气可以战胜疾病这一道理，并且也了解一些病情的变化、转归和愈后，便借用祝由的方法，讹称是神灵的力量治病，这是巫医的一种骗术。

中国古人技艺有十三科，祝由是其中一科。巫医也懂一些中医知识，但是，他们不宣传中医治病的唯物道理，反而谎称由中医取得的功效是祝由所取得的功效，用以骗人，贻害人命，妨碍中医药的发展。

在中国古代，医与巫的斗争是唯物自然观与唯心自然观的斗争。时至公元前 5 世纪至前 3 世纪，医与巫已开始明确划分界限，不但从理论上界限分明，而且在医疗实践中针锋相对。如扁鹊在治疗中提出“信巫不信医”是“六不治”之一，就是很好的明证。

《黄帝内经》正是在这一时期完成的中医系统理论的经典著作。它不只是运用辩证唯物哲学观去省视、分析人体生命，建立人体生命医学理论体系的经典；还是一部用唯物辩证哲理，结合人体生命物质，否定唯心非物质人体生命观的巨著。《黄帝内经》中对人体生命气物质的研究，真正从学说理论和人体生理病理两方面建立起唯物观，同时与唯心巫祝彻底决裂，划清界限，是中医走唯物辩证之路，告别唯心道路的分水岭。

3. 构建了古代人体生命复杂系统模型

传统科学的还原论哲学观，尽管在对许多系统的研究中曾产生过丰富的成果，但是，在涉及生命等复杂系统科学时，它却表现出了明显的局限性。为了突破影响科学发展的传统哲学观的束缚，开展复杂系统科学研究，尤其是对人体复杂系统科学的探索，在学习借鉴中国传统哲学源流的基础上，复杂系统科学家们尝试为宇宙、世界、生命和人构建一个统一的本体论模型。即“一元两面多维多层次”的复杂系统本体论模型，用以刻画人类认识过程中遇到的所有复杂系统问题。这一哲学本体论的表述，将给复杂系统的认识带来具体途径，为复杂性研究构建一个巨大的空间。

顺着这一本体论哲学思路，去学习中医气病学，去思考中医气病学研究，让人惊异地发现：早在两千多年前，中医气病学就已构建了古代人体生命系统模型。关于气是生命系统的“一元”。正如前面所述，气是构成生命的精微物质的总称，气的物质性无可置疑。关于这一点，现代量子物理学家们基本认同“气就是对人的生命个体的宏观量子态的一种形象化的描述”，“气是中国传统文化贡献给人类的一个与人体相关的重要的科学概念”。他们依据生命体与生俱来的量子特性，结合中国传统文化中气的本质，认为“生命是一个量子现象”。

中国古代哲学家认为“天地氤氲，万物化醇，男女构精，万物化生”。这个氤氲即是天地之气态，气态环绕产生人与万物。中医学亦说“人以天地之气生”，“天地合气，命之曰人”。这些论述都认为，气生万物，人是气生；气聚万物，气散而亡。有气才有生命的产生，人体是天地之气的产物，形体是气的生命载体，是聚气之器，一旦气散，人体就成为失去生命活力的尸体；所以说，气是化生、聚集、整合生命的本，形体结构是生命的质，气形结合体现生命本质，气是生命核心。

从人体复杂系统科学的角度看，气有物质性、凝聚性。自组织性是生命体的核心本元，所以，我们可以认为，气是生命系统的“一元”。北京中医药大学王琦教授说：“气是中国哲学与医学最本质的结合。气是中医学从理论上解释人和自然的关系，人体生理、病理变化规律的核心概念。气的一元论思想阐明了整个物质世界的统一性。”

所谓一元即该生命系统的本元，或称本质，是系统存在的条件，即自组织的协调性，大于散发性和凝聚性。

由于有气的存在，才有人体生命的生成与成长，所以中医强调人以“天地之气生，四时之法成”。并提出气始，得生气而化；气散发，得长气而有形；气布，得化气而繁育；气终，藏气而物极，完成生命周期。故《素问·五常政大论》说：“气始而生化，气散而有形，气布而蕃育，气终而象变。”这是人体生命的自组织生长繁衍过程。

《黄帝内经》中，人体生命的自组织功能是生命的重要概念，阐释病因与病理，确定治疗和治法都离不开它，这是中医学说思想的重要内核。

关于自生长的阐述，《素问·汤液醪醴论》说："五阳已布，疏涤五脏，故精自生，形自盛，骨肉相保，巨气乃平。"关于自身衰老的阐述，《素问·阴阳应象大论》说："年四十，而阴气自半也，起居衰矣。"在《黄帝内经》中，明确用"自"来表述的有自生、自补、自盛、自泄、自伤、自明、自彰、自乱、自平等等二十余个词语。

在古代，辩证唯物哲学家们都将气的自组织思想作为一种哲学命题。中医学人更是将这一哲学思想与人体生命功能结合在一起，赋予生命模型气系统的自组织哲学观来阐发，并作为中医认识生命的重要原理。

气系统自组织有人体生命中的凝聚性作用，一般阐述为气的固摄功能。它主要表现在五个方面。

第一，气能固血行血。这一功能，一般用"气为血帅，血为气母"来表述。中医认为，人体生命中最重要的物质，凡气与血耳。气血在人体血脉中运行，循环无端，有序有息，气血相依，维持生命。但是，气对于血，既有统摄脉中不使外溢的作用，又有推动血液循环不停的作用。如果气虚血液失去固摄，就会发生出血、失血疾病。

第二，气能固液化津。中医认为，气能统摄精气又能输布津液，"主治节"。这是一种生命自组织的协调功能。《黄帝内经》表述为"饮入于胃，游溢精气，上输于脾，脾气散精，上归于肺，通调水道，下输膀胱，水津四布，五经并行"，与"上焦开发，宣五谷味，熏肤、充身、泽毛，如雾露之溉"。如果气虚，固摄输布失识，即可出现无汗或汗出过多；或水肿、癃闭、诸淋、遗尿、尿多、失禁、洞泄、滑脱、流涎等各脏腑津液失调与不能保持固护生命的病变。

第三，固摄精髓。人生禀于父母先天之精，人成之后，得后天之精而藏于肾，此精不能随意外泄，只供阴阳交媾为下一代提供先天之精。固摄精液，调节交媾泄精都是肾气的功能。如果肾气虚损，男子精关不固，则可出现遗精、滑精、早泄等精泄失调而影响健康与生命；女子则可出现不孕、胎动、胎滑、带浊等孕育失败而破坏人类繁衍与生命。

第四，固摄脏腑器官。人体脏腑器官，在人体之内各守其位，各司其职，位置相对恒定，升降运动有度，完成人体的生命衍化。这种生命态势完全依赖气的固摄作用和协调。如果气机虚亏，中气下陷，固摄无力，升降失识，则内脏器官下垂，人体生命的正常生成就难以为继。

第五，固摄精神魂魄。神是人体气血所化生。故《黄帝内经》有“血气者，人之神”和“神者，正气也”的阐述。神对于人体生命而言非常重要，几乎是生命的代名词。对神,《素问·本病论》说:“得神者昌，失神者亡。”那么，神类生命物质又在人体什么地方呢?《灵枢·九针论》曰:“五藏：心藏神，肺藏魄，肝藏魂，脾藏意，肾藏精志也。”这五种人体生命物质，都是由于气的固摄作用，稳藏于五脏之中，相互协调维持人体正常生命活动，一旦气虚，不能固摄调节，精神魂魄意志则离而失矣，则人体生命活动就终止。

中医认为，人体的精、气、津、液、血、脉均为气所化而辨为六名，实为六气。六气之有余不足，气之多少，都可出现病变。《灵枢·决气》说:“精脱者，耳聋；气脱者，目不明；津脱者，腠理开，大汗泄；液脱者，骨属屈伸不利，色夭，脑髓消，胫酸，耳数鸣；血脱者，色白，夭然不泽；脉脱者，其脉空虚。”根据这些证候都能判断相应的气虚失固。

总之，气在人体生命活动中所表现出来的凝聚性、协调性，都是人的生命体自组织成立所具备的条件，所以，气是人体生命的一元，是生命系统的自组织，是人生命的本质。

关于人体生命气系统的“两面”。人体生命在气的自组织中心统领下，同时又存在多维度的两方面矛盾对立的表象。在中医人体生命气系统中，多维两面的存在和表象阐述得非常多。可以说，它们包含贯穿在整个人体生命的全过程中。如阴阳、表里、寒热、虚实、相生、相克等诸多与生命相关的物质概念都是气的多维结构。

以阴阳为例。中医认为，人体是一个内部充满着阴阳对立统一的，以两面多维多层次为结构的整体。《素问·宝命全形论》曰：“人身有形，不离阴阳。”这是以形体结构为阴阳的表述。关于气物质、气生命系统的表述有：阳气和阴精是矛盾的两面，是气构成生命物质的不同形式的两面。

《素问·生气通天论》曰：“阳气者，精则养神，柔则养筋。……阴者，藏精而起亟也；阳者，卫外而为固也。”这段经文阐述非常清楚：阳气与阴精是气系统的一体两面，都是维系人体生命的重要物质，这是气的一个层次。另外，又如气与血。卫气是卫外之阳气，营血是营养之阴气。一阳一阴，一卫一荣，维持生命血脉之营周不休，循环不息，生命不止。

气在人体生命系统中，其两面性还表现在功能和形体两方面。人的形体是气物质形象的一面，人生命活动是气物质功能的一面。形体与活动是生命“质”的一面，气才是生命“本”的一面。有本才有质，有质才能体现本的存在。也就是，人体有了气物质基础，才能产生功能活动；有了功能活动，才能推动物质的新陈代谢。气的两面归纳为阴阳两性，两者对立统一，相互依存，相互消长，运动变化，以平为期，维持人体生命活动。如气的阴阳两面遭遇破坏，两者背离，人体生命活动就出现生成危机或终结。所以,《素问·生气通天论》曰:“阴平阳秘，精神乃治，阴阳离决，精气乃绝。”

总之，在人体生命系统中，气的两面性，矛盾对立的生命表象，存在于生命活动的全过程。有生命存在，就有气系统维持生命的现象存在。

关于人体生命气系统的“多维”。人体生命气系统既有两面的存在，就有多维度的关系存在。两面是不可能单一存在的，而是双维存在的。而多个双维之间，又分别出现更多的双维，这样就产生了人体生命的多维度关系。这才是人体复杂系统必须具备的系统关系。

中国古代五行学说研究的是宇宙、世界、社会的物质生命关系。中医人体生命哲学进一步将人体气系统的生命关系用五行的哲学关系物质化、形体化、功能化，客观地反映或形成了人体生命五脏系统自身的两面多维关系和与宇宙、世界、社会宏大的两面多维关系。比如，人体心、肝、脾、肺、肾五脏系统的两面多维关系，表面是五脏功能关系，但是，其实质是气的本能关系。因为，气都没有了，人的生命都终结了，五脏系统之间一切关系都没有了。

脏与脏之间的母子关系，是两面双维。但是，任何一脏都与其他两脏构成既是母又是子的关系，这就形成了两面三维相生关系。同时，有相生关系，还有相克关系。每一脏同其他一脏或两脏，又可以形成新的两面三维的相克关系。再者，还有三脏之间因制化形成的多维度关系，等等。这样一来，气的人体生命系统多维度关系，就由中医五行学说客观地、丰富地展现出来。

关于人体气系统的“多层次”。人体生命是一个复杂系统，中医是研究人体生命系统的学科，自然不会将复杂还原成简单，而是将复杂系统的每一层次都关联起来研究。丢掉了生命的任何一个单层次的描述，人体生命都是不完整的。一个不完整的生命，还是生命吗？所以，研究人体生命多层次的耦合现象与关系，才能真正反映或揭示人体生命气系统模型的全貌。

中医认为，维持人体生命活动的气系统是多层次的：人的形体活动，是初级的、有外部表象活动的、体现生命功能的层次；人体内各组织器官内在的生命活动是一个基本层次，它是人体生命功能活动的基础，没有内在的脏腑器官生命功能做基础，就没有人体外部的生命形体做功能表象活动；人体精神生命活动是由脏腑生命活动产生的人体精神思维活动的层次，是产生于五脏并驾驭着人体生命高级别的层次，这一层次即精、神、魂、魄、意、志、思、智、虑等思维活动。

中医研究人体生命活动，是从全面、多层次、运动变化的角度去认识人体生命，始终视人的形体、功能、思维、意识、情感、信息为生命的统一体，不可分割的多层次表象。所以，这些生命表象的基础是气物质系统。

《灵枢·天年》曰：“人之始生，……以母为基，以父为楯。失神者死，得神者生也。……血气已和，营卫已通，五脏已成，神气舍心，魂魄毕具，乃成为人。”这就是说，人体生命存在的基础必然是“形与神俱”。而形神双俱的生命，是人体内在的精、气、血、营、卫等五脏中的物质，升化成神、魂、魄、意、志等高级精神思维活动，并达到一定程度的完整统一与和谐共存后，才是一个完整的有生命的人。这是中医对人体生命模型的完整描述，也可以看成是刻画出的人体生命复杂系统的多维多层次模型及中医人体生命科学理论。

《非常中医》说：“这一理论，虽然是一个早在两千年前就形成的古老理论，但是，相对以解剖学为基础的现代医学理论而言，它又是一个崭新的科学命题，它揭示了解剖外的生命奥秘，为医学尤其是人体生命医学展示了人更真实、更完整的一面。”

《灵枢·本神》曰：“故生之来谓之精，两精相搏谓之神，随神往来者谓之魂，并精而出入者谓之魄，所以任物者谓之心，心有所忆谓之意，意之所存谓之志，因志而存变谓之思，因思而远慕谓之虑，因虑而处物谓之智。”中医认为，人之精分先天之精与后天之精。“常先身生是谓精”的精，是先天之精；“神者，水谷之精气也”的精，是后天之精。这两精都由气生，两精相搏乃精气交融，就是神的层次变化。同时，这也是中医对生命人体思维多层次过程的形象刻画。

“一元两面多维多层次”的人体复杂系统哲学观，是在20世纪七八十年代末，钱学森先生分别提出系统科学、思维科学和人体科学后，涌现出来的一批人体复杂科学研究学者，从哲学的角度来描述人体复杂系统所提出来的刻画人体生命的哲学模型。这一哲学思维的产生，本身在一定程度上就受了中国古代传统哲学观的影响，并借鉴了古代传统哲学观对生命事物生长的刻画，尤其是《黄帝内经》。我学习后，结合自己半个世纪多的临床实践，欣喜地发现，中医在两千年前就已经用气系统的复杂变化来描述人的生命系统。其实，中医气系统已经是人体生命系统的初起模型。所以我认为，是中医气病学研究构建了古代人体生命系统模型。

4. 强化了中医人体生命哲医学说的地位

我正在撰写《气病学研究在中医学发展中的重要意义》时，忽然坊间一片哗然，一下子打破了学界十余年的宁静。

2017 年 6 月 16 日，《文摘周报》总第 2505 期头版头条刊登了孙正凡等人写的《大科学家为何轻信伪科学》，称："6 月10 日，中国科学院院士、中国科学技术大学原校长朱清时主讲的'用身体观察真气和气脉'在北京中医药大学开讲。此前，这场讲座的海报在网络上曝光后，引起一片哗然，在某网络问答平台上引发了'真伪科学之争'。"标题开宗明义，一棒子打在朱清时院士头上——"大科学家轻信伪科学"，一顶"伪科学"的帽子，泰山压顶般砸到中医头上。

2006 年那股"取消中医"的逆流被全国人民击退后，沉渣再次浮起。虽然谬论种种不值一驳，但是，值得我们警醒的是，自钱学森之后，研究中医"气"的科学家越来越多，几乎遍及国内各大名校。为什么他们没有被点名批判、质疑，被扣上伪科学、巫术、迷信的帽子？

学术分歧、学术争鸣是一件好事，但是开口不分青红皂白便扣帽子、打棍子欲置人于死地而后快，却非“科学”规矩，也不能称作“科学要求质疑”吧？

什么是科学，2006年已有过长篇累牍的大辩论，其论已经一清二楚，早有定论。中医用不着为自辩而纠缠。否则中医怎么传承发展创新？

关于《大科学家为何轻信伪科学》（以下简称《大科学家》）一文中的三大观点，倒是有必要进行认真探讨。

第一，关于“‘真气’真不真？”。

中医学认为，“真气”是维持人体生命活动、抗御发病因素的一切生命精微物质的总称。《素问·上古天真论》的“虚邪贼风，避之有时，恬惔虚无，真气从之，精神内守，病安从来”，就将真气在人体生命活动中的真实存在以及对人体生命的重要性阐述清楚了：真气不但存在，而且是人体生命不可或缺的。

关于真气的生成及其物质性，中医也说得非常清楚。依靠人体“五脏、十二节，皆通乎天气”的功能“服天气”（吸入自然界的清洁之气）与“谷入于胃”（食入自然界营养物质），通过人体生命的功能运化后，最终转化为维持人体生命的更高一层物质——真气。这一转化过程，在《黄帝内经》中有多次论述。《灵枢·天年》如是说：“呼吸微徐，气以度形，六腑化谷，津液布扬，各如其常，故能长久。”这一段将人体真气的生成过程与其物质性、功能性都阐述得非常清楚了。《素问·离合真邪论》曰：“真气者，经气也。”经气是经脉中运行之气，亦称脉气。它是先天后天精气的结合物，是经脉中的营养物质，是人体生命功能的表现。真气是络脉中推动血的运行之气，即脉气也。

中医为了反复强调真气与人体的生成和脉络的作用，在《素问·上古天真论》中，用男八、女七两个数作为生命节点，描述气生人始，气盛人长，气衰人终的生命过程。在《素问·阴阳应象大论》及《灵枢·天年》中又以十数为一个生命节点，论述“气之盛衰，以至其死”的过程，证明生命与气的关系：“人生十岁，五脏始定，血气已通，其气在下，故好走。二十岁，血气始盛，肌肉方长，故好趋。三十岁，五脏大定，肌肉坚固，血脉盛满，故好步。四十岁，五脏六腑十二经脉，皆大盛以平定，腠理始疏，荣华颓落，发颇斑白，平盛不摇，故好坐。五十岁，肝气始衰，肺叶始薄，胆质始减，目始不明。六十岁，心气始衰，苦忧悲，血气懈惰，故好卧。七十岁，脾气虚，皮肤枯。八十岁，肺气衰，魄离，故言善误。九十岁，肾气焦，四脏经脉空虚。百岁，五脏皆虚，神气皆去，形骸独居而终矣。”所以，气维持生命的功能和物质性是毋庸置疑的。

将“某位法师已经可以‘辟谷’”的说法作伪的事实强加给朱清时院士，将污水泼到中医身上，借“辟谷”之伪，用“热力学第二定律”推证真气之无，证明中医之伪，否定大科学家的科学实践，实属罔顾事实。

其实，辟谷与中医真气毫无关系。《黄帝内经》为了强调真气物质与生命的休戚相关，在多篇经文中都多有阐述。中医不辟谷，辟谷则食无所入，气无所生，命无所保。

《素问·平人气象论》曰：“胃者平人之常气也，人无胃气曰逆，逆者死……人以水谷为本，故人绝水谷则死，脉无胃气亦死。”这些经文，对气与经脉的关系，生命与水谷物质的关系也阐述得很清楚。

一般人认为，中医对事物的表达是模糊的，重性而不重量。其实谬矣。比如，谷入于胃与天地精气（真气）在人体中有多少出入，能维系多少时日，《黄帝内经》都有量化阐述。《灵枢·五味》曰："呼则出，吸则入。天地之精气，其大数常出三入一，故谷不入，半日则气衰，一日则气少矣。"这段经文，生动地描述了人体真气的化生与人的吸纳关系，而且还量化了真气维持生命的时间。

中医没有辟谷修炼真气的概念与做法，反倒是强调纳食。"谷入于胃"才能产生有生命动力的精微物质的论述在《黄帝内经》中处处皆有。"绝谷"必死的警示还用专篇加以论述。《灵枢·平人绝谷》篇专题探讨了正常人不饮食七日而死的原因。经文阐述了胃肠的大小、长短，可正常容纳饮食多少数量才能维持正常消化吸收及生气过程；才能达到胃肠虚实结合，气得上下、五脏安定、血脉和利、精神乃居的正常生命状态。并强调："神者，水谷之精气也。故肠胃之中……而留水谷尽矣。故平人不食饮七日而死者，水谷精气津液皆尽故也。"这些两千多年前的认识，违背了"热力学第二定律"吗？

钱学森博士与复杂系统科学家们认为："气就是对人的生命个体的宏观量子态的一种形象化的描述。气是中国传统文化贡献给人类的一个与人体相关的重要的科学概念。"如果按《大科学家》一文的观点，钱学森及其他的复杂系统科学的研究群体，都轻信伪科学了？

《大科学家》一文用辟谷、非物质作为否定真气的存在，来证明中医的伪科学性思路是错误的。因为，正如前文所述，中医拒绝辟谷，主张吸气纳食以生真气，就是证明真气的存在与物质性。

第二，关于“科学要求质疑”。

朱清时是真正的大科学家，是一位德高望重的拥有中国科学界极高荣誉的院士，为中国科研、科教奉献出了大半个人生。古稀之年，还以钱学森为榜样，潜心做中医学等传统文化的研究，是对中华民族担责的表现，值得国人敬重。

“用身体观察真气和气脉”是朱清时院士用自身实践去研究和探索真气经络是否存在的“新方法”尝试。这是数千年来中国古代唯物辩证哲学家、医学家探赜索隐宇宙奥秘、天地社会哲理的一种最基本的实践。那就是“上穷天纪，下极地理，远取诸物，近取诸身，更相问难，垂法以福万世”的思想方法和工作方法。古之贤达，正是用这种看似原始的工作思路和实践，才在两千年前就将人体生命的研究，“人体解剖”“还原到适可而止后”，开启了宏观探究人体生命之路，将天地与人类，自然与社会，思维与功能，道德与理想联系在一起研究。如果说著名物理学家、诺贝尔奖获得者史蒂文·温伯格《仰望苍穹：科学反击文化敌手》的观念是正确的话，我们中国人在两千多年前就做在前面了，并由此创建了中国古代人体复杂系统生命科学，创建了以“整体系统论”“运动变化论”“天地多维论”“取法自然论”等为思想理论基础的祖国医学。作为大科学家的朱清时院士，当然懂得科学思想和科学实验，但是他更懂得“一切真知都是从直接经验发源的”和“离开实践认识是不可能的”这些辩证唯物哲学的工作思路。

朱清时院士用自身做试验，正是大科学家们一贯工作的基本思想。自以为是的“科学”，不应质疑科学实践。

第三，关于“普及科学精神任重道远”。

《大科学家》认为，“普及科学，不仅仅是普及已经取得的具体科学知识，更重要的是普及科学思想、科学精神，让我们都学会问一句‘这是真的吗？’”并提出，科学要从质疑开始，“用科学思想去检验一切‘不科学’的事物”。这是一种大胆而叛逆的提法。“科学思想”不等于真理，历史实践告诉我们，没有恒定不变的认知结构，真理也具有相对性。“真理”与“科学”都必须接受实践的检验，否则谁来证明你掌握的是真理？谁来检验你的“科学思想”是科学的还是反科学的？请记住，“真理不是产生于某一理论的教条，而是产生于推动社会文明发展的社会活动，特别是人类健康、文明、繁荣的事业”。（《人体复杂系统科学探索》）用某一“科学思想”去检验产生真理的实践，是天方夜谭，大错而特错。毛泽东在实践论中说过：“真理的标准只能是社会实践。……一切真知都是从直接经验发源的。”

英国哲学家罗素说：“一切确切的知识都属于科学。”我认为，科学是坚持实践并能经受实践检验的真知；而迷信是脱离实践，不能经受实践检验的臆想。不实践哪来确切知识，不实践哪来真理真知？

朱清时院士用亲身实践、用新的方法研究中医的真气与经络有什么错？作为科学家创建新概念，或者对已有概念进行阐明都是科学进步的重要标志。更何况，作为一名化学家和自然科学家，在科学界奋斗了几十年的院士，七旬之后，转而研究中国传统文化，研究人体复杂系统科学，非常难能可贵。我们应该向朱清时院士致敬。

钱学森说过："我们知道，中医包含着科学真理，非常高贵的科学真理。"而这些真理是经受了一个世界上最大民族，历经了数千年的实践检验，都还要受到"科学思想"的质疑、泼污、否定，可见要树立我们中华民族的文化自信、学说自信，确实还有很长的路要走。从这一角度去思考我们对气病学的研究，对于自辩巫伪，对于强化中医学的人体生命哲医学说地位，都具有更加重大的意义。

第二节　气的生理病理分类

中医学认为，气是构成宇宙自然生命的一种无形态且不断运动变化的基本精微物质的总称。气的内容十分广泛：有物质的气，也有功能的气；有天地自然之气，也有人体脏腑之气；有促进生长的精气，也有代谢排出的浊气；有维护生命的正气，也有损害肌体的邪气……

中医学对气的认识方法，是通过"善言气者，必彰于物"的思路来解决的。也就是说，通过有形的生命人体或物形就可以将无形的气彰显出来。比如，树枝摇曳，说明有空气流动；人在呼吸，说明有气在出入……无气，则物不动，生命息。

对于气的表述方法，以象名、以形名、以意名等，总之以主体之名合气而名之。如天气、地气、人气，风气、雷气、雨气，心气、肝气、脾气，勇气、意气、豪气，喜气、晦气、闷气，等等。在中国不管是古代还是现代，气的物质存在及对生命的重要性，一直都被人们认可，不然就不可能有这么广泛的冠名应用。至于西学东渐以后，一定要用西方还原论的认识论、思维方法，用细胞、分子、原子、基因去命名才正确吗？气是构成生命体的基本物质的认识，是跨越还原论的哲学概念，是描述宇宙自然生命的宏观多层次物质的概念。如果不厘清气的系统、气的层次以及功能作用等，气的人体生命模型也展现不出来，就更不用说在人体生命复杂系统中得到应用。

中医学对气的分类是以人体生理病理两大概念而分的。正气（真气）是一类，它是维护人体生命的一类物质；邪气（贼风）是一类，它是损害肌体寿命的一类物质。然后，又将正气、邪气一层层进行细分，这样气的层次性、系统性、多面性、多维性等特性和概念、功能、本质就一清二楚了。

一、认识生理类气系统

所谓生理类气系统，可归纳为三个层次：一是自然界为人类提供的物质之气，如天气、地气、水谷之气等等；二是人类生命体产生的脏腑之气，如真气、元气、心气、脾气之类；三是由脏腑功能升华而成的思维意识之气，如神气、意气、魄气一类。总之，它是维持生命由生到长至终结的物质系统——中医“正气”系统。

正气系统，如果以复杂系统科学观来理解，正气是构成人体生命自组织功能的基本物质，是中医学哲医思想的重要核心课题，是创建人体生命无伤害治疗医学的基础理论框架。

1. 天气类气系统

天气，即苍天之气。是指人体呼吸的自然界的清新之气，所以又称清气。《素问·生气通天论》说“天地之间，六合之内，其气九州九窍、五脏、十二节，皆通乎天气”，即是指人对天气的重要依赖。

天气又有阴阳之分。凡能使人和煦，给人以温暖，传给人以热量的“热空气”称阳气，晒太阳是一种补阳；凡能使人清凉，给人以寒冷，使人能散热的“冷空气”称阴气，纳凉是一种补阴。当然，阳气、阴气不单指天气的阴阳，同时还包括地气的、饮食物的，凡是能带给人体阳热的和传给人体阴冷的气息，都分别称阳气和阴气。

中医认为，阳气阴气是人体生命之本、寿命之本，《黄帝内经》说“生之本，本于阴阳”，阐明了苍天之气对于人体生命的重要性。同时强调阳气的卫外作用与阴精的协调作用，提出“内外调和，邪不能害”，提出“传精神，服天气”才能“阴平阳秘，精神乃治”，才不至于“自伤”。

《黄帝内经》说：“阳者，天气也，主外。”并反复强调阳气对人体生命提供物质能量的作用，保护人体的卫外作用，调节阴精的平衡作用，维持正常人体生命活动的作用，等等。总之，阳气是人体生命中的第一正气，从人体复杂系统科学的视角看，正气是人体自组织功能的最基本的物质基础之一，保护人体阳气，就是维护人体自组织生命系统的生命活力，是创建“无伤害”治疗理念的学说思想理论基础。

天气，即四季之正气。《黄帝内经》认为：春三月之气称春气，乃养生之气；夏三月之气称夏气，乃养长之气；秋三月之气称秋气，乃养收之气；冬三月之气称冬气，乃养藏之气。中医认为春夏秋冬四时之气，是人体生命活动的四个生存阶段，四时阴阳是万物的根本，人类把握了四时阴阳变化的逆从，就能“身无奇病，万物不失，生命不竭”。所以，春气、夏气、秋气、冬气是天地四时之正气，它直接影响人体生命的生老病死过程，是人生存、养生、治病过程中应该非常重视的一个概念。

天气，常有形象之别。由于天气有阴阳的交并，四时的顺逆，清浊的升浮，所以，往往以不同的形象状态展现出来。风气、雷气、雨气就是天气的不同形象展现，即气象之气。

中医认为，人与天地相应，人是靠呼吸天气而生存的，天气的不同形象变化，对人体五脏会产生不同的生理病理影响。如《素问·阴阳应象大论》说：“天气通于肺，地气通于嗌，风气通于肝，雷气通于心，谷气通于脾，雨气通于肾。”这让我们更进一步知道，天气变化与人体生理变化息息相关，对于临床养生、防治疾病都有极大好处。

总之，天气是自然界天空中充满的气体物质，是一个宏观概念。这里认识的天气概念，是对人体生理有益的，不可或缺的正气范畴的气物质。了解了它的物质存在和运动变化规律，对于构建中医人体生命气学模型，完善气学理论，说明人体生理病理，指导临证治疗都是非常重要的。

天气中还有另一大类气物质，它是对人体生命有害的，引发人体病变的，破坏人体健康的“害气”，这个下一小节再详细介绍。

2. 地气类气系统

《黄帝内经》谓“天覆地载，万物方生”，“天气通于肺，地气通于嗌”。这就是说，天地之间是万物与人。人通过肺吸入的为天气，而通过胃嗌入者为地气，故《黄帝内经》有“喉主天气，咽主地气”之说。天属阳，天气属阳气；地属阴，地气属阴气。由于“阳为气，阴为味”，故地气之类包括水气与谷气两大类。因此《黄帝内经》指出，“阳者，天气也，主外；阴者，地气也，主内”。人体脾脏，常著胃土之精也，生万物而法天地。脾为胃行其津液，人体四肢、脉道、筋骨、肌肉，皆接受水谷之气的充养，如人体不得禀水谷之气，则“日以益衰，阴道（经脉）不利，筋骨肌肉无气以生”，生命活动就不可能继续。

水谷之气是地气之水气与谷气的总称，水谷之气合而化生，为水谷之精气和水谷之悍气两类。它们都属地气之类，是化生为人体营卫两气的物质基础，所以，地气是维持人体生命活动的重要生理类气种。

3. 人气类气系统

《道德经》有云：“一生二，二生三，三生万物。”老子的一、二、三是一个宏观化的哲学概念。《黄帝内经》则将一、二、三具体化，实指天、地、人或天气、地气、人气。

人气是一个大称谓，指一切维持人体生命活动的气类精微物质，是人体一切生命活动的表征。这一人气，不但维持人体生命活力，而且与四时相应、主布人体全身各部，所以，人气是人体生命的生理性气物质。《素问·诊要经终论》说：“正月二月，天气始方，地气始发，人气在肝。三月四月，天气正方，地气定发，人气在脾。五月六月，天气盛，地气高，人气在头。七月八月，阴气始杀，人气在肺。九月十月，阴气始冰，地气始闭，人气在心。十一月十二月，冰复，地气合，人气在肾。”本段经文说明，天气、地气、人气，三气合一，是人体生命的主宰；天地人相应，以维持人气在人体的不同部位的不同分布，以发挥不同的生命功能支撑。认识了这十二个月人气的变化，对于理解人体正常生理、病理，乃至防病治病都非常重要。

正气有两大概念：一是指自然界正常气候变化，即因时、因绪、因向、非实、风虚，处中正之风（气），自来自去对人体没有什么伤害的风类气物质。《灵枢·刺节真邪》说："正气者，正风也，从一方来，非实风，又非虚风也。……正风者，其中人也浅，合而自去，其气来柔弱，不能胜真气，故自去。"二是指人体内一切能抗御外来贼风邪气的、保护人体生命活动功能的气物质，是人体生理类气的重要组成部分。比如人体的真气、卫气、大气等都属于正气范畴。《素问·刺法论》说"五疫之至，皆相染易。……正气存内，邪不可干"，即将人体内正气的存在、功能、作用等都讲清楚了。

为了分清楚自然界正气与人体内正气的区别，后文所叙正气是指人体内之正气，自然界的正气则一律称正风。

真气，又称经气，《素问·离合真邪论》曰："真气者，经气也。"它是人体生命活动的产物，同时又是维持人体生命活动和抗御疾病的基本物质。如《灵枢·刺节真邪》说："真气者，所受于天，与谷气并而充身者也。"这就是说，真气是人体吸入自然界清气与食入的水谷之气，通过人体生命活动转化而生成的，能充养人体经脉的气物质。《素问·上古天真论》又提出："真气从之，精神内守，病安从来。"以此可见，真气不但有充身养脉的功能，同时又有抗御病邪的作用，所以真气是人体正气体系的一种气物质。

卫气，属阳气，为正气的一种，它生于水谷，源于脾胃，出于上焦，行于脉外，其性刚悍，运行流利，具有温养内外，护卫肌表，抗御外邪，滋养腠理，启闭汗孔等功能。故《素问·痹论》说："卫者，水谷之悍气也。"《黄帝内经·灵枢》对卫气的阐述就更多了，如："卫气者，所以温分肉，充皮肤，肥腠理，司开阖者也。""卫气者，出其悍气之慓疾，而先行于四末、分肉、皮肤之间，而不休者也。""人受气于谷，……其清者为营，浊者为卫，营在脉中，卫在脉外。"综上所述，卫气是以保护人体生命为主旨的一种人体生活活动气类产物，鉴于它的护卫功能，故称之为卫气，是人体重要组成部分。

营气，乃营行于脉中之精气。生于水谷，源于脾胃，出于中焦，有化生血液和营养周身的功能。它与卫气为一阴一阳，同出一源，皆为水谷精气所化生，主要作用为营养周身，是人体正气存在不可或缺的基础；通常以营卫相称，故也属于正气体系的一个组成部分。《黄帝内经·灵枢》多有阐述，如："营气者，泌其津液，注之于脉，化以为血，以营四末，内注五脏六腑，以应刻数焉。""营气之道，内谷为宝。谷入于胃，乃传之肺，流溢于中，布散于外，精专者行于经隧，常营无已，终而复始。"

宗气，乃人体生命活动生成的后天生理之动气。它积聚于胸中，上走息道，下注气街，有贯心脉，行气血，行呼吸之功能。《素问·平人气象论》说："胃之大络，名曰虚里，贯鬲络肺，出于左乳下，其动应衣，脉宗气也。"这段经文指出，五脏之脉资生于胃，宗气乃胃气通行五脏之动气，由于它上出喉咙，以司呼吸，动行于十二经隧之中，为脏腑经脉之宗，动能发源之处，故称宗气。《黄帝内经》中对宗气功能还有如“出于肺，循喉咽，故呼则出，吸则入”，“宗气留于海，其下者注于气街，其上者走于息道”的描述。这就强调了宗气虽然贯心脉，但是，它是以推动血行而行呼吸功能，这就明确了其与化血营血为功能的营气之区别了。

由于宗气是推动血气运行而行呼吸的重要动能之气，生命活动的动力源，所以，宗气强则生命盛，故为正气类一大气。

中气，属正气系统类。中气有三个概念：一是泛指中焦脾胃之气及脾胃脏腑对饮食物的运化吸收，升清降浊功能；二是指脾气及其升阳举陷类功能；三是运气学说术语。《素问·至真要大论》说：“是故百病之起，有生于本者，有生于标者，有生于中气者。”

五脏气，即心气、肝气、脾气、肺气、肾气。它们均为人体生命活动过程中，人体五脏化生的后天生理性气系统。五脏之气由五脏精气所化生，同时又激发维持人体的生命由始至生，由生至成，由成至盛，由盛至衰，再至终结的全过程。五脏气盛，人体生命旺盛，抗病力强，故为人体正气的主要气系统。

原气，又名元气，《黄帝内经》无元气论述称谓，唯《难经》首称论述。《难经·六十六难》曰：“三焦者，元气之别使也，主通行三气，经历于五脏六腑。”原气包括元阴之气和元阳之气，是生命禀受先天而赖后天营养而滋生，由先天之精所化生，故名元气。从《难经》可知，它发源于肾（包括命门），藏于丹田，借三焦之道，通达全身，推动五脏六腑等人体一切生理器官组织活动，为生命活动的泉源，所以，原气是人体的先后天精气结合的正能量，属正气的重要组成部分。另有医家认为，原气是肾气的一种，来源于父母的精气，专主生育繁衍。

总之，人体内正气，包括了真气、卫气、营气、宗气、中气、元气、血气、精气等一个大系统。它既是维持人体生命活动的精微物质，又是由生命活动所化生的生命机能的总称。中医临床相对于病邪而言，又通指正气是人体的生命能力，生成能力，抗病能力。中医学站在以提高生命机能，适应自然变化，抗御病邪入侵，提高生命活动能力，延长衰老病亡为宗旨的医疗防治高度和措施设计，把人体正气系统作为人体生命的核心，把维护正气作为整体的防治主题，让人体生命能力、人体生命机能作为战胜病邪的主力军。这种中国医学防治手段，可以称为无伤害治疗理念，以正气为生命中心的理论，正是无伤害治疗学的理论基础。

二、认识病理类气系统

所谓病理类气系统，即一切致病邪气。它包括一切自然界侵害人体生命的外来致病因素和人体自身的一切导致人体病变的内在因素。《黄帝内经》将其概括为“虚邪贼风”。

1. 天地致病类邪气

中医认为，人赖天地而生成，为万物之父母。清阳上天，浊阴下地，是天地之气运行的规律，为生命之纲纪，只有这样才能有生命的生长化收藏，终而复始。天地之气，与人体五脏相通。天之正气（正常气候）供人体真气滋生以育生命。然而天地之气的不及与太过，便成为邪气。故《黄帝内经》称："天之邪气，感则害人五脏；水谷之寒热，感则害于六腑。"

淫气，是天地间自然界六种致人外感发病的邪气，《黄帝内经》称六淫。天地间风、寒、暑、湿、燥、火，在正常情况下称六气，是自然界六种不同的正常气候。如果六气产生了太过与不及，足以侵害人体而致人发病时，则成不正之邪气，即为六淫。如《黄帝内经》称"风者，百病之始也"，即指风邪之邪气；"痛者，寒气多也，有寒故痛也"，即是指寒之邪气；"炎火行，大暑致，……故民病少气，……善暴死"，即是指暑之邪气；"地之湿气，感则害皮肉筋脉"，即是指湿之邪气；"燥胜则干""诸躁狂越"即是指燥胜之邪气；"诸热瞀瘛，皆属于火"是指火热之邪气。另外《黄帝内经》还有五气过胜变为五淫的论述。《素问·阴阳应象大论》说："风胜则动，热胜则肿，燥胜则干，寒胜则浮，湿胜则濡泻。"这些论述，一方面说明了正气变邪气的转换，另一方面又阐述了淫气致病的机理。

戾气，又名疠气、疫疠之气、毒气、异气、杂气。它是天地间另一类具有强烈传染性的致病性邪气，是一切温疫病和某些外部外科感染毒邪的病因，是通过空气与接触均可传染发病的病源。《素问·刺法论》的"五疫之至，皆相染易，无问大小，病状相似"的五疫之气就是疠气。疠气是中医学对传染病源物的总称，属病理类气系统范畴。这是一种早期的、超前的传染病源认知，在两千多年前就有如此深刻的认识，更进一步证明了中医生理病理学的科学性。

2. 人体致病类邪气

五脏五气，即五脏所化生的五气。《素问·阴阳应象大论》说：“人有五脏，化五气，以生喜怒悲忧恐。故喜怒伤气，寒暑伤形；暴怒伤阴，暴喜伤阳。”这一组由人体五脏精气所化生的情志表现形式，喜怒悲忧恐简称“五气”。在正常情况下，它是人体生命活力的表现，是正常精神状态，是人体对客观事物的不同反应，在常态下，一般不会使人致病。如果人体受到突然的强烈的或长时间的情志刺激，就会使人气机紊乱，脏腑阴阳气血失调，就会成为内伤致病的病源。所以“阴阳应象大论”又有“怒伤肝”“喜伤心”“思伤脾”“忧伤肺”“恐伤肾”的论述。中医为了更全面更准确地阐述病机，在以上五脏五气的基础上加入悲和惊，合为七种情志，统称“内伤七情”。同时，为了突出情志过度与不及伤人的机理，往往都在情志前加一大字或虚、实等进行表述。如“大怒伤肝”“大喜伤心”“肝气虚则恐，实则怒。心气虚则悲，实则笑不休”。

总之，人体五脏化生的五气七情，过度或不及都会导致人体生病，所以，它们也是人体病理性邪气。

第三节　人体正气中心论的理论基础

人是天地间一类自然生命体，生于天地，长于自然，其生老病死既受惠于自然，又遭损于自然，正所谓成也萧何败也萧何矣。受益于自然，吸纳天地之精华而产生人体生长、发育、繁殖、抗病、自愈的正气；遭损于自然，经受六合之淫邪而又派生致人从生至死，从盛至衰的内生邪气。一正一邪，邪正斗争，关乎着人体生命的整个生存过程。

《黄帝内经》说："天覆地载，万物悉备，莫贵于人。"由此可见，中医学的宗旨即在于"求民之瘼，恤民之隐，垂法以福万世"。有鉴于这样的初衷与胸怀，中医学在发病学、治疗学、养生学等诸多方面都非常专注于顾护人体正气，专研于正邪斗争，将正气作为保持人体生命健康，战胜邪气疾病的内在因素，并以此作为中医临床的重中之重，作为激发生命人体活力的核心。

一、正气与邪气的唯物辩证关系

正确理解中医病变过程中正气与邪气的唯物辩证关系，其实就是从唯物辩证哲学观的视角去看待中医病程中正邪矛盾的关系问题。这是医学辩证法的主研课题，更是中医人体生命哲学数千年来所坚守的，以正气为中心的病理学课题。

中医所称的正气，如前所述，可以泛指人体自身的生长、康复、抗病等一切正常的人体生命机能。邪气则是指一切导致人体发生疾病、加速衰老、毁灭生命因素的总称。疾病发生变化的全过程，正是在一定条件下正气与邪气斗争的全过程。

中医正气与邪气的对立斗争、规律、实质和关系，符合唯物辩证法的矛盾哲学观。对立统一规律是唯物辩证法的实质和核心。正邪斗争规律是中医病理学的实质和核心。

1. 正邪矛盾的同一性和斗争性

辩证唯物哲学认为，事物之间或事物内部各种要素之间始终存在着对立和统一的关系。同一性和斗争性是矛盾对立面之间的两种基本关系，是矛盾的基本属性。

中医认为，来自大自然的六气，随时随地都和人体伴生，天地之间，人与天地相应，顺应天地而生，逆天地而死。同样，人生之始，七情内伤也是伴随生命而存在，这种正邪同存于天地间、人体之内的一个统一体中，正是正邪矛盾的同一性含义。更重要的是，正邪之间，无时无刻不在斗争较量之中。正强邪弱，则人体暂时相安无病；一旦正弱邪强，人体则发生病变。同时，正胜邪退，正败邪进，病邪与正气交织于全程，相互渗透，相互转化，这正是正邪在人体生命同一性基础上的斗争性。

2. 正邪斗争的内外因关系及地位作用

唯物辩证法认为，矛盾是事物发展的动力和源泉，内因和外因是一对矛盾辩证关系，内因是根据，外因是条件，外因通过内因而起作用。《矛盾论》说："唯物辩证法认为外因是变化的条件，内因是变化的根据，外因通过内因而起作用。"

中医学认为，人体的生命与生命活动都是由以人体正气为中心的气物质系统所主导的，防病抗邪是人体正气的作用和功能。正气的盛衰过程，是主导人体生命活动能力及寿命长短的过程。正气是人体生命的源泉及动力。正气是人体生长发育、抗病防病的内因。邪气是一切损害人体脏腑器官功能致人发病因素的总称谓。不管是外生的六淫，还是内生的七情，从致病因素的角度而言，都是外因。在人体发病过程中，中医学强调正气的主体主导作用。从哲学角度讲，强调作为主要矛盾的内因正气的主导作用；邪气是外因，是次要矛盾，是发病的重要因素和条件。

《素问·刺法论》说："正气存内，邪不可干。"本条经文从未发病的角度来论述。认为人体凡是没有发病的都是因为内存的正气强盛，邪气才不至于干犯。《素问·评热病论》说："邪之所凑，其气必虚。"本条经文是从已经发病的角度来论述。认为凡是已经中邪发病的人体，必定是正气已经虚弱了。《灵枢·百病始生》说："风雨寒热，不得虚邪，不能独伤人。卒然逢疾风暴雨而不病者，盖无虚，故邪不能独伤人。此必因虚邪之风，与其身形，两虚相得，乃客其形。"本段经文又从正面的角度论述，正风正气，都是维持人体生命正常活动的因素，只有正气已虚，再遭遇虚邪贼风，人体才能发病，强调"邪不能独伤人"。这些论述都明白无误地阐述了正气虚是人体发生疾病的内在因素，邪气胜是人体发病的重要条件，只有"两虚相得"，即内因和外因两方面的条件都具备了，人体疾病才能发生。

3. 正邪矛盾的转化决定疾病的转归

唯物辩证哲学认为，运动变化是物质存在的根本方式，内因与外因，主要矛盾与次要矛盾的转化就是这一思想的体现。

中医不仅仅认为，正邪斗争的胜负是决定发病与否的两大因素，同时还认为，正邪斗争的胜负更是决定病势转归的两大因素。人体发病后正邪之间，如果正气一方克服、战胜了邪气一方，则病可向好的方向转化；如果正气一方不能克制、战胜邪气的发展，则病势就向恶化方向转归；但是，在整个发病过程中，正气始终是占主导地位的。由此，中医在干预疾病的多种治疗过程中，既有扶正驱邪，又有驱邪扶正的治法供选择。当然医者要因势而为，以有利于正气的恢复、增强，达到战胜病邪为目的。绝不可为驱邪而牺牲正气，那样会导致正邪同归于尽，达不到治疗目的。

总之，两千多年来中医病理学对正邪斗争的认识，其理论基础是唯物辩证哲学观；对正气与邪气的含义、实质、规律、核心的认识揭示都符合唯物辩证哲学。

二、正气与邪气的自组织、他组织关系

中医学的思想论、方法论、哲学观、逻辑思想与主导了现代自然科学三百余年的还原论有很多格格不入之处。然而，对于认识包括生命现象在内的复杂事物，还原论正受到越来越广泛的质疑。其局限性告诉我们，对于生命现象，尤其是人体生命，用还原论来解释、认识病变机理，指导临床显然是不合适的。

从20世纪70年代以来，随着复杂系统科学新哲学观的兴起，人们惊异地发现，若按复杂系统科学观去衡量中医学同新科学的理论，如开放论、整体论、非线性系统论、动态系统论、自组织理论、他组织理论等，在思想认识上具有深刻的一致性。由此，被还原论否定为不科学的中医学，反而成了新兴科学——人体复杂系统科学取之不尽、用之不竭的思想源泉。

1. 正气的自组织特性

所谓自组织和他组织是新兴的复杂性科学概念。所谓

自组织者，我的理解是：事物单位或系统内部所具有的，产生于自然的，内在自生的，维护其本体复杂性存在的功能作用。与自组织相对立的另一面称他组织。

自组织的表现形式多种多样，广义的有自聚集、自整合、自创生、自发育、自生长、自适应、自调整、自更新、自修复、自繁殖、自演化、自衰落、自消亡等等。人体是最发达的自组织系统，是人造自组织系统不能比拟和取代的。人体生命的自组织机能相互融合、协调有序，无法截然分开，这就是中医人体生命医学不遵循还原论哲学，而守承人体复杂系统科学开放论、整体论的思想论、实践论的基础。

中国传统三大唯物辩证哲学体系都把自组织思想作为哲学命题阐发。《道德经》中关于自组织观点十分鲜明。其中用“自”组成的词语，如自知、自明、自生、自来、自正、自富、自爱等有十数个。《易经》的自组织表述是以阴阳学说为理论基础进行阐述的。

以《黄帝内经》为代表的中医学是中国传统三大唯物辩证哲学体系之一。它更广泛丰富地集中了《道德经》《易经》的传统自组织概念精华，集中用于对天、地、人的自组织功能进行阐述。尤其是对人体生命的复杂性、自组织功能阐述得十分深刻，并用于解释人体生命活动、生理病理、临床治疗等诸多方面。

《黄帝内经》是中医学自组织概念表述最多、最集中的经典。典中有自生、自补、自失、自盛、自泻、自去、自用、自平、自乱、自治、自犯等，自与生的表述比比皆是。其中很多没有用“自”的命题，但却包含了自组织思想。如阴阳关系、五行关系、精气神关系、神魂魄关系等，对于阐释人体生命关系、人体与天地关系、人体与社会系统关系的复杂性自组织关系都十分有说服力，贴近复杂性科学原理。比如关于自生长，《素问·汤液醪醴论》说："精自生，形自盛，骨肉相保，巨气乃平。"关于自衰老，《素问·阴阳应象大论》说"年四十，而阴气自半也，起居衰矣"。在《黄帝内经》中生命人体的自组织哲学思想基本成为中医学系统思想的内核，为中医奉行无伤害治疗提供了理论基础。

依据以上理解，生命人体的自组织功能正相似于中医学的正气系统，它同人的生命同生同灭，一切生命活动都由正气所主宰。个人认为，中医正气理论与复杂性科学的自组织理论表述的是同一个命题；不同的是前者产生于数千年前而后者萌发于当今现代。

当然，正气系统与自组织功能不能画等号，因为正气的传承创新研究两千多年来尚需要更深入的研究，而复杂性科学的自组织理论才开始起步。医学，尤其是中医学，要完成从人体生命哲学到人体生命复杂系统科学的演变，其复杂性可想而知，更不用说还有一条很长很长的路要走。

2. 邪气的他组织特性

复杂性科学认为，事物单元或系统既有自组织，也有他组织的存在。自组织与他组织是对立统一的一对矛盾。有生命的人体是一个复杂性巨系统，只有正确认识自组织与他组织的对立统一关系以及对人体的益害转化关系，才能解决好创生与杀灭、发病与治病、损寿与延年、破坏与修复等关系，才能解决复杂的生理与病理、治法与治则、医生与病人、天地与人体、社会与人类等关系地位问题；

才能解决好事物系统的创生、维护、操作、使用、更新、发展等一系列复杂问题。

广义的他组织不是所有与自组织相对抗，以损害为功能的代名词，而是与自组织相反的，一内一外的系统功能的概括。自组织是指系统内的功能作用，他组织是指系统外的作用。两者对人体都有利，又都可能转向有害。只有在人体发生疾病，产生正邪斗争的过程中，正气系统的功能表现形式才是自组织特性，而邪气的功能表现形式则是他组织特性。所以，邪气系统对人体生命的危害，相似于他组织与自组织的对抗，只局限于正邪斗争中的正气与邪气两个方面；而在治疗过程中，主客体的不同，两组织的地位就变了，这就是复杂性科学对待复杂性生命的复杂性认知。

中医说“正气存内，邪不可干”。复杂性科学家苗东升先生说：“（中医认为）人体是开放系统，从环境中流入某些正熵（外邪入侵）是难免的，只要输入的负熵（正气内守）足够大，能够消除内部产生的正熵和外部流入的正熵，人体就处于健康态。”（《复杂性管窥》）他又说：“若输入的负熵不足以抵消热运动产生的正熵，甚至大量输入正熵，正气虚化而不能压邪，人体系统有序性遭到破坏，人就会生病。”这是苗东升教授从人体的开放性和热运动规律两方面来认识“人体不发病”时正邪斗争的机理。个人认为，换个角度，多一种说法，其机理都是正确的。这里所指的正熵与负熵，内部的熵是自组织功能表现；外部的熵是他组织功能的表现。负熵和正熵都可由开放人体的自组织和他组织功能输入和输出。所以，苗东升教授说：“中医的治病理念就是黑箱方法，尽管没有模型概念，事实上用输入—输出模型看待人体系统：外邪相当于干扰作用，外邪入侵是人体致病的首要原因；针灸、服药、按摩等是为了抗拒外邪而从外部输入的控制作用。”这里的外邪入侵是他组织功能，对人体有破坏作用；这里的针灸、服药也是他组织作用，对人体有治疗作用。但是，治疗作用是通过人体正气的自组织发挥作用而取得的。所以，这就非常清楚了他组织产生的正负熵作用是发病的重要条件，自组织产生的正负熵作用才是发病的内在根据。

3. 复杂性科学对中医治疗实质的科学阐释

苗东升先生是中国人民大学哲学系自然辩证法教研室教授，老年退休后主研复杂性、系统性科学的应用，常多创建创新。他对“中医学复杂性管窥”有自己独到的理解，尤其是对中西两医治病的理解、分析和对比，实事求是不乏深刻，发人深省。

关于自组织在治疗中的作用，他说：“自愈应是医学自组织理论的核心概念之一。《黄帝内经》尚未明确提出自愈概念，但实际上相信人体有自愈能力，能够自组织地战胜疾病，故把治病之道建立在依靠、调动、强化人体自愈能力之上。”为了进一步证明中医在临证治疗中的自组织思想和实践，他对张仲景的学说思想和医疗实践做了详细的分解。

“明确提出自愈概念的是张仲景，他区分了愈病的两种方式：不治而愈者为自愈，经医生治疗而愈者为治愈。他深知治愈和自愈的内在联系，自愈是治愈的基础，故《伤寒论》把自愈作为基本概念。张仲景尽管没有自组织概念，但他深刻认识到从外邪入侵人体起，邪气在体内的传变，人体机能跟邪气的抗衡，病情是减缓、消失，还是加重、危殆，都是人体的自组织运动。……张仲景把阴阳自和命题从哲学引入医学，作为中医的重要原理。《伤寒论》大量篇幅讨论阴病阳病，以阴阳理论为依据辨识人体同疾病斗争这种自组织运动的外在表现，预测其演变方向，判断能否治愈，总结出一套后人称为六经辨证的理论。‘凡病若发汗、若吐、若下、若亡血、亡津液，阴阳自和者，必自愈。’由此引出一条医学原理：四种体征是外在表象，阴阳自和是内在机理，和或不和是因，自愈是果，有其因必有其果。”

关于他组织在治疗中的作用，他说：“中医则十分看重天地阴阳对人体的他组织作用，敬畏自然的情怀极其浓厚。《黄帝内经》强调医家治病必须因天之序、顺地之势，告诫人们‘化不可代，时不可违’。”就是说，天地运行和化生不可用人力代行，人只能顺应而不能违逆大自然的时序节律。而代化和违时正是西医的特点。尊重大自然的他组织作用使中医没有走上对抗医学之路，已病治疗则力主道法自然，终于发展为讲究养生和保健的医学。

《伤寒论》讨论的中心是医生看病这种他组织行为。用系统科学的语言表达，张仲景认定治病的实质是，人体在服药、针灸等他组织手段帮助下自我调整、自我愈合，从阴阳不和的病态自组织地转变为阴阳相和。中医并不忽视医生的作用，但相信愈病的基础是人体自组织同疾病做斗争。

“中医的医病之道在于使自组织与他组织相结合，以人体自组织为主，以医生他组织为辅，不看重杀敌制胜，看重的是调理关系（包括脏腑关系、身心关系、人天关系等），调理阴阳，调理气血，追求全面的和谐共生，以期人体能够自组织地保养和愈病。

中医把治病看成自组织与他组织相结合的过程，针药治其外，神气应乎中。针药是他组织手段，体内的神气运作是自组织行为，健康之本在于人体的‘生生之气’，医生的他组织措施能不能起作用，要看能否得到人体‘生生之气’的有效响应。……（总之）起主导作用的还是人体系统的自组织。”

苗东升教授对中医治病内涵的理解不亚于某些“中医专家”。对人体的正气中心作用，从复杂系统科学的角度进行阐释，无疑是对中医前瞻科学性的一种论证。用复杂性科学理论对中西医进行对比，让人们看到中医无伤害医学理论的光明再一次从东方来。

美国科学史专家乔治·萨顿博士说“不要忘记我们的灵感多次来自东方”“光明从东方来”。中医将把“无伤害医学”的光明传递给全世界。

中医可以和复杂性科学携手并进，共创未来。

三、《黄帝内经》的“人体正气中心论”思想

《黄帝内经》问世于公元前 5 世纪至前 3 世纪，它总结了之前数千年的中国古代传统唯物辩证哲学精华，巧妙地同人体生命、人体医学结合在一起，创建了中医人体生命哲医学说，为祖国医学打下了坚实的基础，为中华民族的繁衍昌盛做出了不朽的贡献。若从科学发展的角度看，它能给人体复杂系统科学的研究提供历经了数千年实践检验的人体科学模型，可以为复杂性科学的构建和发展提供极大的支持。

人体正气中心理论，是《黄帝内经》唯物辩证哲学观

与人体生命哲学观融合研究的核心课题。对人体正气中心理论的传承发掘、研究提高、创新实践，不仅可以拓宽中医理论视野，提高中医临证疗效，同时，还可以为人类世界开拓出一片“无伤害医学”的新天地，奉献出中医“大爱医学”的情怀。

1．正气无虚不受邪

《黄帝内经》认为，人体疾病的发生和变化，虽然错综复杂，但总其大要，不外关系到人体本身正气与致病邪气变化两个主要方面：正气不虚则不受邪，虚邪之风不遇气虚之形则不发生疾病。《黄帝内经》从三个方面论证强化人体“正气无虚不受邪”这一论点。可见正气虚是人体发生疾病的内在根据，是中医病理学、病因学、治疗学说的核心课题。

从人体未发病的角度，《刺法论》说“正气存内，邪不可干”；从已发病的角度，《评热病论》说“邪之所凑，其气必虚”；从天气太过的角度，《百病始生》说：“风雨寒热，不得虚邪，不能独伤人。卒然逢疾风暴雨而不病者，盖无虚，故邪不能独伤人”。由此可见，人体的正气与致病的邪气，无时无刻不是胶着在一起，相搏始终。正胜邪却，邪胜正衰。正胜则免病，邪胜则发病。

中医是人体生命医学，宗旨任务是为人体生命服务，以保健康、防病变、益寿延年为使命。由此，中医视人体正气为至宝，临床以扶持正气，提升正气，为预防、养生、治疗、康复提供支持。

以上三段经文既是人体正气中心论提纲，又是本论的思想理论基础。

2. 阴阳调和邪不能害

中医认为，人生之本，本于阴阳；天地之间，六合之内，不离阴阳。正气系统虽然属阳，然而，阳中有阴，阴中有阳。以正气系统而论，其族群之气，有阳气，亦有阴气。如，天地之气，天气属阳，地气属阴；地气之变，春夏属阳，秋冬属阴；人之正气，卫气属阳气，营气属阴气等等。

以人体正气系统而言，有阳气，也有阴气，只有在阳气与阴气两相调和、协同作用时，正气才能完成对人体生命的生成、生长、防护、抗病、自愈等一切正能量使命，所以《素问·生气通天论》说："阴者，藏精而起亟也；阳者，卫外而为固也。……内外调和，邪不能害，耳目聪明，气立如故。"虽然阴阳调和是正气发挥功能作用的前提，但是阴气与阳气之间，阳气还是主体，是矛盾的主要方面。也就是说，阴阳之要，只有阳气固密，阴气才不致泄绝，保卫人体不致邪害的功能作用才不致丧失。《素问·生气通天论》如是说："阳气固，虽有贼邪，弗能害也。"同时还提出："凡阴阳之要，阳密乃固，两者不和，若春无秋，若冬无夏，因而和之，是谓圣度。"并且警示我们："故阳强不能密，阴气乃绝，阴平阳秘，精神乃治，阴阳离决，精气乃绝。"

从以上经文的反复强调中，我们领悟到，正气功能的发挥、维护，正气的阴阳平衡，是确保人体健康的基本要求，而保护阳气又是维持人体生命的重中之重。

3. 五脏是人体正气化生的基础

中医认为，上有天气，下有地气，中有人气，合化而成生命，而生人体正气。天地之气与人体九窍、五脏、十二节相通才能产生人体生命活动，才能化生维持人体生命的正气。在三气归化生命的过程中，自然界的大系统与人体的小系统之间相维而代化，每一个环节、每一个方面都不可或缺。但是，对人体生命而言，五脏是正气化生的基础。

以真气而论，它“所受于天，与谷气并而充身者也”。充身而达到“精神内守”，才能产生抗御病邪的正气功能。吸天气，要通过鼻与肺司呼吸；食谷气，要通过胃与脾行传化。真气及经脉之气充身是通过经脉完成的，经脉为心腑，所以，真气与心又密切相关。欲达到精神内守，更要五脏相维，守序相传，五脏精神守位，才能邪不可干。所以，就真气而言，从生成到充身抗邪，关联五脏，肺、脾、心是重点。

又以大气而言，《黄帝内经》中有其称谓而无定义。然而，在经文中又多至七篇有论，多处讲到大气虚损对人体生命的危害。如《素问》有“大气已过，泻之则真气脱，脱则不复，邪气复至”。“大气皆去，病日已矣。”《灵枢》有“大气入于脏腑者，不病而卒死矣”，有“大气入脏，腹痛下淫，可以致死，不可以致生”。《金匮》有“大气一转，其气乃散”。从以上论述可知，大气于人体生命攸关，所以大气是人体正气之一。张锡纯称：“独名为大气者，诚以其能撑持全身，为诸气之纲领，包举肺外，司呼吸之枢机，故郑而重之曰大气。”大气之重大可“为生命之宗主”。经张氏深考《黄帝内经》后，认为“宗气即大气”。他说：“《黄帝内经》所谓大气，有指外感之气言者，有指胸中之气言者。且知《黄帝内经》之所谓宗气，亦即胸中之大气。”

考读《黄帝内经》《难经》良久，窃以为《黄帝内经》述大气者达七篇，而论宗气者仅三篇，论宗气有明确的生成、功能、定位、定义，而述大气更强调其对人体生命的重要性。细细研读，尚可见其有别，二者不能混为一谈。

关于宗气，《黄帝内经》说："胃之大络，名曰虚里，贯鬲络肺，出于左乳下，其动应衣，脉宗气也。""五谷入于胃也，其糟粕、津液、宗气分为三隧。故宗气积于胸中，出于喉咙，以贯心脉，而行呼吸焉。"这就清楚地说明，宗气源于五谷，生于脾胃，宅于胸中，行于脉中，运心肺之气而行呼吸，肺、脾、心三脏是宗气生成、维持、行使功能的基本脏器。

关于大气，《灵枢·五味》说："谷始入于胃，其精微者，先出于胃之两焦，以溉五脏，别出两行，营卫之道。其大气之抟而不行者，积于胸中，命曰气海；出于肺，循喉咽，故呼则出，吸则入。"从本段经文可知大气生于谷，出于胃，其气积于胸中盘旋环绕而不行，宅于气海，鼓动肺脏，为肺一呼一吸行呼吸。宗气积于胸而行出喉咙，入贯心肺，而行呼吸。宗气与大气的主要区别在于，宗气积胸中气行而贯心肺，行呼吸；大气积于胸中盘旋于气海，不入心脉助力肺气。所以，有医家认为，宗气是行于脉中之宗气；大气是留于气海，下注气街，上走息道之宗气。

《灵枢·海论》说"膻中者，为气之海"，此为上气海。另有丹田为下气海，是男子精室，女子胞宫之处，又名关元。以此来看，宗气汇聚之处为"虚里"，大气汇聚于气海，两气又汇于膻中，宗气、大气仍然有别。

《难经》说："脐下肾间动气者，人之生命也，十二经之根本也，故名曰原。三焦者，原气之别使也，主通行三气。”以《难经》所论，三焦之气，经历五脏六腑，为元气的功能。元气是肾气的一部分。先天由父母两精相传而来，为元气，主人体生育繁衍；后天由脾胃补充而主行三焦，与宗气汇于膻中之肾气（元气）是大气。大气通行三焦，行于脉外，尤似风箱之来回，鼓动肺肾二脏行使呼吸天地之精气，才能出三入一维持生命。

由此可以诠释，大气乃三焦之动气，是联系五脏而行呼吸之正气者。

总之，人体正气的化生，不是一脏一腑所能，五脏六腑都是人体正气化生的基础。

4. 脾胃是化生正气的中心

以人体正气系统而言，虽然“人以天地之气生，四时之法成”；然而，天地之气，如果没有人体脾胃将其“并”而化生为人体正气，就不会有真气充身。所以《灵枢》说：“真气者，所受于天，与谷气并而充身者也。”

如前所述，宗气、营气、卫气都是由于“五谷入于胃”通过脾胃运化，排其糟粕、泌其津液，化生正气，产生三气。三气之中，宗气、营气同行脉中，宗气贯心脉推动血行，而行呼吸；营气泌津液，注脉化血，荣四末五脏六腑；卫气行于脉外、四末、分肉、皮肤之间，卫外人体。此三气的生化，全是五谷地气由脾胃所化。没有脾胃，谷不可化，气无所生。

再有，人体原气来源于先天父母之精气。但是，那只是在胞胎之中，原气才有育婴之功能。一旦出生，分娩之后，如果无后天脾气的源源充养，则先天之原气将竭。只有在后天不断补充先天的情况下，肾中原气才能行使其对人体的生长、发育、贮精、繁衍作用。也就是说，胎儿的原气活力，是靠母体脾胃充养才有生命活力的。由此看来，所谓原气的先天，靠的也是母体脾胃的后天充养。

大气于人体生命亦很重要，为维系生命之气。它同样为“谷始入于胃，其精微者，先出于胃之两焦，以溉五脏，别出两行，营卫之道”。另有生成的气，非营气卫气，乃宗气之留气。“其大气之抟而不行者，积于胸中”者，之后与下焦肾之原气结合，鼓动于三焦行呼出吸入者，乃大气。细揣大气者，生于谷入于胃，抟积于气海，与肾元相合，鼓动三焦行呼吸天地之精气，吐故纳新，出三入一，维系生命。故《灵枢·五味》论大气时说：“故谷不入，半日则气衰，一日则气少矣。”由此可见，大气生于“谷入于胃”。

总之，一切人体生命正气，也即常气，均秉持胃气而所生成。再由脾为胃行其津液以养五脏六腑，化气为汁，变而为赤，以行经脉，营养四末。故《素问·经脉别论》说：“饮入于胃，游溢精气，上输于脾；脾气散精，上归于肺；通调水道，下输膀胱；水精四布，五经并行。”并以此常气化生人体血气精神，维持人体生命活动。为此，《素问·平人气象论》强调说：“平人之常气禀于胃，胃者平人之常气也，人无胃气曰逆，逆者死。……人以水谷为本，故人绝水谷则死，脉无胃气亦死。”

正气是化生人体血气精神的基元，是维持人体生命活动最基本的精微物质，是人体生命繁衍存续的中心。它的生成化生，天地精气是条件，人体五脏是基础，脾胃运化是中心，生命活动是表象，繁衍生存是结果。

第四节　人体正气中心论的学说意义

对于复杂的人体生命而言，研究人体正气的中心（核心）作用，无疑是一个十分迫切而且重要的学说课题。

所谓迫切，是因为21世纪现代科学迎来了研究复杂性的时代，突破还原论，发展整体论，研究开放的复杂巨系统，在还原与整体，微观与宏观辩证统一的系统基础上，构建现代科学技术体系，探索开放的复杂巨系统理论与方法，并付诸践行，已经成为当前现代科学技术发展过程中的重大时代课题。中医学是我国古代传统唯物辩证哲学与人体生命科学相结合的学说体系。从古至今，逾五千年，一直从事对自然、宇宙、社会、人类、人体、生命系统的宏观研究。它虽然不属于复杂性科学，但是，它具备复杂性科学的许多品格，蕴藏着很多复杂性科学缺少的科学思想论和方法论观点，可以为复杂性科学提供借鉴和支持。当前，我们研究人体正气的中心作用，正好为中医学构建一个宏观复杂的、有生命物质的、系统开放的人体复杂系统生命模型，让中医的复杂性生命医学研究与复杂性科学一起相互支持，携手并进，共创未来。

所谓重要，是因为“尽管（现代）医学已经取得了巨大的成就，但人们现在对医学失望和怀疑的气氛更浓。20世纪60年代乐观主义的摇旗呐喊已消失殆尽，青霉素发明产生的激动、心脏移植带来的喜悦、1978年第一例试管婴儿出生的欢呼已不复存在。相反的是，人们对遗传工程和生物技术发展可能带来的后果的恐惧日益增长。‘反应停’事件的灾难，医源性疾病的增加，癌症、精神分裂症、多发性硬化、阿尔茨海默病以及其他退行性疾病研究进展的缓慢，都加重了人们对现代医学的怀疑。”（《人体复杂系统科学探索》）这一切，使还原论正在受到越来越广泛的质疑和拷问。人们呼吁更安全的医疗环境，呼唤无伤害医学的诞生，已成为21世纪人类的生命诉求，为中医提出了世纪性医学课题。正由于此，中医对人体正气中心作用的研究，将人体生命哲学、人体复杂性科学与祖国医学熔为一炉，并题探索，可以将中医的无伤害治疗理念进行深度开拓，可以为人类构建“无伤害医学”打下思想理论基础，因此，中医无伤害医学的治疗前景将无限光明，道路会更加宽阔。

一、古代复杂性科学的活化石

中医被戴上“不科学”的帽子已经有一百多年了，在自辩“科学”的近几十年间，又被戴上了“伪科学”的帽子。中医不是复杂性科学，但是，它从事着人体生命系统的复杂性、自然界与人类关系的复杂性、社会活动对人类生存影响的复杂性研究，已经历时几千年。尤其难能可贵的是，中医学不但以古代唯物辩证哲学思想去观察、认识宇宙与人类关系这一宏大复杂系统，而且，还以气物质为中心构建了包括整体系统论、运动变化论、天地多维论、取法自然论等多系统、多层面、多层次的关于人体生命的一套系统哲学观。这一哲学观，有思想认识论体系，更有基础方法论体系，还有临床实践论体系。这一套用于人体生命的哲学观与人体生命医学结合在一起，形成了中医学说。它来源于实践又应用于实践，并且已经接受了几千年检验。

论及中医学的复杂性研究，是一种回顾性认识，是以现代复杂性科学的概念、定义及系统理论为认识论和方法论来解读中医学数千年的研究和实践所得出的结论。美国科学史专家乔治·萨顿说:“不要忘记我们的灵感多次来自东方”“光明从东方来”。所以，当新兴的复杂性科学刚冲破还原论的科学桎梏，创建当代前沿科学的时候，不但要有系统的基本理论研究课题，更要有符合本学科相关的哲学、科学的思想方法，尤其是要有实践模型为之提供借鉴与支持。中医学正是从数千年起就对天、地、人的有关生命关系进行了不懈的传承研究与实践，并取得成功。它呈现给现代的是一块古奥的人体生命复杂性研究的璞玉。

钱学森对人体复杂系统科学的研究和论述，顺应了世纪之交国际学术界探索复杂性科学的浪潮，他不但在中医经典《黄帝内经》中得到很多理论启示和支持，而且又从中医的辨证施治实践中寻找到了研究人体生命可行性的规律与法则。他认为，研究人体科学必须“多做实验，少谈理论”,“既不只谈哲学，也不只谈科学；而是把哲学和科学技术统一结合起来。哲学要指导科学，哲学也来自科学技术的提炼”。所以，从人体复杂系统研究的角度去反观回顾中医对人体生命的研究和实践，中医正气中心论是现代生命复杂性研究的活化石。

二、开拓以扶正为主的防治思想

中医认为，正气不足是人体疾病发生的内在根据，外邪入侵是人体病变的重要条件。这是中医以正气为中心发病机理的理论基础。中医是古代唯物辩证哲学与人体生命医学相结合的哲医体系，它以扶正为主要法则的临床防治思想，与西医的治疗手段也形成了鲜明的对比。

《复杂性管窥》说："西医把人体器官感染病毒作为生病的基本原因，把消灭病毒、切除和置换得病器官作为基本医疗手段，大量开发化学药品，发明日益精致的手术设施，却不考虑这些非自然和反自然的行为会遭致大自然的报复，贻祸人体。""传统西医发现了细菌和病毒这些微观生命形式，在认识疾病的微观机理上取得巨大进步，但又深受还原论的影响，把细菌完全视为健康的敌人，必欲彻底消灭之而后快。以消灭细菌、病毒作为治病的唯一方向，这样的医学实践难免破坏人体内在的生态关系，削弱人体系统的自组织能力，在治病救人的旗号下损害人体健康。"这是现代前沿复杂性科学学者，从人体自组织功能角度将中西医对病机的认识，中西医对疾病防治的方法手段以及治疗后的效果进行对比而做出的客观评说。细菌、病毒相当于中医致病邪气，自组织功能则相当于中医人体的正气或靠正气支撑的人体功能。西医以对抗的治法与手段消灭细菌病毒，同时也对抗了机体功能，损害了人体。从敬畏生命、珍爱生命的角度讲，西医在治疗中难免会造成对人体的伤害。因此，西医往往被人们称为"对抗性医学"或"伤害性医学"。

中医正好相反，它以扶持正气为临床治疗手段的实践方法，所以病邪（细菌、病毒）与一切致病因素，都会在保护生命机体的同时被消灭，或在消除病邪的过程中又保护了人体生命。《复杂性管窥》说："中医的医病之道在于使自组织与他组织相结合，以人体自组织为主，以医生他组织为辅，不看重杀敌制胜，看重的是调理关系（包括脏腑关系、身心关系、天人关系等），调理阴阳，调理气血，追求全面的和谐共生，以期人体能够自组织地保养和愈病。”因此中医往往被人们称为“顺应治疗”或“无伤害医学”。

中医“人体正气中心论”学说的意义在于它开拓了中医以扶正为主旨的防治思路，为践行无伤害医学打下了思想理论基础。

第五节　人体正气中心论的临床应用

人体正气中心论是在中医人体生命哲学思想理论基础上构建的学说。它以正气为中心，以五脏为基础，揭示了人体生命多系统、多层面、多层次的非线性、运动变化的生命活动和生理病理复杂关系，为中医研究人体生命，开展防治实践建立了一个“人体五脏病机模型”。围绕这个病机模型，开展辨证论治推理，可以更便捷地认识某一脏器系统，或多脏器系统病变过程中的生理病理变化关系；通过病机模型更有利于抓住病机本质，构建治则治法，观察疾病进展与愈后，适时驾驭辨证治疗；应用病机模型，对于阐释人体生命的系统生理关系、复杂病理变化都会起到提纲挈领、纲举目张的作用。人体正气中心论，不仅仅是人体生命病机认识论，也是人体生命活动认识论，更是中医辨证施治的方法论与实践论。

一、人体五脏病机方城图图解

从人体生命哲学的视角，依据中医基础理论，以及人体五脏系统的生理出现病变后，可能产生的病变机理关系，用“方城图形”的模式表现出来，构建一个能显示生命活力、简化体现人体生命复杂系统病变机理的中医病机模型，这就是人体生命五脏病机方城图（以下简称“五脏病机图”），如图 5 所示。

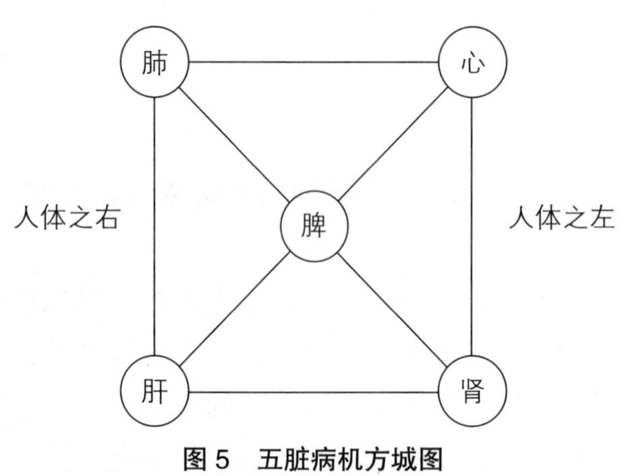

图 5　五脏病机方城图

图中上为阳，主升，属上焦；下为阴，主降，属下焦；左为阴，主血（水）；右为阳，主气；内为阴中之阴，主运，属中焦。

关于方城，中华传统行事崇尚规矩，有规矩则成方圆。古代筑城多以正方形围城，因为是以同等长的边围成的，故称方城。同时它还有“正好”“正当”“正气”等多方面的含义。《黄帝内经》中关于“方”的表述也有很多。如“正月二月，天气始方……三月四月，天气正方。”“方者，以气方盛也，以月方满也，以日方温也，以身方定也。”中医认为，人与天地相参，以一方城结构机理比喻人体脏腑结构机能，正好以简驭繁，将复杂事物形象化、简单化，更有利于学习与理解。

关于数理，中华传统文化讲究数理，“三”生万物，“四”方为地，十二应人体十二经脉。五脏病机图由四个等腰直角三角形合为一个正方形，正好应四与三，地生万物之意，喻方城内运动活力。

关于阴阳，中医认为“阴阳者，天地之道也，万物之纲纪，变化之父母，生杀之本始”。故五脏病机图上方为阳，下方为阴；右边为阳，左边为阴；外面为阳，中间为阴，以利五脏之布局。

五脏布局：《丹溪心法评注·附录》说：“肺心阳也，居上；肝肾阴也，居下；脾居中，亦阴也，属土。”中医认为，气为阳，肺主气，五行属金，为阳中之阳脏，故定位在图中右上角；血为阴，心主血，五行属火，为阳中之阴属阴中之阳脏，故定位在图中左上角；肝与肾同属下焦，肝又为风、气之脏，属阴中之阳脏，故定位在图中右下角；肾为水脏，为阴中之阴脏，故定位在图之左下角；内为阴，脾为阴中之至阴，故定位图的正中，以示核心之输运也。

印象生理解剖：中医解剖发端于两千多年前，西医解剖起源相对滞后，以 1543 年著名解剖学家维萨里《人体之构造》问世为标志。两者概念有很大差异。从印象加功能看，心在左上，肝在右下，脾在中央，大致无异议。然而肺在上，为两叶，为何在右不在左？从实体解剖看，“左、右肺的前缘略有不同，左肺前缘的下半部有一缺口，叫心切迹”。由此可见，其右肺叶大于左肺叶，应以右肺为主，定位在右上。肾亦有两肾，“右肾因受肝脏的影响而略低于左肾”。由此可知，左肾无肝脏挤压而高于右肾，故定位为左下。

以上五脏系统定位，概有粗略形象解剖，又有中医理论指导下的生命功能解剖定位，或以为牵强，愚以为，验以临床实践便现真知。

二、五脏病机模型表述

关于五脏病机图的表述，《中医学概论》用圆和五角星相结合的四个图型（见图1、图2、图3、图4）表述五行生克制化、乘侮损害关系，非常智慧。中医的五行学说是论证人体各脏腑之间，相互依存、相互制约、运动变化关系的理论工具。五行示意图则是表述五行中任何一行，都具有生我、我生、克我、我克四方面的关系模型，是学习、应用五行理论的工具。本图用更简单明了的图形表述了五行病机、乘侮制化的关系，不但贴近了临床实践，还简化了部分生理关系，有利于学习应用。

中医认为，“亢则害，承乃制，制则生化”。五行中的相克关系出现太过时，即亢时；则产生五行关系的病理变化，即乘侮关系。其乘侮关系，见图6：

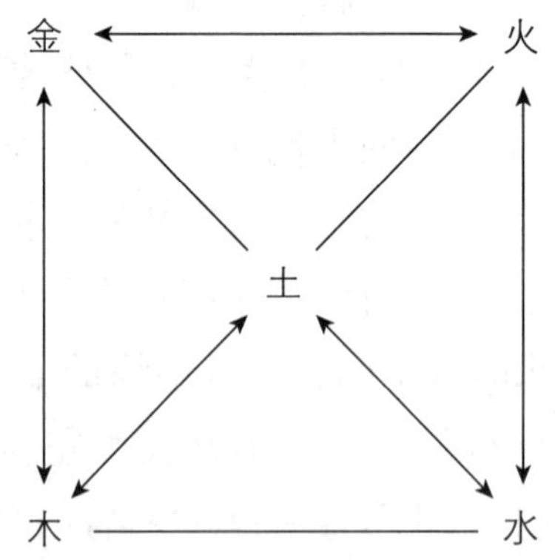

图6　五脏病机乘侮关系

图中顺时针为侮（反克），逆时针为乘（过克）。

五行中，生我、我生、克我、我克关系是制化关系。图6中有别于五星图型的是，每一行（脏）与其他四行（脏）不是等同关系，而是不等同关系，这样才能更真实地反映五行（脏）之间有亲疏远近的复杂关系。从图5中可见，脾土为五脏的核心，在中央，火生土，土生金，木克土，土克水，均见同等机遇。而木生火、金生水就不是两脏直接相生，而是要通过脾才能化生，是五脏病机方城图中两条对角线。

从临床病机而言，凡病机关系密切的两脏，都用四方形的四条边和中央对角线的四条线段表示出来。如五脏病机图：心与肺、肺与肝、肝与肾、肾与心，以及脾与四脏线段。其中心肺代表上焦气与血的关系，肺肝代表内外气的关系，肝肾代表下焦气与水的关系，肾心代表水与火的关系，脾与心、肺、肝、肾代表中焦与四脏的制化关系。

三脏病机关系有六组，分别以脾为中心，呈三角形者有四组：脾心肺、脾肺肝、脾肝肾、脾肾心；呈直线者有两组：肺脾肾、心脾肝。

四脏病机关系有四组，分别以脾为中心：脾肺心肾、脾肝肺心、脾肾肝肺、脾心肾肝。

五脏病机关系有三组：以脾为中心，外联四脏，合肝肺心肾者，呈方形；以肝为中心，外联四脏，合肺脾肾心者，呈N形；以肺为中心，外联四脏，合心脾肝肾者，呈Z形。

五脏病机图由六条直线组成。图中上下两条水平线，上水平线代表上焦气火病机，下水平线代表下焦气水病机；两侧竖线，左则代表水液与血液的病机关系，右则代表外气与内气的病机关系；中间两条交叉线，肺脾肾代表三焦相联主气病机与主水病机，心脾肝代表血病机与情志病机。

五脏病机图中相邻的两个小三角形关系又可组成四个大三角形关系。而这四个大三角形中都分别有一组小三角形的重叠，这是由三脏关系变化成四脏关系的组合。这种组合，体现了五脏病机图的多层次、多层面的相维关系，增强了本图对复杂病机的立体表达。

五脏病机图欲以最简明的图形表现人体五脏生命复杂的病变机理为宗旨。这是一种线性的、非线性的、多层次、多层面相结合的图示模型。它能反映表现一部分或多部分的脏腑病机关系，但是，迄今尚有局限，不能穷尽人体生命系统的全部复杂病机关系。用这种图型模式表示病机，还只是一种尝试，有待今后做进一步研讨与临床实践检验。

三、五脏病机图的临证应用

五脏病机图是用图形模式表达人体出现病变后，五脏系统之间生命活动的复杂病变关系。它用于辨证论治中捕捉病机，确定治则治法，指导辨证施治，尤其防止医者将病变病机简单化、单一化、断裂化而丧失研究、防治疾病最真实一面的机会。否则，辨治就不可能入微，治法就可能出错，愈后就可能留后遗症。五脏病机图是中医临床辨证论治的好帮手。

1. 张仲景桂枝汤的病机关系

中医学以运动变化的视角阐释人体生命的生理病理关系，用病机辨证的方法索寻人体与疾病的正邪斗争过程。

所谓“病传理论”就是人体疾病变化机理传变的认识论和方法论。五脏病机图则是五脏病机传变的模型。

《黄帝内经》为人体病传奠定了理论基础。《素问·玉机真藏论》:“五脏相通，移皆有次，五脏有病，则各传其所胜。”并且以风袭人体为例，阐述五脏病传的途径:“风者百病之长也，今风寒客于人，使人毫毛毕直，皮肤闭而为热，当是之时，可汗而发也……弗治，病入舍于肺……弗治，肺即传而行之肝……弗治，肝传之脾……弗治，脾传之肾……弗治，肾传之心……弗治，满十日，法当死。”我们从以上可以看清楚，病变机理不但是传变的，而且有一定规律可循。

读《伤寒论》，学桂枝汤方与法，不难发现桂枝汤方的设计，遣方用药都是遵循以上病传规律的。桂枝汤方出自《伤寒论》第十二条:“太阳中风，阳浮而阴弱。阳浮者，热自发；阴弱者，汗自出。啬啬恶寒，淅淅恶风，翕翕发热，鼻鸣干呕者，桂枝汤主之。”本条悉具了桂枝汤证的病症与脉症：太阳病桂枝本症（头痛、发热、恶风、汗出）；太阳病桂枝本脉（脉浮弱）；太阳中风之风症（啬啬恶寒，淅淅恶风，翕翕发热，鼻鸣干呕）。

我们以桂枝汤方所适应的脉症而推导太阳中风的病机可见：外邪袭表，风、寒、热三气交呈于皮毛；表实而有汗出脉弱，可见外感之时更有心脉气虚；鼻鸣者乃鼻息不和，可见其风邪入肺；风动在体，风用有声，可见其风邪已经淫于肝；干呕无物，乃风淫于内，木动土虚，胃不和，邪已入于胃者。

从以上病机分析可见，桂枝汤证牵涉心、肺、肝、脾胃。因四脏俱虚，一旦感邪，诸症蜂起，传变迅速。所以，一剂桂枝汤，不但要顾护四脏，而且在遣方用药、辨证施护、施禁、施膳等方方面面要不吝心力，才能在临床施治中收到预期的效果。

桂枝汤证的病机虽然复杂，但是在五脏病机图中很容易清晰看出五脏之间复杂的传变关系：脾胃与心、肺、肝构成三组两脏关系；心与肺、肺与肝又分别构成两组两脏关系；而脾、心、肺、肝、胃则构成一个大的三角形病机关系图。复杂的多脏器病传，通过此图就更易于把握应用了。

2. 一脏有病治三脏的病机关系

一脏有病应该三脏联治。这一辨证方法，虽然《黄帝内经》中多有阐述，但是，临床表述最清楚的还是张仲景。《金匮要略》说："见肝之病，知肝传脾，当先实脾……夫肝之病，补用酸，助用焦苦，益用甘味之药调之。酸入肝，焦苦入心，甘入脾，脾能伤肾，肾气微弱，则水不行；水不行，则心火气盛，则伤肺；肺被伤，则金气不行；金气不行，则肝气盛。故实脾，则肝自愈，此治肝补脾之要妙也。肝虚则用此法，实则不在用之……余脏准此。"

这段文字，仲景站在治未病的角度，以治肝补脾为例，将一脏有病须联治三脏的法则与病机理论阐述得十分清楚。他提出，治肝虚发病，要用酸味药来补已病的肝，但还要加上用焦苦味药来帮助未病的心和甘味药来调和其脾。这就是一脏病联治三脏的论点。五脏中，任何一脏生病，治疗须当如此：某脏有病，需要一治本脏，即有虚则补之；二治子脏，防母病及子；三治所胜之脏，恐克伐太过。依次为：肝生病，治肝、心、脾；心生病，治心、脾、肺；脾生病，治脾、肺、肾；肺生病，治肺、肾、肝；肾生病，治肾、肝、心。这五组治疗关系在五脏病机图中可看得一清二楚。如能熟悉五脏病机图，临床思考病脏与相关脏腑的病机关系就非常清晰而不紊乱，有利于辨证施治遣方用药。

3. 用于大病辨治的病机思考

关于中医的优势，坊间和业内都众声曰：简便效廉。近年，大家又公认：治未病。其实，中医治大病和无伤害治疗以及无禁区更是中医药的特色。关于“无伤害治疗”前面已经讲了很多，结合五脏病机图谈中医辨治大病的病机才是本小节的任务。

所谓大病是一个宽泛的概念。业内一般认为包括：国家医保部门划定的大病；现代医学认定不可逆转的，必须终身用药治疗的疾病；中医所论病入五脏、阳虚阴极之证。另外，坊间一般都将各种恶性肿瘤、肝硬化、尿毒症、脏器功能衰竭等认定为大病。

现代医学面对大病，虽然理论上认为不能逆转，但是，出于救死扶伤还是做了各种治疗尝试。有的能延缓病情，但是也有一些不仅没有缓解病情，反而加重了患者的负担。例如，各种恶性肿瘤、慢性肾损害、高血压、糖尿病、痛风等，由于控制这些疾病指标的药物，对人体肝、肾及消化系统等都有不可避免的、不可逆转的伤害，给家庭、社会造成了极大负担，日复一日，年复一年，积重难返，会成为社会发展、民族兴旺、国民健康的羁绊。

中医学的无伤害治疗特色，以多脏器协同恢复功能为治疗手段，正是破解大病不可逆转的一把智能钥匙。

例如各种恶性肿瘤，现代医学对其发病的病因与转移规律大都无确切定论。各类癌患，大多有癌细胞侵犯转移和血行转移，但是，现代医学尚无关于转移的有说服力的理论和规律。当然，对现代医学而言，就连病因都尚不明确，何谈较为有效的对患者无伤害的治疗手段，更不要说寻求有规律、有疗效的阻断癌细胞转移的方法。为什么呢？这是现代医学的还原论思维和箱型的人体单脏器研究无可避免的局限性造成的。

中医则不然。中医的整体系统论思想从来就不分割人体，并将人体各系统之间的多层次、多维度、运动转化关系同生命一起联系起来研究、分析和制定防治措施。中医以维护人体正气，即恢复人体的自组织功能为主旨，让人体自身去战胜癌细胞。有这样的思想认识论做基础，当然在实施对癌症的治疗时，就可以轻松地实施无伤害防治和有效阻断癌细胞转移的措施。因此，中医治恶性肿瘤，从思想认识论到创建方法论，再到临证实践已经几千年，当前我们只是做好传承创新就可以了。

中医学有病理传变的学说理论，就不难把握、防止癌细胞转移。在临床上，我观察分析过，癌细胞转移有临近侵犯转移和血行远处转移。对于现代医学而言，临近转移不难理解，而远处有规律的转移就不好理解了。

中医则不然。比如腮腺癌、舌癌、扁桃体癌、胃癌、胰腺癌等，都有首先淋巴结转移的规律。中医认为，这些转移既与血行有关，又与经络有关。又如，肾癌、膀胱癌、乳腺癌、前列腺癌，多有脑转移和骨转移。中医认为，这是同五行五脏表里关系同属同系统有关系。肾主骨，通脑，所以它们与同属转移有关。

运用中医基础理论，可以捋清楚恶性肿瘤的转移规律从而加以阻断转移。所以，中医治疗癌症的可行性是肯定的，阻断癌细胞转移是可能的，治癌对人体的无伤害前景是光明的、广阔的。

又如对肝硬化的治疗，现代医学认为，肝硬化是以肝脏损害为主要表现的慢性全身性疾病，由各种致病因素持久或反复地损害肝脏组织，引起肝细胞变性、坏死和再生，同时结缔组织也会弥漫性增生，其结果导致小叶结构破坏和重建，使肝脏变硬。西医专家认为，坏死了的肝脏组织及硬化了的肝细胞，要逆转已无可能，病变迁延加重，可出现上消化道出血、肝昏迷、肾功能衰竭等危候。

现代医学对肝硬化的治疗主要采用保肝和对症治疗及手术。客观地说，西医对肝硬化的救死扶伤，疗效并不尽如人意，而采用脾肾静脉吻合术、门腔静脉吻合术、脾切除术等外科治疗手段，往往造成过度治疗及对本体的更大伤害，恢复很难，只能迁延至死亡。

中医则不然，它可以用中药调动其他脏器的活力，提高人体自组织修复能力，以助肝体恢复；还可以同时治疗相关脏器，增强其抗病能力而不至于恶化成多脏器、全身性疾病而终结生命。中医对早中期肝硬化的治疗效果好，对人体伤害小或无伤害，很多肝硬化都能得到逆转。对中晚期同时又有其他并发症的患者，亦可缓解病情，减轻病人痛苦，延长生命。

再如肾功能衰竭的治疗，现代医学将其分为急性肾衰竭与慢性肾衰竭。急性肾衰竭是多种原因引发的肾功能突然降低，出现氮质血症和水电解质代谢紊乱等；慢性肾衰竭则是由各种慢性肾脏疾患致肾功能恶化而成，急、慢性肾衰竭均可发展为尿毒症而终结生命。西医治疗肾功能衰竭，是处理原发疾病，严格维持体液与电解质平衡，纠正酸中毒，减少蛋白质分解代谢，以及对症处理。肾衰竭发展到终末期主要采取透析疗法和肾移植手术。

由于西药对人体多脏器的损害性等，西医治疗肾功能衰竭不可能令病人、社会满意。笔者从 20 世纪 60 年代开始致力于大病——尤其是肾功能衰竭的治疗，效果很好，病人、社会也很满意。

中医对尿毒症的辨证认为，尿毒症临床表现有消化系统病症，如有厌食、恶心、呕吐和一系列消化不良症状，中医认为这是病人脾胃虚损、食毒不化、胃肠失职、传导失调所致；当有神倦疲乏、头痛、头晕、嗜睡、烦躁、淡漠、惊厥、昏迷，以及高血压、左心室肥大、心肌炎、心包炎等一系列心脑系统病症时，中医认为这是脾失健运、肾失开阖、毒陷心包、心肾俱败所致；再有出现视力障碍，视网膜出血，造血系统贫血、出血等一系列造血系统病症时，中医认为是三焦毒盛、清浊不分、肝肾无权、清窍失养所致；还有出现呼吸中毒、酸中毒、胸膜炎征象，皮肤瘙痒，色素沉着，水电解质紊乱等一系列病症时，中医认为这是三焦失调、清浊不降、肺气不宣、气根不固之症。总之，尿毒症终末期，不只肾系统衰竭，更要累及心、肺、肝、脾系统，到了这个时候，以分科研究，以解剖为认识论和方法论的现代医学，其局限性就暴露出来，理论与实践的分离就凸显出来了。

现代医学治肾衰竭既有理论不能指导临床实践的问题，又有药物对多脏器有伤害的治疗问题，这是西医治疗大病最突出的两大瓶颈，也是西医在肾衰竭治疗中不能取得长足进步的根本原因。

中医学的一系列思想的认识论和方法论，以及生物药的解毒增效工程，解决了中医治大病的瓶颈问题。所以，中医有理由发挥优势，积极介入，为百姓治大病，为国家增福祉；解决更多现代医学不能解决的医学问题，为中华民族的伟大复兴尽一份责任。

后 记

2016年12月25日《中华人民共和国中医药法》发布，2017年7月1日正式实施。喜讯传来，我们几个泸州古稀中医都潸然泪下，喜极而泣。是啊，一百年的期盼能在我们的有生之年实现，中医终于成为国医，那种激奋，那种愉悦，无以言表……当夜，我面对《国医昆仑》未完手稿的字字句句，一夜无眠。

今天，《国医昆仑》在激奋喜悦的心绪中终于脱稿了，但是，我并没有《非常中医》脱稿时那种如释重负的轻松感，反倒觉得有一种压力，越来越重，卸不下来……

是啊！想我根植临床半个多世纪，要说谈中医临床，我应该有一些话语权；但是，要论辩证唯物主义哲学，讲复杂系统科学，我却是小学生。写作《国医昆仑》如果不将这两门学科的主旨理论和《黄帝内经》的人体生命哲学理论联系起来理解、分析、互证、共融，怎么能把中医的思想理论基础——“人体生命哲学观”说得更清楚、更透彻？中医人体生命哲学思想，是确立中医学是中国古代三大唯物辩证哲学体系之一的理论依据。只要中医学的唯物辩证哲学地位得以认同和确立，中医学的人体生命哲医学说的地位就能得到学界与社会的一致认同。那么，中医是什么，中医是不是科学等争议就将尘埃落定。

尽管压力千钧，尽管力不从心，从最初的设想到《国医昆仑》脱稿，逾时四十年，到头来还是觉得没有写好——脱稿也还忐忑。

脱稿后，我急切地将初稿发给我的挚友，向其求序。之后，陆续收到泸州民间中医脉诊名家宋贵能先生、中医儿科名家杨启元先生、西南医科大学教授陈隆晖先生、中国人民大学知名老教授苗东升先生为本书撰写的序言。捧读众序，感慨万千，收益良多。他们对《国医昆仑》的那种理解、那份期望，让我心绪激越；他们对中医学、中医文化的那种信念、那一份深情厚谊，让我衷心感佩。

尤其是苗老教授与我素昧平生，因之前学读过苗先生大作《复杂性管窥》而神交，于是，委托徒弟李克刚代为求序。谁想，苗老收到初稿后，立即放下手中其他稿件，一气呵成写下《中医要从学理上找回自我、重塑自我》的序论。我和我泸州民间中医的朋友们读后，都感触至深，大受启发和鼓舞。这时，我悬着的心渐渐平静下来。

又一天下午，一学说课题组专家来家采访“泸州民间中医药学派传承”的相关问题。一位资深西医老教授和一位中医教授，她们都非常热爱中医，学养俱佳，在谈及“中医是不是科学”这一问题时，见解都不尽相同，亦好一番分辩……这时，忽然间，我觉得胸中敞亮开来：这正是自己应该做的事，不必患得患失，就让时间去检验评判吧！

《国医昆仑》从落笔到脱稿，逾两年又七个月，儿子、女儿和妻子都为我的写作尽心尽力。尤其是妻子余小红，从抄稿到校对，字字句句，事必躬亲。家人给了我无限的支持，让我好安慰，好安慰。当然，他们同我一样也觉得，为了“我热爱的中医和热爱我的病人”，一切付出都是值得的。

感谢关爱、支持《国医昆仑》的朋友和家人，谢谢。

2018 年 8 月 7 日

参考文献

【美】斯蒂芬·罗思曼:《还原论的局限》,上海译文出版社2006年版。

何清湖:《历代医学名著全书》,海南国际新闻出版中心1996年版。

南京中医学院:《中医学概论》,人民卫生出版社1958年版。

佘振苏、倪志勇:《人体复杂系统科学探索》,科学出版社2012年版。

苗东升:《复杂性管窥》,知识产权出版社2014年版。

钱学森:《论人体科学与现代科技》,上海交通大学出版社1998年版。

钱学森:《论人体科学》,人民军医出版社1988年版。

李时昌:《非常中医》,四川科学技术出版社2011年版。

区结成:《当中医遇上西医》,生活·读书·新知三联书店2005年版。

颜成文:《医学辩证法》,人民军医出版社1988年版。

赵尚华:《医易通论》,科学技术出版社2006年版。

《黄帝内经素问》,人民卫生出版社1963年版。

周思渊:《白话道德经》,花城出版社1992年版。

《毛泽东选集》，人民出版社1991年版。

白丽等:《面向21世纪医学的创新与发展》，中国科学技术出版社1999版。

南京中医学院:《难经校释》，人民卫生出版社1979年版。

孙伟正:《中医血液病学》，中国医药科技出版社2000年版。

张锡纯:《医学衷中参西录》，河北科学技术出版社1986年版。

清·柯琴:《伤寒来苏集》，上海科学技术出版社1986年版。

图书在版编目（CIP）数据

国医昆仑：中医人体生命哲学观 / 李时昌著. —北京：华夏出版社有限公司，2020. 7

ISBN 978-7-5080-9962-0

Ⅰ. ①国… Ⅱ. ①李… Ⅲ. ①中医学—生命哲学 Ⅳ. ①R2-02

中国版本图书馆 CIP 数据核字（2020）第 110214 号

国医昆仑：中医人体生命哲学观

作　　者：李时昌
责任编辑：王延娜　王　萌
出　　版：东方出版社　华夏出版社有限公司
发　　行：人民东方出版传媒有限公司
地　　址：北京市朝阳区西坝河北里 51 号
邮　　编：100028
印　　刷：北京楠萍印刷有限公司
版　　次：2020 年 7 月第 1 版
印　　次：2020 年 7 月第 1 次印刷
开　　本：640 毫米×950 毫米　1/16
印　　张：25. 25
字　　数：224 千字
书　　号：ISBN 978-7-5080-9962-0
定　　价：68. 00 元
发行电话：（010）85924663　85924644　85924641